迷ったときに見る

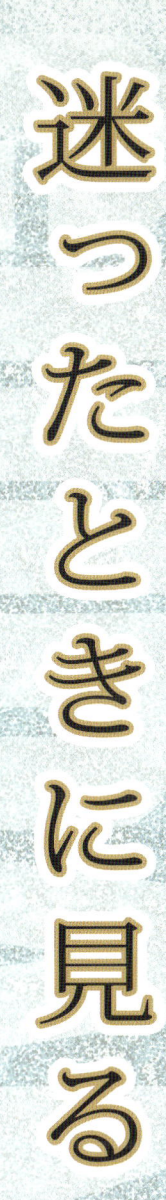

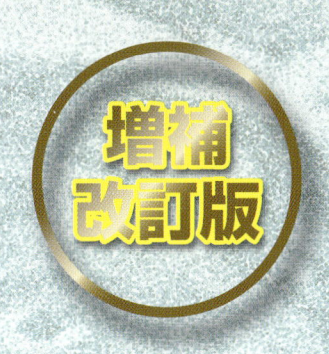

増補改訂版

# 口腔病変の診断ガイド

坂下英明／草間 薫 監著

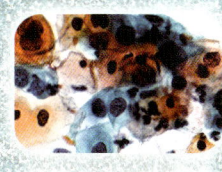

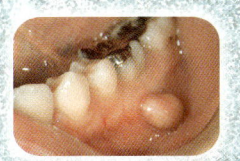

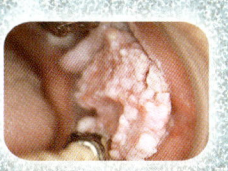

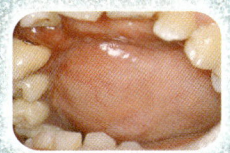

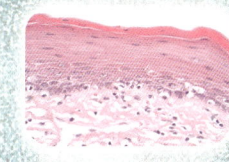

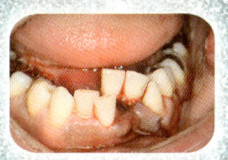

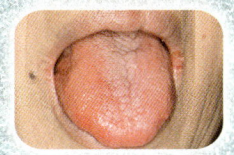

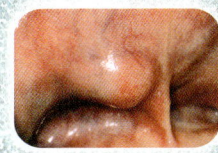

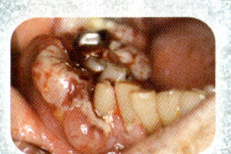

クインテッセンス出版株式会社　2013

Tokyo, Berlin, Chicago, London, Paris, Barcelona, Istanbul, Milano, São Paulo, Moscow, Prague, Warsaw, Delhi, Bucharest, and Singapore

クインテッセンス出版の書籍・雑誌は，歯学書専用通販サイト『歯学書.COM』にてご購入いただけます．

**PC からのアクセスは…**

| 歯学書 | 検索 |

**携帯電話からのアクセスは…**
QR コードからモバイルサイトへ

# 増補改訂版発刊に際して

　著者は自分の著作が「落陽の紙価を高める」ように，その分野においてもっとも優れた書籍にしたいと願います．しかし，この願いはかなわないことが多く，せめて著者の伝えたいことを1人でも多くの読者に受け取ってほしいと思うものです．

　2003年に発刊された本書の旧版（第1版）では口腔顎顔面外科領域の疾患に興味をもって「まず見てみよう，触ってみよう」を原則として，本書を通じてぜひ鑑別診断を楽しんでいただきたいとのメッセージを伝えました．理解しやすく，また日常臨床に役に立たせるため口腔粘膜疾患を主として顎骨や唾液腺疾患の一部の疾患を解説し，それらの鑑別疾患について記載しました．その結果，本書の旧版は好評のうちに，短期間にて増刷されました．その際，さらなる増刷も検討しましたが，治療編が欲しいなどの要望もあり，時期をみて内容を増補改訂することとして絶版となっていました．

　しかし，著者の怠慢から出版後10年がたち，今回の増補改訂版（第2版）発刊の運びとなりました．今回は口腔癌検診にも対応可能なように大幅に関連した症例数を増やし，部位としての唾液腺の項を独立させ，旧版ではあえて避けた奇形や症候群などの疾患も追加しました．また，エックス線写真などにはなるべく矢印や星印を入れて，病変の部位をわかりやすく示すことに努めました．ただし，治療は他書に譲る方針は変更せず，部位別を中心とした診断の内容に徹することにしました．

　この10年を振り返れば，BP製剤関連骨壊死やMTX関連リンパ増殖性疾患など新しく記載する必要のある疾患も増え，疾病構造の変化を実感します．

　旧版執筆に際しては，かの有名なPindborg J J and Hansen E Hの著書Atlas of Disease of the Oral Mucosaが脳裏の片隅にありました．今回の増補改訂版では，彼らのもう1冊の名著であるAtlas of Disease of the Jawsとの2冊を合わせたような「東京の紙価を高める」書籍を目指しました．さらに，旧版では当時若手を自認していた坂下と草間が脱稿しましたが，今回は各々の分野の教員の協力を得ました．

　読者の先生方には再度，本書を通じて鑑別診断をぜひ楽しんでいただきたいと思います．

　最後になりましたが，日々の多忙にもかかわらず，原稿の執筆に協力してくれた各教員と本書の出版の機会を与えてくださったクインテッセンス出版の佐々木一高社長に心より感謝いたします．

2013年8月
坂下英明／草間　薫

# 監著者略歴

## ●坂下英明（さかした　ひであき）

| | |
|---|---|
| 1980年 | 城西歯科大学（現明海大学歯学部）卒業<br>金沢大学大学院医学研究科入学 |
| 1984年 | 金沢大学大学院医学研究科修了　医学博士 |
| 1985年 | 金沢大学医学部歯科口腔外科学講座講師 |
| 1998年 | 石川県立中央病院歯科口腔外科部長 |
| 1999年 | 明海大学歯学部口腔外科学第2講座教授 |
| 2005年 | 明海大学歯学部病態診断治療学講座口腔顎顔面外科学第2分野教授 |

現在に至る

## ●草間　薫（くさま　かおる）

| | |
|---|---|
| 1979年 | 日本大学歯学部卒業<br>日本大学歯学部病理学教室助手 |
| 1985年 | 日本大学歯学部病理学教室講師 |
| 1986年 | 歯学博士 |
| 1998年 | 明海大学歯学部口腔病理学講座教授 |
| 2005年 | 明海大学歯学部病態診断治療学講座病理学分野教授 |

現在に至る

# 著者略歴

## ●鈴木正二（すずき　せいじ）

| | |
|---|---|
| 1978年 | 城西歯科大学（現明海大学歯学部）卒業<br>口腔外科学第2講座助手 |
| 1986年 | 城西歯科大学口腔外科学第2講座講師　歯学博士 |
| 1992年 | 明海大学歯学部口腔外科学第2講座助教授 |
| 2005年 | 明海大学歯学部病態診断治療学講座口腔顎顔面外科学第2分野准教授 |

現在に至る

## ●菊池　建太郎（きくち　けんたろう）

| | |
|---|---|
| 1994年 | 明海大学歯学部卒業 |
| 2002年 | 日本大学医学部病理学講座助手 |
| 2007年 | 日本大学医学部病理学講座助教 |
| 2008年 | 医学博士 |
| 2009年 | 明海大学歯学部病態診断治療学講座病理学分野講師 |
| 2013年 | 明海大学歯学部病態診断治療学講座病理学分野准教授 |

現在に至る

### ●重松久夫（しげまつ　ひさお）

| | |
|---|---|
| 1982年 | 城西歯科大学(現明海大学歯学部)卒業<br>城西歯科大学大学院歯学研究科入学 |
| 1986年 | 城西歯科大学大学院歯学研究科修了　歯学博士<br>城西歯科大学口腔外科学第2講座助手 |
| 1998年 | 明海大学歯学部口腔外科学第2講座講師 |
| 2005年 | 明海大学歯学部病態診断治療学講座口腔顎顔面外科学第2分野講師 |

現在に至る

### ●福田正勝（ふくだ　まさかつ）

| | |
|---|---|
| 1990年 | 日本大学歯学部卒業 |
| 1992年 | 日本大学大学院歯学研究科入学 |
| 1996年 | 日本大学大学院歯学研究科修了　歯学博士<br>日本大学歯学部口腔外科第一講座助手 |
| 1998年 | 千葉大学医学部歯科口腔外科学講座助手 |
| 2000年 | 明海大学歯学部口腔外科学第2講座助手 |
| 2001年 | 明海大学歯学部口腔外科学第2講座講師 |
| 2005年 | 明海大学歯学部病態診断治療学講座口腔顎顔面外科学第2分野講師 |

現在に至る

### ●奥　結香（おく　ゆか）

| | |
|---|---|
| 2005年 | 明海大学歯学部卒業<br>明海大学大学院歯学研究科入学 |
| 2009年 | 明海大学大学院歯学研究科修了　歯学博士<br>明海大学歯学部病態診断治療学講座口腔顎顔面外科学第2分野助教 |

現在に至る

### ●井上勝元（いのうえ　かつゆき）

| | |
|---|---|
| 2006年 | 明海大学歯学部卒業 |
| 2008年 | 明海大学大学院歯学研究科入学 |
| 2012年 | 明海大学大学院歯学研究科修了　歯学博士<br>明海大学歯学部病態診断治療学講座口腔顎顔面外科学第2分野助教 |

現在に至る

# 目　次

増補改訂版発刊に際して・・・2
監著者略歴・著者略歴・・・4

## 第1部　プロローグ

### 序章　口腔顎顔面について……………………………………………………… 13
1．不思議な世界「口腔」の病気・・・13／2．口腔診査法と国際疾病分類・・・14／3．口腔顎顔面の解剖学的区分・・・18／4．視診・・・18／5．臨床検査・・・20／6．触診法・・・20／7．効率的な診査法・・・24

## 第2部　口腔病変の診断

### 第1章　口唇……………………………………………………………………… 27
1．アフタ・・・27／2．粘液嚢胞・・・27／3．線維性過形成（線維腫）・・・27／4．血管腫・・・28／5．腺性口唇炎・・・28／6．小唾液腺唾石症・・・29／7．クインケ浮腫（血管神経性浮腫）・・・29／8．肉芽腫性口唇炎・・・29／9．梅毒性潰瘍・・・30／10．扁平上皮癌（口唇癌）・・・30／11．脂肪腫・・・30／12．血管平滑筋腫・・・31／13．口唇裂・・・31／14．口唇チアノーゼ・・・31／15．口唇炎・・・32／16．接触性口唇炎・・・32／17．口唇ヘルペス・・・32／18．色素性母斑・・・32／19．上唇小帯付着異常・・・32

### 第2章　舌………………………………………………………………………… 33
1．前舌腺嚢胞（ブランディン・ヌーン腺嚢胞）・・・33／2．血友病A・・・33／3．咬傷・・・33／4．リガ・フェーデ病・・・34／5．褥瘡性（外傷性）潰瘍・・・34／6．舌扁桃・・・34／7．溝状舌・・・34／8．地図状舌・・・35／9．正中菱形舌炎・・・35／10．（赤い）萎縮舌：平滑舌・・・35／11．急性偽膜性（粘膜表在性）カンジダ症・・・36／12．慢性肥厚性カンジダ症・紅斑性（慢性萎縮性）カンジダ症・・・36／13．鉄欠乏性貧血での平滑舌・・・36／14．ポイツ・ジェガース症候群・・・37／15．手足口病・・・37／16．乳頭腫・・・37／17．血管腫・・・38／18．リンパ管腫・・・38／19．神経鞘腫（シュワン腫，シュワン細胞腫）・・・39／20．顆粒細胞腫・・・39／21．白板症をともなう扁平上皮癌・・・39／22．白板症・・・39／23．線維腫・・・40／24．骨性分離腫・・・40／25．舌甲状腺・・・40／26．口腔内甲状舌管嚢胞・・・41／27．舌下神経麻痺・・・

*41*／28．化膿性舌炎・舌膿瘍・・・*41*／29．歯痕舌・・・*41*／30．舌小帯付着異常・・・*42*／31．血腫・・・*43*／32．毛舌（黒毛舌，白毛舌）・・・*43*／33．巨舌症・・・*43*／34．オスラー病（遺伝性出血性末梢血管拡張症）・・・*43*／35．電撃傷・・・*43*／36．化学熱傷・・・*44*／37．白血病による潰瘍・・・*44*

### 第3章　歯肉・歯槽 ········································································· 45

1．鑑別診断の重要性・・・*45*／2．褥瘡性潰瘍・・・*46*／3．萌出期嚢胞（萌出期血腫）・・・*47*／4．セレスの上皮真珠・乳幼児の歯肉嚢胞・エプスタイン真珠・・・*47*／5．扁平上皮癌（歯肉癌）・・・*47*／6．紅板症（紅色肥厚症）・・・*48*／7．外来性色素沈着・生理的色素沈着・・・*48*／8．小唾液腺肥大・・・*49*／9．白板症・・・*49*／10．結核性潰瘍・・・*49*／11．エプーリス・・・*49*／12．成人の歯肉嚢胞・・・*51*／13．周辺性エナメル上皮腫・・・*51*／14．MTX関連リンパ増殖性疾患・・・*51*／15．智歯周囲炎／遊走性膿瘍・・・*52*／16．歯肉膿瘍・・・*52*／17．悪性リンパ腫・・・*52*

### 第4章　頰粘膜 ··············································································· 53

1．扁平苔癬・・・*53*／2．フォーダイス斑・・・*53*／3．肥厚性カンジダ症・・・*53*／4．色素性母斑・・・*54*／5．紅板症・・・*54*／6．類表皮嚢胞・・・*54*／7．扁平上皮癌（臼後部癌，口唇粘膜面部癌）・・・*55*／8．疣贅性（状）癌・乳頭状扁平上皮癌・・・*56*／9．鼻歯槽嚢胞・・・*57*／10．白色浮腫・・・*57*／11．ランゲルハンス細胞型組織球腫症・・・*57*／12．頰粘膜圧痕・・・*58*／13．頰小帯付着異常・・・*58*／14．線維腫・線維脂肪腫・・・*58*／15．尋常性天疱瘡・・・*58*／16．血腫・・・*59*／17．軟部好酸球肉芽腫・・・*59*／18．特発性血小板減少性紫斑病・・・*59*

### 第5章　口蓋 ················································································· 61

1．帯状疱疹・・・*61*／2．壊死性唾液腺化生（唾液腺壊死化生）・・・*61*／3．類天疱瘡・・・*62*／4．水疱性血腫・・・*62*／5．ヘルペス性口内炎・・・*62*／6．白板症・・・*63*／7．急性偽膜性（粘膜表在性）カンジダ症・・・*63*／8．扁平上皮癌（硬口蓋癌・軟口蓋癌・口腔粘膜表在性癌・口峡癌）・・・*64*／9．悪性黒色腫・・・*64*／10．節外性悪性リンパ腫・・・*64*／11．MALTリンパ腫・・・*64*／12．アレルギー性口内炎・・・*65*／13．ニコチン性口内炎・・・*65*／14．エプスタイン真珠・・・*65*／15．神経線維腫症・・・*66*／16．口蓋裂・粘膜下口蓋裂・・・*66*／17．上顎体・・・*66*／18．疣贅状黄色腫・・・*66*／19．血管内皮腫・・・*66*／20．歯性扁桃周囲膿瘍・・・*67*／21．扁桃腺炎（膿栓）・・・*68*

## 第6章　口底　　69

1．ラヌーラ（ガマ腫）・・・69／2．脂肪腫・・・71／3．扁平上皮癌（口底癌）・・・71／4．腺扁平上皮癌・・・71／5．類表皮囊胞（類皮囊胞）・・・71／6．口腔リンパ上皮性囊胞・・・72／7．口底蜂窩織炎・・・72

## 第7章　顎骨　　73

1．歯原性線維腫・・・73／2．骨内悪性リンパ腫（上顎骨内悪性リンパ腫）・・・73／3．歯根囊胞・・・73／4．残留囊胞・・・74／5．含歯性囊胞・・・74／6．角化囊胞性歯原性腫瘍・・・74／7．基底細胞母斑症候群（ゴーリン・ゴルツ症候群）・・・75／8．正角化性歯原性囊胞・・・75／9．脈瘤性骨囊胞（脈瘤性骨空洞，動脈瘤性骨囊胞）・・・75／10．骨腫・・・76／11．外骨症（下顎隆起・口蓋隆起）・・・76／12．歯原性粘液腫（歯原性粘液線維腫）・・・76／13．エナメル上皮線維肉腫・・・77／14．骨の好酸球肉芽腫（ランゲルハンス細胞型組織球腫症）・・・77／15．巨細胞修復性肉芽腫・・・78／16．顎骨中心性血管腫・・・78／17．原発性骨内癌腫・・・79／18．含歯性囊胞由来扁平上皮癌・・・79／19．骨肉腫・・・80／20．鼻口蓋管囊胞・・・81／21．静止性骨空洞・・・81／22．単純性骨囊胞（単純性骨空洞，外傷性骨囊胞）・・・82／23．エナメル上皮腫・・・82／24．歯牙腫・・・83／25．セメント芽細胞腫・・・83／26．骨形成線維腫（化骨性線維腫）・・・84／27．内骨症・・・84／28．顎骨中心性転移性癌・・・84／29．線維性異形成症・・・85／30．顎骨骨髄炎・ガレの骨髄炎・・・85／31．顎骨骨折・・・86／32．顎裂・口腔鼻腔瘻・・・87／33．ホフラート囊胞・・・87／34．ビスフォスフォネート関連顎骨壊死／顎骨壊死（BRONJ／ONJ）・・・87／35．巨細胞修復性肉芽腫・・・88／36．術後性上顎囊胞（術後性頬部囊胞）・・・88／37．鎖骨頭蓋異骨症・・・89

## 第8章　上顎洞　　91

1．上顎洞内異物（インプラント）・・・91／2．口腔上顎洞瘻・・・91／3．上顎洞内迷入歯・・・91／4．上顎洞内結石症・・・92／5．歯性上顎洞炎・副鼻腔炎・・・93／6．アスペルギルス症・・・94／7．上顎洞内粘液囊胞・・・94／8．血瘤腫・・・95／9．扁平上皮癌（上顎洞癌）・・・95／10．悪性リンパ腫・・・96

## 第9章　唾液腺　　97

1．顎下腺唾石症・・・97／2．耳下腺唾石症・・・98／3．唾液腺炎・・・99／4．流行性耳下腺炎（ムンプス）・・・100／5．シェーグレン症候群・・・101／6．ミクリッ

ツ病・・・101／7．耳下腺リンパ上皮性嚢胞・・・101／8．大唾液腺良性腫瘍・・・101／9．大唾液腺悪性腫瘍・・・104／10．小唾液腺良性腫瘍・・・107／11．小唾液腺悪性腫瘍・・・107

### 第10章　顎関節部　111
1．顎関節脱臼・・・111／2．顎関節強直症・・・112／3．下顎頭肥大・・・113／4．急性化膿性骨髄炎（下顎骨関節突起）・・・113／5．顎関節リウマチ・・・113／6．関節突起骨折・・・113

### 第11章　頸部・顎下部　115
1．歯性扁桃周囲膿瘍・・・115／2．悪性リンパ腫・・・115／3．結核性頸部リンパ節炎・・・115／4．甲状舌管嚢胞（正中頸嚢胞）・・・116／5．静脈性血管腫・・・116／6．嚢胞性リンパ管腫・・・116／7．顎下型ラヌーラ（ガマ腫）・・・117／8．顎下部異所性甲状腺・・・117／9．壊死性リンパ節炎・・・117／10．導管内唾石による顎下腺腫脹・・・118／11．茎状突起過長症（イーグル症候群）・・・118／12．ネコひっかき病・・・119／13．類皮嚢胞・・・119／14．伝染性単核症・・・119

### 第12章　顔面　121
1．外歯瘻・・・121／2．末梢性顔面神経麻痺（ベル麻痺）・・・121／3．ガス産生菌感染症・・・122／4．類表皮嚢胞・・・123／5．帯状疱疹・・・123／6．ラムゼイ・ハント症候群・・・123／7．抜歯後気腫・・・123／8．顔面痙れん・・・124／9．フライ症候群・・・124／10．頬骨骨折・頬骨弓骨折・・・124／11．ピエール・ロバン症候群・・・125／12．進行性顔面半側萎縮症（ロンベルグ病）・・・125／13．大頬症（リンパ管腫）・・・125

## 第3部　口腔領域における癌と口腔診断のための基礎知識

### 第13章　口腔癌の多重，同時・異時性と転移性　129
1．油断のならない口腔癌・・・129／2．転移性癌・・・130

### 第14章　病理学的検査（細胞診と組織診）　133
1．正確な病理診断依頼書の作成・・・133／2．細胞診と組織診・・・133／3．病理

## contents

組織依頼書の記入方法・・・135／4．検体提出から病理組織診断が報告されるまでの過程・・・135／5．診断が困難な場合・・・135

参考文献・・・137
索引・・・139

装丁：サン美術印刷株式会社
イラスト：飛田 敏

# 第1部

## プロローグ

序章　口腔顎顔面について

# 序章 口腔顎顔面について

## 1. 不思議な世界「口腔」の病気

　口腔と書いて，以前は「こうこう」と読んでいたが，一般にはわかりにくいため，最近ではこの読みを「こうくう」と読む．なぜ，このようなことから書き出すかというと，まさにこの曖昧さが口やその周囲（顎骨，大唾液腺や顔面）の病気のわかりにくさを象徴していると考えるからである．

　「口は災いのもと」「口は万病のもと」「良薬は口に苦し」などと口に関する諺が多くある．また，歯については，「歯には歯を」「歯が浮く」「歯が立たない」「歯を食いしばる」「歯に衣着せぬ」「歯に合う（気が合う）」「歯の脱（ぬ）けた（うつろな）」「歯の根も食い合う（親しい間柄である）」「歯を出す（怒る）」「歯を没する（死ね）」「歯牙にもかけない」「奥歯にもののはさまった言い方」「ごまめの歯ぎしり」「切歯やくわん」「噛み合わない」などがある．

　このように，人にとって歯や口はなじみ深くかつ大いに関心のある部分である．しかし実際には，歯や口腔の構造や病気について，適切な知識をもつ者は意外に少ない．このため，たとえば，う蝕治療の説明においても，医療者側との意志の疎通に欠くことがある．また，患者側の誤った希望が強く，治療に難渋することもしばしばである．

　口腔顎顔面領域は「疾病のショー・ウインドー」といわれ，幅の広い各種の疾患が発生する．たとえば，顎骨の骨折，口腔粘膜疾患，唾液腺疾患，奇形などであるが，これらの疾患は，一般的には整形外科，皮膚科，耳鼻咽喉科，形成外科的な疾患として考えられやすい．

　また，良性から悪性にいたる種々の腫瘍が発生し，場合によってはこれらが歯性疾患と紛らわしい場合も少なくない．

　口腔顎顔面疾患のなかには，発生頻度はまれでも臨床上は重要な疾患や，診断がきわめて困難で，臨床医を悩ます疾患もあり，鑑別診断には幅広い知識が必要である．

　一口に口腔といっても，解剖学的口腔，生理学的口腔，いわゆる常識的口腔には差がある．このため，口腔という部位はわかりやすいようで，わかりにくい部位となり，口腔顎顔面に発生する疾患への理解が妨げられ，一般への啓蒙が不十分となっている．

　とくに，大唾液腺は口腔の機能と関連も強く，当然これらに生じる疾患は口腔科学の範囲に含まれる．また，上顎洞やリンパ節原発の病変であっても，症状や病変が口腔に及ぶ場合は，口腔領域の疾患の一部として扱われる．当然，重篤な歯性炎症や外歯瘻では顔面の切開やそのほかの処置が必要になる．さらに，外傷時は顎骨と顔面は緊密に関連しているため，顔面外傷の大部分はわれわれ歯科医師の守備範囲である．

国名

無記入　(1)□□□□(4)　年　月 (5)□□□□(8)　日 (9)□□(10)　被検者番号(ID) (11)□□□□(14)　診査者 □(15)　本診査/反復 □(16)

一般情報

氏名

生年月　年　月 (17)□□□□(20)

年齢　(歳)　(21)□□(22)

性別　(男1, 女2)　□(23)

民族　□(24)

職業　□□(25)

調査地区　(26)□□(27)

調査地区の種類　□(29)

1＝都市部
2＝都市近接地区
1＝郡部

その他の情報(内容およびコード)

□(29)

□(30)

診査に対する禁忌

理由　□(31)

0＝なし
1＝あり

臨床診査

口腔外診査

0＝正常
1＝潰瘍形成, ただれ, びらん, 亀裂（頭部, 頸部, 四肢）
2＝潰瘍形成, ただれ, びらん, 亀裂（鼻, 頬, 顎）
3＝潰瘍形成, ただれ, びらん, 亀裂（唇交連）
4＝潰瘍形成, ただれ, びらん, 亀裂（赤唇縁）
5＝水癌
6＝上唇, 下唇の異常
7＝リンパ節肥大(頭部, 頸部)
8＝その他顎顔面の腫脹
9＝記録なし

□(32)

顎関節の評価

自覚症状
0＝なし
1＝あり
9＝記録なし
□(33)

他覚症状
0＝なし
1＝あり
9＝記録なし

クリッキング □(34)
圧痛(触診による) □(35)
開口制限（開口量30mm未満） □(36)

口腔粘膜

状態
0＝正常
1＝悪性腫瘍(口腔癌)
2＝白板症
3＝扁平苔癬
4＝潰瘍(アフタ性, 疱疹性, 外傷性)
5＝急性壊死性歯肉炎
6＝カンジダ症
7＝膿瘍
8＝その他の症状(可能なら特定する)
9＝記録なし

(37)□ □(40)
(38)□ □(41)
(39)□ □(42)

部位
0＝赤唇縁
1＝唇交連
2＝口唇
3＝溝(口唇溝, 頬溝)
4＝頬粘膜
5＝口底(口腔底)
6＝舌
7＝硬・軟口蓋
8＝歯槽頂/歯肉
9＝記録なし

エナメル質の不透明斑/減形成

永久歯
0＝正常
1＝限局性の不透明斑
2＝拡散性の不透明斑
3＝減形成
4＝その他の形成不全
5＝限局性および拡散性の不透明斑
6＝限局性の不透明斑および減形成
7＝拡散性の不透明斑および減形成
8＝3型のすべて
9＝記録なし

14 13 12 11 21 22 23
(43)□□□□□□□(50)
(51)□　□(52)
46　36

歯牙フッ素症

0＝正常
1＝疑問
2＝非常に軽度
3＝軽度
4＝中等度
5＝重度
8＝除外
9＝記録なし

□(53)

地域歯周疾患指数 Community Periodontal Index(CPI)

0＝健全
1＝出血
2＝歯石
*3＝ポケットの深さが4～5mm（黒いバンドが一部みえる）
*4＝ポケットの深さが6mm以上（黒いバンドがみえない）
X＝除外分画
9＝記録なし

17/16 11 26/27
(54)□□□(56)
(57)□□□(59)
47/46 31 36/37

*14歳以下は記録の必要なし

アタッチメントロス*

0＝0～3mm
1＝4～5mm(E-C境界が黒いバンドの範囲)
2＝6～8mm(E-C境界が黒いバンドの上縁と8.5mmの刻みの間)
3＝9～11mm(E-C境界が8.5mmと11.5mmの刻みの間)
4＝12mm以上(E-C境界が11.5mmの刻みの上)
X＝除外分画
9＝記録なし

17/16 11 26/27
(60)□□□(62)
(63)□□□(65)
47/46 31 36/37

*14歳以下は診査対象外

図1a　WHO 口腔健康診査票(1997).（石井俊文, 吉田　茂監訳：口腔診査法4－WHO によるグローバルスタンダード－. 口腔保健協会, 東京, 1998. より転載）[1].

さらに，これらの疾患を見逃すことや誤診することは，最近では医療訴訟に直結する可能性を有している．

また，患者に適切な医療情報を提示することやセカンドオピニオンに関与することも歯科医療の差別化の進む時代には重要なポイントとなる．

本書では，これらの口腔顎顔面疾患の鑑別診断を，奇形と外傷を含め，その症状を中心として，できるかぎり臨床例を提示して概説する．

## 2. 口腔診査法と国際疾病分類

1971年，WHO により口腔診査法の第１版が刊行されて以来，グローバルスタンダードとしてこの方法に従って診査が行われるようになってきた．

さらに，1997年の第４版(訳本：口腔診査法４，WHO によるグローバルスタンダード，石井俊文，吉田　茂監修，口腔保健協会，1998)では，口腔診査法はすべての口腔疾患および口腔状態の評価が可能なように，口腔外所見，口腔粘膜や顎顔面異常などについての

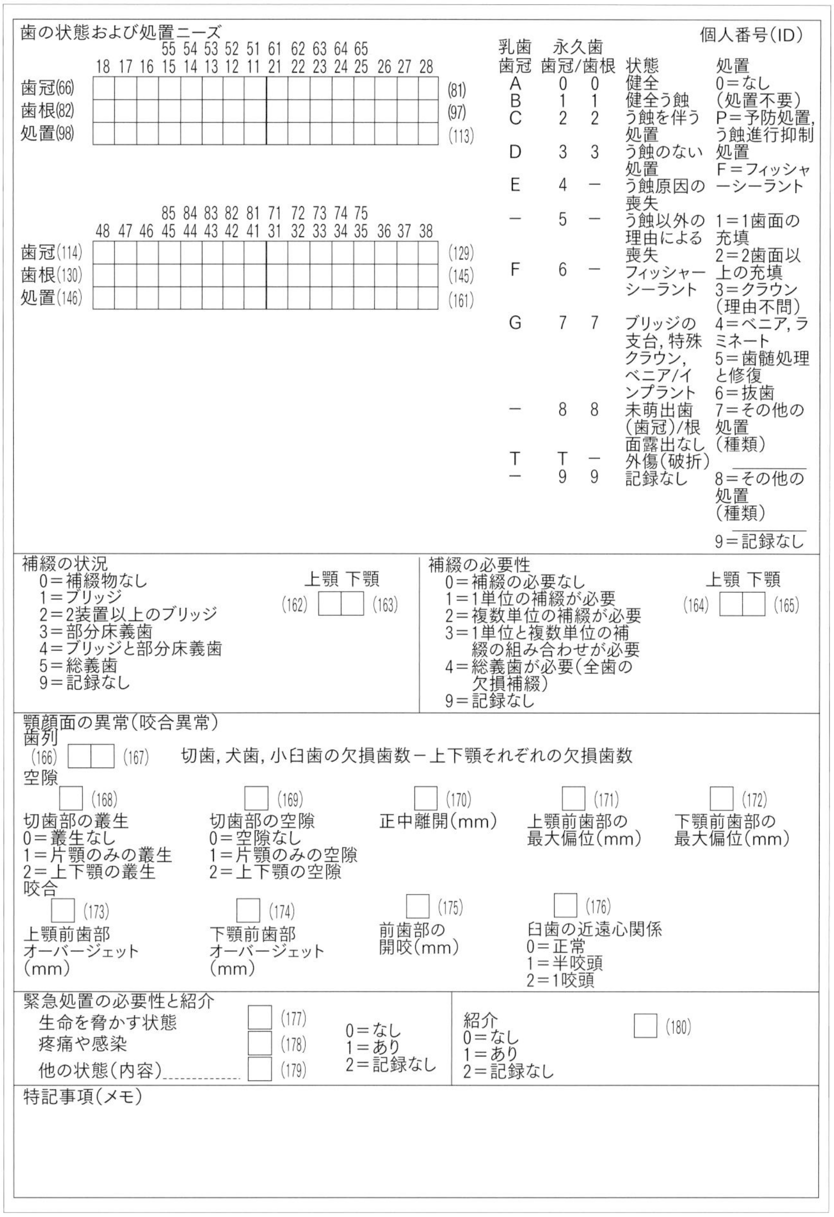
歯の状態および処置ニーズ　　個人番号(ID)

55 54 53 52 51 61 62 63 64 65
18 17 16 15 14 13 12 11 21 22 23 24 25 26 27 28
歯冠(66) (81)
歯根(82) (97)
処置(98) (113)

85 84 83 82 81 71 72 73 74 75
48 47 46 45 44 43 42 41 31 32 33 34 35 36 37 38
歯冠(114) (129)
歯根(130) (145)
処置(146) (161)

| 乳歯 歯冠 | 永久歯 歯冠 | 永久歯 歯根 | 状態 |
|---|---|---|---|
| A | 0 | 0 | 健全 |
| B | 1 | 1 | 健全う蝕 |
| C | 2 | 2 | う蝕を伴う処置 |
| D | 3 | 3 | う蝕のない処置 |
| E | 4 | − | う蝕原因の喪失 |
| − | 5 | − | う蝕以外の理由による喪失 |
| F | 6 | − | フィッシャーシーラント |
| G | 7 | 7 | ブリッジの支台，特殊クラウン，ベニア/インプラント |
| − | 8 | 8 | 未萌出歯(歯冠)/根面露出なし |
| T | T | − | 外傷(破折) |
| − | 9 | 9 | 記録なし |

処置
0＝なし(処置不要)
P＝予防処置，う蝕進行抑制処置
F＝フィッシャーシーラント
1＝1歯面の充填
2＝2歯面以上の充填
3＝クラウン(理由不問)
4＝ベニア，ラミネート
5＝歯髄処理と修復
6＝抜歯
7＝その他の処置(種類)
8＝その他の処置(種類)
9＝記録なし

補綴の状況　上顎 下顎 (162) (163)
0＝補綴物なし
1＝ブリッジ
2＝2装置以上のブリッジ
3＝部分床義歯
4＝ブリッジと部分床義歯
5＝総義歯
9＝記録なし

補綴の必要性　上顎 下顎 (164) (165)
0＝補綴の必要なし
1＝1単位の補綴が必要
2＝複数単位の補綴が必要
3＝1単位と複数単位の補綴の組み合わせが必要
4＝総義歯が必要(全歯の欠損補綴)
9＝記録なし

顎顔面の異常(咬合異常)
歯列
(166) (167) 切歯，犬歯，小臼歯の欠損歯数－上下顎それぞれの欠損歯数
空隙
(168) 切歯部の叢生 0＝叢生なし 1＝片顎のみの叢生 2＝上下顎の叢生
(169) 切歯部の空隙 0＝空隙なし 1＝片顎のみの空隙 2＝上下顎の空隙
(170) 正中離開(mm)
(171) 上顎前歯部の最大偏位(mm)
(172) 下顎前歯部の最大偏位(mm)
咬合
(173) 上顎前歯部オーバージェット(mm)
(174) 下顎前歯部オーバージェット(mm)
(175) 前歯部の開咬(mm)
(176) 臼歯の近遠心関係 0＝正常 1＝半咬頭 2＝1咬頭

緊急処置の必要性と紹介
生命を脅かす状態 (177)
疼痛や感染 (178)
他の状態(内容)____ (179)
0＝なし 1＝あり 2＝記録なし
紹介 (180)
0＝なし 1＝あり 2＝記録なし

特記事項(メモ)

図1b　WHO口腔健康診査票(1997)．(石井俊文，吉田　茂監訳：口腔診査法4－WHOによるグローバルスタンダード－．口腔保健協会，東京，1998．より転載)[1]．

診査項目がある(図1a, b)．

診査と診断を確実なものにするために，この方法に従って臨床診査することが望ましい．また，所見はコードおよび診査基準を用いる．

その項目は，以下のとおりである．

### a. 口腔外診査

①肌の露出部分(頭部，頸部，四肢)の一般的概観
②口腔周囲の皮膚(鼻，頬，顎)
③リンパ節(頭頸部)
④上唇，下唇の皮膚部分
⑤赤唇縁および唇交連
⑥顎関節と耳下腺領域

### b. 口腔粘膜

成人の被検者に対しては，口腔粘膜および軟組織を診査しなければならない．診査の際には視野を確保するために，2本のミラーを使うか，ミラーと歯

(1) T 1 (5)　日付 19 (6) (7)　登録番号 (8) (12)

個人および人口統計的情報

性別　男＝1, 女＝2 (13)
年齢 (14) (15)
民族 (16)
宗教 (17)
職業 (18)
食習慣 (19)

氏名 姓 名ほか
住所
地理的場所 (20) (21)
診査者 (22)

喫煙習慣　1＝ときどき　2＝規則的
習慣がない時は――空白にしておく
1日あたり本数　期間（年）
紙巻きタバコ (23) (24) (26)
葉巻 (28) (29) (31)
その他（内容記入） (33) (34) (36)
週あたりグラム数
ヨーロッパタイプ (38) (39) (41)
水パイプ (43) (44) (46)
その他（内容記入） (48) (49) (51)

咬みタバコとその他の習癖　1＝ときどき　2＝規則的
咬みタバコの部位　1＝左側　2＝右側　3＝両側　4＝その他（その内容）
1日あたり個数　期間（年）
ビンロウジの実，葉で巻いたライム (53) (54) (56) (58)
(59) (60) (62) (64)
咬みタバコ (65) (66) (68) (70)
その他の習癖（内容記入）
週あたりグラム数
(71) (72) (74) (76)
(77) (78)

カード番号(80) 1

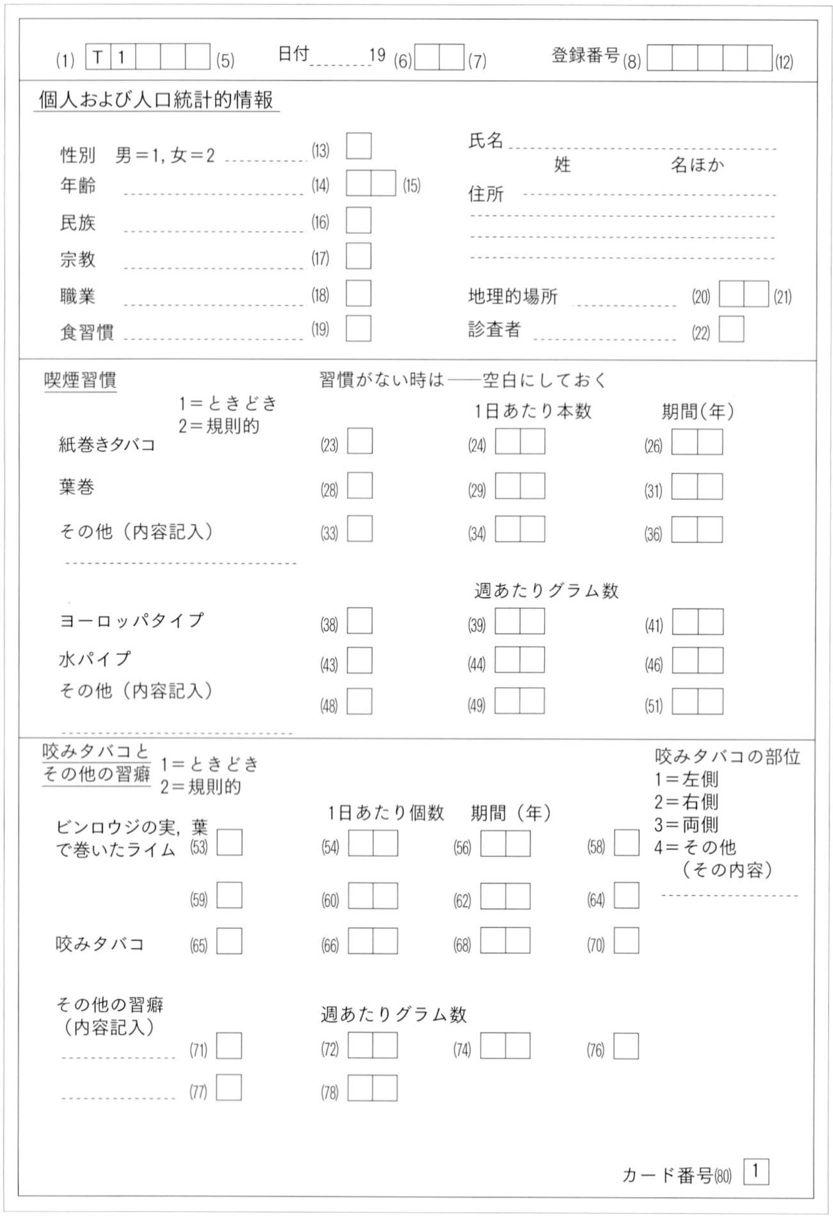

図2a　口腔粘膜疾患のWHO査定用紙(伊藤秀夫監修：口腔粘膜疾患－WHOによる診断と疫学へのガイド－．口腔保健協会，東京，1982.より転載)[2]．

周プローブの柄を用いる．
①口唇粘膜および口唇溝(上下)
②唇交連および頬粘膜(左右)
③舌(舌背部，舌下部，舌縁部)
④口底(口腔底)
⑤硬・軟口蓋
⑥歯槽頂／歯肉(上下顎)

また，1980年にはWHOから口腔粘膜疾患の診断と疫学調査を行うためのガイド(訳本：「口腔粘膜疾患－WHOによる診断と疫学へのガイド－」，伊藤秀夫監修，口腔保健協会，1982)が刊行されている．

このガイドは，口腔粘膜疾患の記録用紙を設定するとともに，診査法を基準化して，コード化を図った標準的なシステムを提供している．口腔粘膜疾患の診査および診断には，このガイドが基本的なものであり，重要である(図2a, b)．

また，1969年には「国際疾病分類－歯科学及び口腔科学への適用(ICD‐DA)－」の初版が刊行されて

(1) T 1 (5)　　日付 ______19 (6)　(7)　　登録番号 (8)　(12)

コード　　該当する疾患がなければ空白にしておく

癌　1＝あり
白板症　1＝平滑型およびしわ型
2＝潰瘍型
3＝結節－斑点型
紅板症　1＝あり
扁平苔癬　1＝萎縮型または潰瘍型
白板症　2＝その他の型
粘膜下線維症　1＝あり
カンジダ症　1＝急性偽膜性
2＝その他の型

| | 部位コード | | 癌 | 白板症 | 紅板症 | 扁平苔癬 | 粘膜下線維症 | カンジダ症 | |
|---|---|---|---|---|---|---|---|---|---|
| (13) | | | | | | | | | (20) |
| (21) | | | | | | | | | (28) |
| (29) | | | | | | | | | (36) |
| (37) | | | | | | | | | (44) |
| (45) | | | | | | | | | (52) |
| (53) | | | | | | | | | (60) |
| (61) | | | | | | | | | (68) |

口蓋ニコチン性白色角化症 (69)
疱疹性歯肉口内炎 (70)
急性壊死性歯肉炎 (71)
水癌 (72)
再発性アフタ (73)
その他（内容記入）______ (74)
______ (75)

既治療
0＝不明　1＝あり (76)
試験切除　1＝パンチ　2＝切除 (77)
写真　1＝あり (78)

治療の必要性
0＝無
1＝口腔衛生指導のみ (79)
2＝習癖を変えるよう指示し，経過観察
3＝要治療
4＝緊急に照会し治療が必要

カード番号(80) 2

図2b　口腔粘膜疾患のWHO査定用紙(伊藤秀夫監修：口腔粘膜疾患－WHOによる診断と疫学へのガイド－．口腔保健協会，東京，1982.より転載)[2].

いたが，1995年に第3版(訳本：「国際疾病分類　歯科学及び口腔科学への適用　第3版」，厚生労働省大臣官房統計情報部編，財団法人　厚生統計協会，2001)が刊行された．口腔やその周囲の構造に生じる，すべての疾病や病態に関する分類である．この分類とコードの使用は，診療の簡便化とともに，情報交換やデータ集積にきわめて有用である．

これらのコード化したシステムは，いわゆるEBM(Evidence Based Medicine)には不可欠要素である．

近年，先進諸国では口腔癌が，う蝕や歯周疾患に次ぐ第三の重要疾患群として，歯科医師の間に注目されつつある．とくに2001年9月から約1年間，米国歯科医師会は全米で口腔癌の一般人を対象としたキャンペーンを実施した．このキャンペーンで強調された，注意が必要な口腔内病変は以下のようである．

①容易に出血し，いつまでも治癒しないびらんや粘

第1部　プロローグ

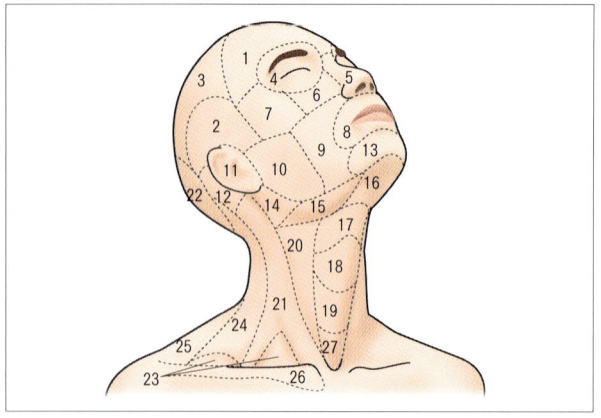

図3　解剖学的区分．①前頭部，②側頭部，③頭頂部，④眼窩部，⑤鼻部，⑥眼窩下部，⑦頬骨部，⑧口部，⑨頸部，⑩耳下腺咬筋部，⑪耳介部，⑫乳突部，⑬オトガイ部，⑭下顎後部，⑮顎舌部，⑯オトガイ下部，⑰舌骨部，⑱咽頭部，⑲甲状腺部，⑳頸動脈部，㉑胸鎖乳突筋部，㉒後頭部，㉓鎖骨上窩，㉔側頸部，㉕後頸部，㉖鎖骨部，㉗胸骨上窩(参考文献3より引用改変)[3]．

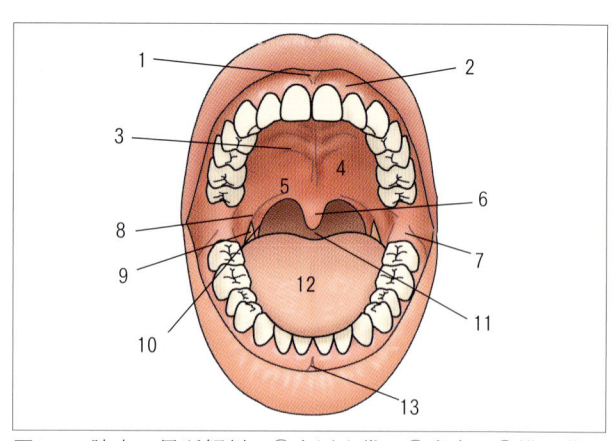

図4　口腔内の局所解剖．①上唇小帯，②歯肉，③横口蓋ヒダ，④硬口蓋，⑤軟口蓋，⑥口蓋垂，⑦翼突下顎ヒダ，⑧口蓋舌弓，⑨口蓋扁桃，⑩口蓋咽頭弓，⑪口峡，⑫舌背，⑬下唇小帯(参考文献3より引用改変)[3]．

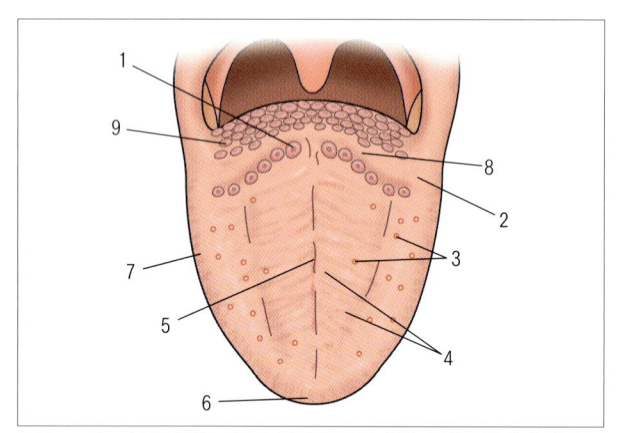

図5a　舌の局所解剖．①有郭乳頭，②葉状乳頭，③茸状乳頭，④糸状乳頭，⑤舌背，⑥舌尖，⑦舌縁，⑧分界溝，⑨舌扁桃(参考文献3より引用改変)[3]．

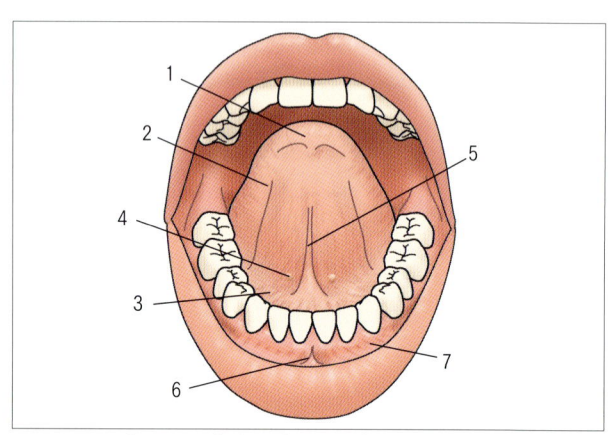

図5b　舌下部の局所解剖．①舌尖，②采状ヒダ，③舌下ヒダ，④舌下小丘，⑤舌小帯，⑥下唇小帯，⑦頬小帯(参考文献3より引用改変)[3]．

　　膜の色の変化
②厚みがある不整形の腫瘍や潰瘍，小円形の病変
③口腔内あるいは口唇にできた有痛性腫瘍か，刺激に過敏であるかまたは無感覚の病変
④とくに舌側縁や口底部に発生した腫瘍

　口腔を主とした顎顔面領域の診断は，視診と触診である．まずは，興味と知識をもち，みてみる，そして触ってみることである．

## 3. 口腔顎顔面の解剖学的区分

①解剖学的区分(図3)
②口腔内の局所解剖(図4)
③舌および舌下部の局所解剖(図5a、b)
④WHO 口腔粘膜の局所解剖(コード番号，図6a、b)

## 4. 視診
### a. 全身所見
　体格や栄養に留意する．全身状態あるいは疼痛な

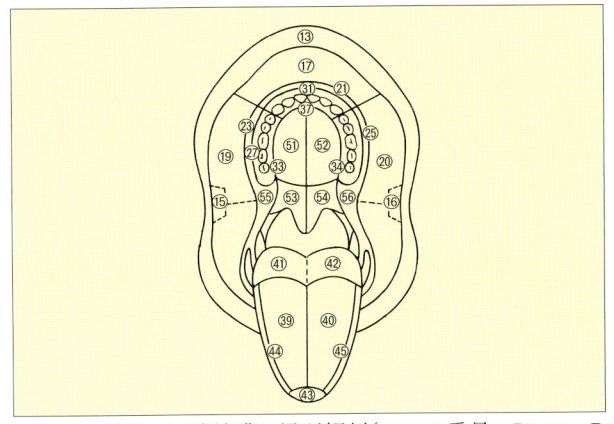

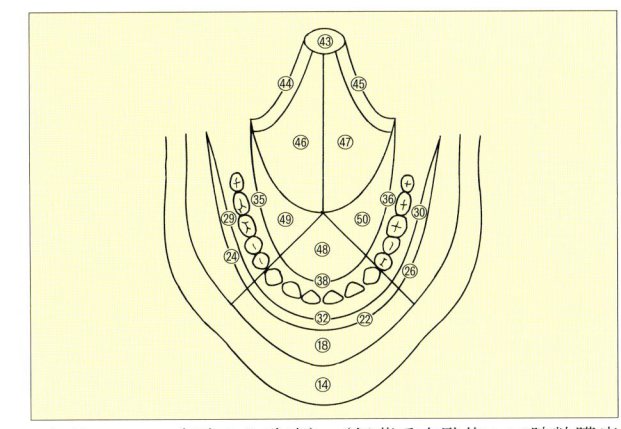

図6a, b　WHO口腔粘膜の局所解剖（コード番号・ROEO‐PETERSEN & RENSTRUP（3）より改変）．（伊藤秀夫監修：口腔粘膜疾患‐WHOによる診断と疫学へのガイド‐．口腔保健協会，東京，1982．より転載）[2]．

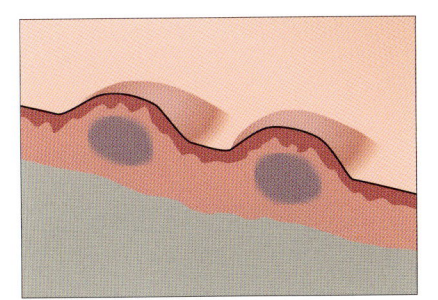

図7a　丘疹．
図7b　小水疱． 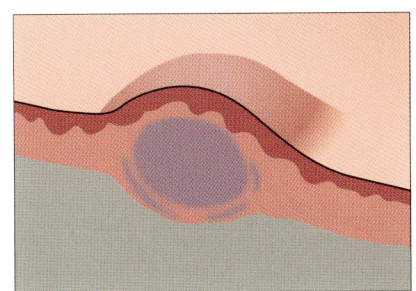
図7c　潰瘍． 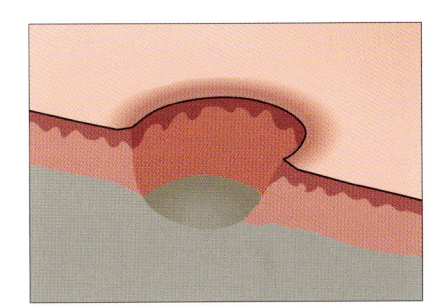
図7d　白斑． 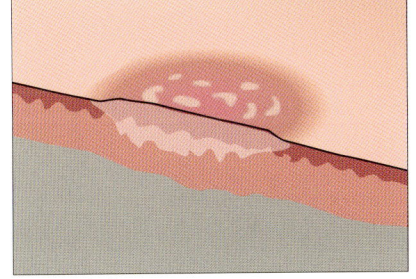
図7e　水疱． 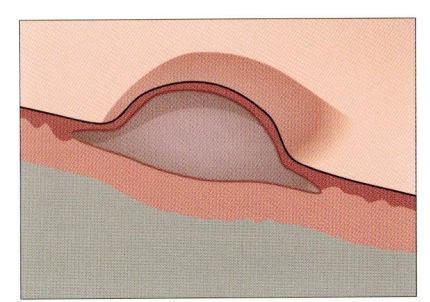
図7f　びらん． 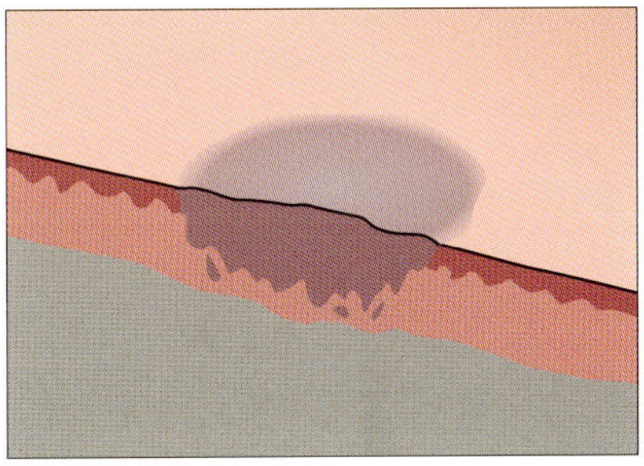

どの症状は顔面に表現されることが多いので，顔色，眼瞼結膜などとともに，顔の表情を十分に観察する．

顔貌の対称性，顔面の皮膚およびその知覚や運動神経の異常の有無，次いで顎関節，所属リンパ節などについて診査する．必要事項は医療情報としてきちんと聴取する．

b．局所所見

発赤，腫脹，びらん，潰瘍，瘢痕，発疹，創，瘻孔などの病変が口腔内外に認められれば，その部位，大きさ，形状，表面の色および性状，硬度，熱感および可動性の有無，周囲組織との関係などについて診査する．口腔粘膜の状態を示す臨床用語には以下のものがある（図7a〜f：参考文献4，5より引用改変）[4,5]．

①丘疹（図7a）
②小水疱（図7b）
③潰瘍（図7c）
④白斑（図7d）
⑤水疱（図7e）
⑥びらん（図7f）

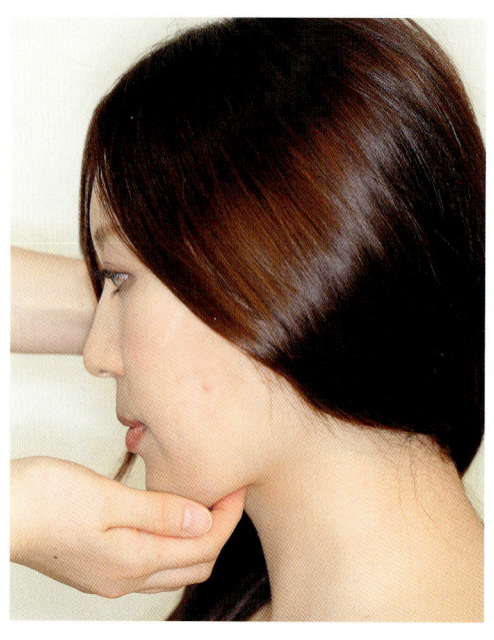

図8　オトガイ下リンパ節の触診.

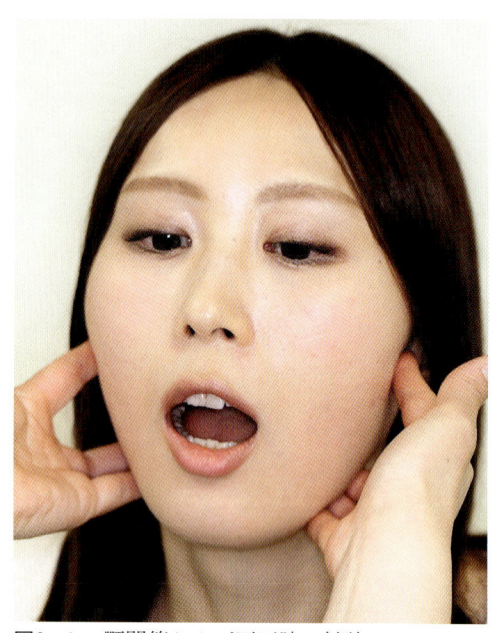

図9a, b　顎関節および耳下腺の触診.

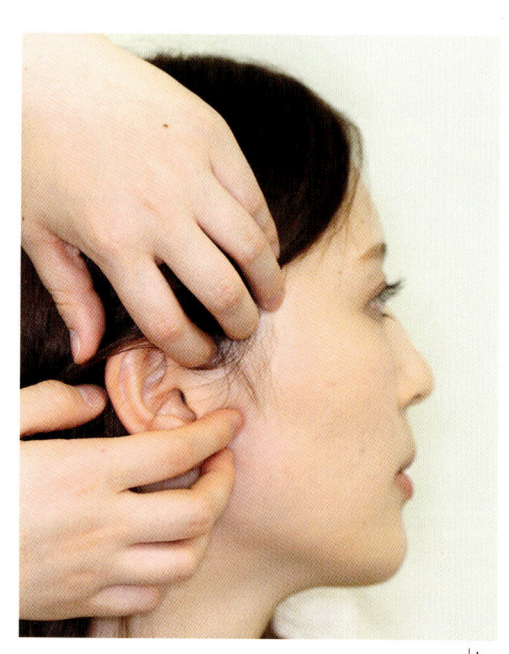

a|b

## 5. 臨床検査

　血圧，脈拍数，呼吸数，体温はバイタルサインとして，全身状態を知るうえで重要である．特殊な検査は各項目で述べる．

## 6. 触診法

　病変がなくても，必ず診査しなければならないのが所属リンパ節である．リンパ節の状態は，歯性炎症の診断や腫瘍の病期や性質を知るうえで重要である．

　一般には，リンパ節の腫脹があれば，それに関連して口腔内外に病変が存在するが，口腔内外に病変が存在しない場合にはリンパ節原発の病変か，口腔以外の他部位の病巣からの病変を考える．

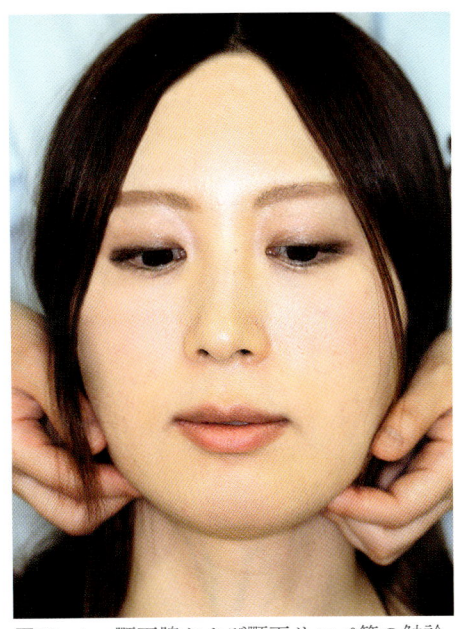

図10a, b　顎下腺および顎下リンパ節の触診．　　　　　　　　　　　　　　　　　　　　a｜b

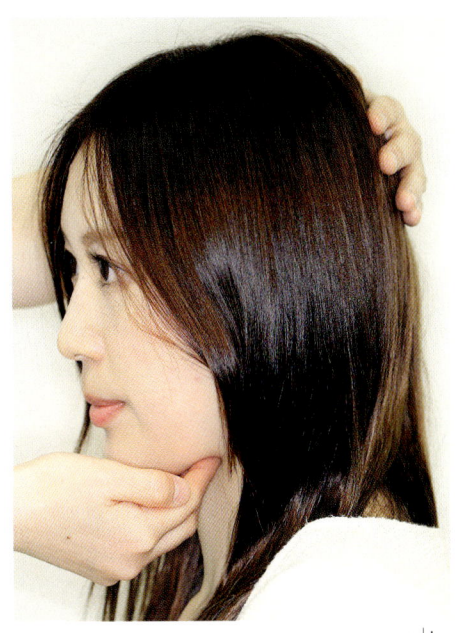

　所属リンパ節を触知する場合には，数，大きさ，硬さ，周囲組織との可動性，圧痛の有無などについて記載する．

　触知しない場合には，「触れない」と陰性所見を必ず記載することが必要である．リンパ節に関しては「異常なし」という表現は使用してはならない．

a．オトガイ下リンパ節の触診

　患者にやや下を向かせて頸部を弛緩させる．験者の指をそろえて，第2〜4指までの3指を下顎下縁に沿って，下顎骨の内側に押しつけるようにして，圧迫して触知する（図8）．

b．顎関節および耳下腺領域の触診

　顎関節は外耳道あるいは耳前部の触診により，顎関節の形態およびその機能について診査する．両側の外耳道に第2指を挿入して，第3と4指を下顎下縁に沿えて，開閉口運動をさせ運動機能の障害を診査する（外耳道法）（図9a）．

　筋肉の診査は，片側ごとに第2〜3指でしっかり圧を加える．筋肉のもっとも厚い部分に対し，2度行う．触診によって無意識な逃避反射が認められた場合に，「圧痛あり」と判断する．

　耳下腺は拇指を除く4指にて，両手で上方から軽く圧迫する（双手法）．腫瘤を触知した場合には，両側の第2指で圧迫するように触診する（図9b）．

　小腫瘤を触知した場合には，拇指と第2指にて両側より圧迫するように触診する（二指法）．また，耳下腺腫瘤の診断には，顔面神経麻痺の有無の確認が必要である．

c．顎下リンパ節および顎下腺の触診

　顎下腺と顎下リンパ節との区別は，口腔内外よりの双手診による．

　顎下腺は，胡桃実大，球形，弾性軟，表面やや凹凸不整の腫瘤として触知する．

　顎下腺を触診するには，験者は患者の背面に位置し，拇指と第5指を除いた3指をそろえて上方に押し上げ，下顎骨内側に押しつけるように触知する（図10a）．

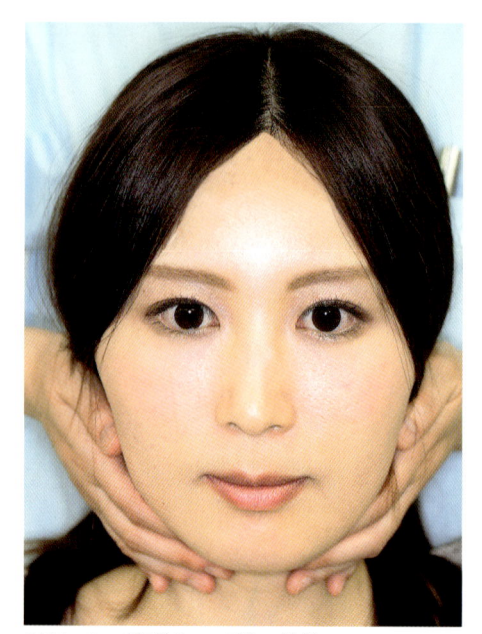

図11a, b　浅頸リンパ節の触診.

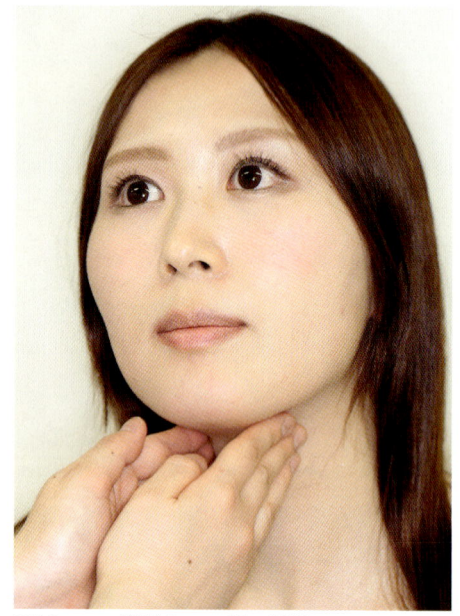

図12a, b　前頸リンパ節の触診.

　この際，両側を同時に触診する場合も，双手診にて行う．
　顎下リンパ節を触診するには，患者の頭部を健側下方に向けさせ，験者の拇指を除く4指をそろえて，顎下部より上方に押し上げ，同時に下顎骨内側に押しつけるように触知する（図10b）．

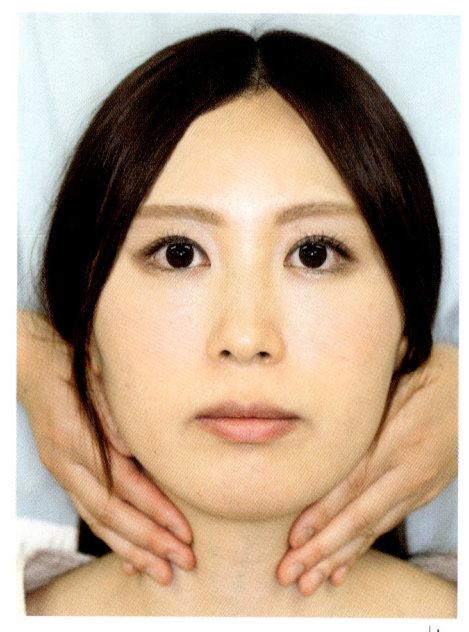

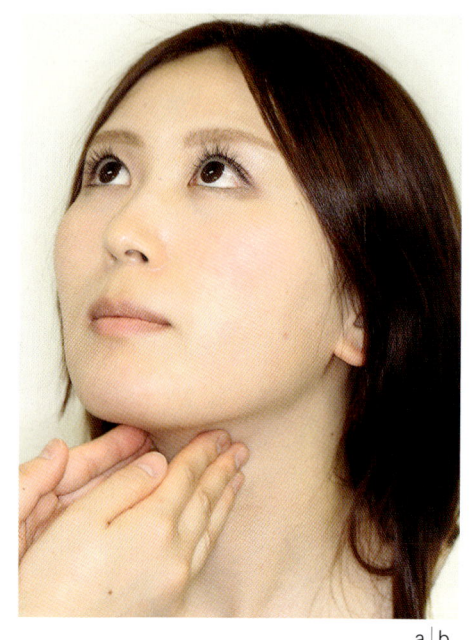

d．浅頸リンパ節の触診
　験者は患者の背面に位置しやや下方を向かせ，両側上頸部に軽く第2～5指の指先を当てて触知する．次いで，やや上方を向かせて，中・下頸部を触知する（図11a, b）．

e．前頸リンパ節の触診
　験者は患者に対面し，やや上方を向かせ，両側の

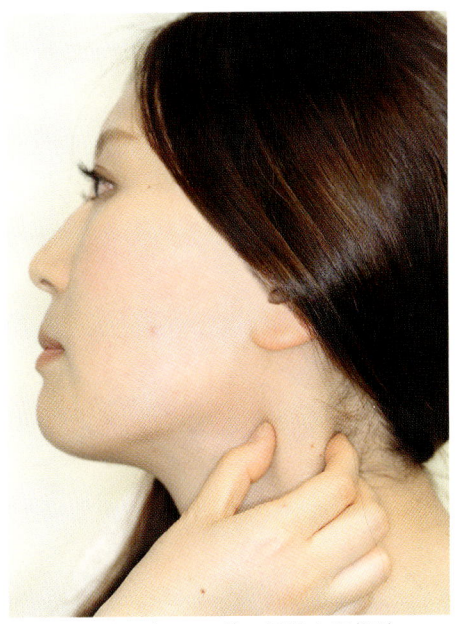

図13a, b　深頸リンパ節の触診と双指診.

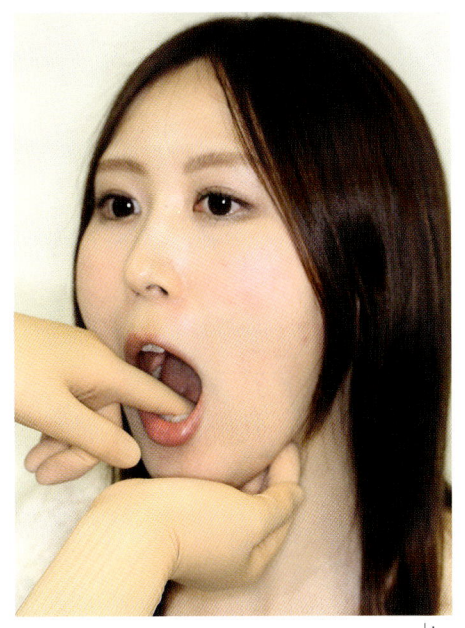

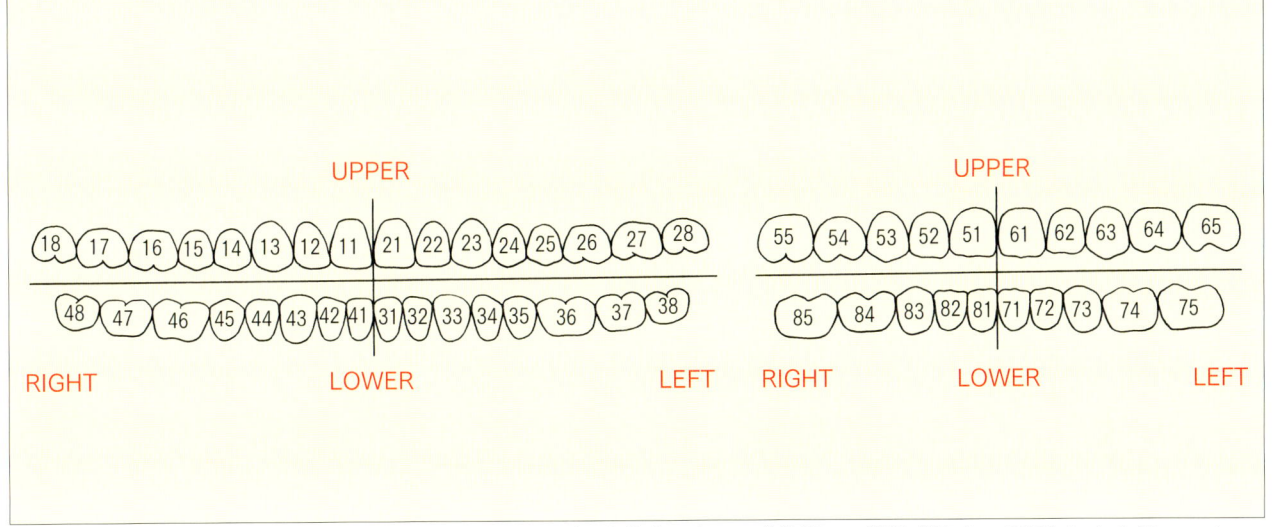

図14　(左)永久歯の歯牙コード．(右)乳歯の歯牙コード(石井俊文，吉田　茂監訳：口腔診査法4－WHOによるグローバルスタンダード－．口腔保健協会，東京，1998.より転載)[1]．

拇指を除く4指にて気管を挟み込むようにして，甲状腺と前頸リンパ節を触知する(図12a, b)．

### f．深頸リンパ節の触診

患者の頸部をやや健側の下方に向けさせ，少し緊張させる．拇指とほかの4指で大きく胸鎖乳突筋をつまんで，同筋に沿って存在する内深頸リンパ節を触知する(図13a)．患側をやや下方に向けさせ，頸部を弛緩させる場合もある．

つぎに副神経リンパ節，鎖骨窩リンパ節，そのほかの深部のリンパ節を順次触知する．

### g．顎下腺導管部および口底部の触診

両側の第2指を用いて口腔内外より触診する(双指診)(図13b)．

## 7. 効率的な診査法

効率的な診査法として，以下の順で行う口腔顎顔面診査がある．

① 顎顔面領域の露出部を視診して，顔色，腫瘤の有無，特異的な顔貌所見などをスクリーニングする．
② 下唇をデンタルミラーにて排圧し，下唇粘膜面を診査する．
③ 大きく開口させ左側頰粘膜を診査する．
④ 右側頰粘膜を診査する．
⑤ FDI による歯式(図14)の18(右側上顎第三大臼歯)から28(左側上顎第三大臼歯)へと診査する．つぎに，38(左側下顎第三大臼歯)から48(右側下顎第三大臼歯)へと診査する．
⑥ 右側臼後三角部を経て，右側口底部から舌下面，次いで左側舌下面から口底部を経て，左側臼後三角部を診査する．
⑦ 左手にて舌を前方に牽引し，舌背部や舌根部を診査する．
⑧ 舌を前方に牽引しつつ，硬口蓋から口峡部を診査する．
⑨ 局所の口腔粘膜，口底部，顎関節，顎下腺，耳下腺，頸部リンパ節などの触診を行う．

# 第2部

# 口腔病変の診断

第1章　口唇

第2章　舌

第3章　歯肉・歯槽

第4章　頬粘膜

第5章　口蓋

第6章　口底

第7章　顎骨

第8章　上顎洞

第9章　唾液腺

第10章　顎関節部

第11章　頸部・顎下部

第12章　顔面

# 第1章 口唇

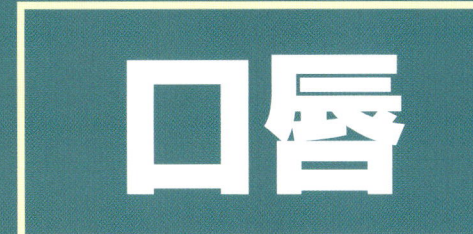

## 1. アフタ

　直径が数mm程度の円形の浅い潰瘍である．表面は帯黄色の線維素性偽膜で覆われ，周囲を発赤（紅暈）にて囲まれる（図1-1a, b）．軽度の自発痛があり，1週間程度で治癒する．単発性から3個程度のことが多い．慢性で多発する場合には，ベーチェット病を疑う．

　再発性アフタを初発症状として皮膚，外陰部，眼，腸管，血管，神経などに広範な病変を形成するものがベーチェット病である．再発性アフタは，アフタの大きさによって小アフタ型，大アフタ型，疱疹状潰瘍型の3つの病型に分けられ，小アフタ型の発症頻度が70%ともっとも高い．

## 2. 粘液嚢胞

　直径は数mm〜1cm程度の半円形の軟らかい腫瘤である．表面は正常粘膜色から青紫色を呈する（図1-2）．下唇に好発し，無痛性で，自壊することがある．再発を繰り返すと，表面は白色となり，線維性過形成（線維腫）との鑑別が必要となる．

　病理組織学的に，小唾液腺の導管が何らかの原因で閉塞または破綻し，組織中に唾液が貯留し，内面が上皮で裏装される貯留型（粘液貯留嚢胞）と，唾液が溢出して粘液肉芽腫を形成する溢出型に分類される．発生頻度としては溢出型が多い．

## 3. 線維性過形成（線維腫）

　口腔内に生じるいわゆる線維腫は，大部分が反応

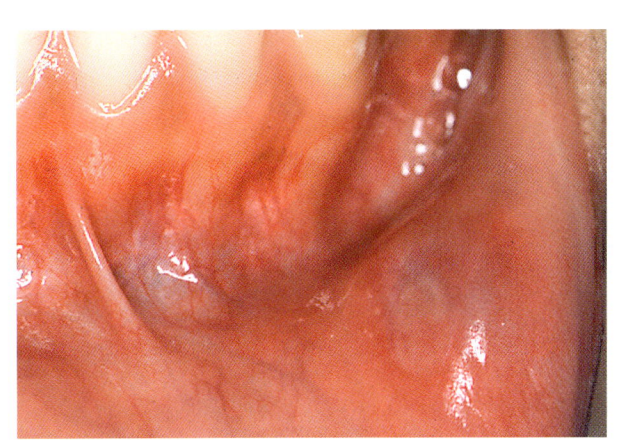

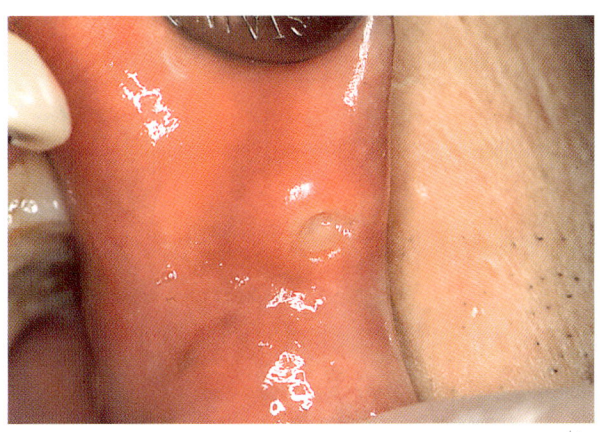

図1-1a, b　アフタ．　　　　　　　　　　　　　　　　　a|b

図1-2 粘液嚢胞.

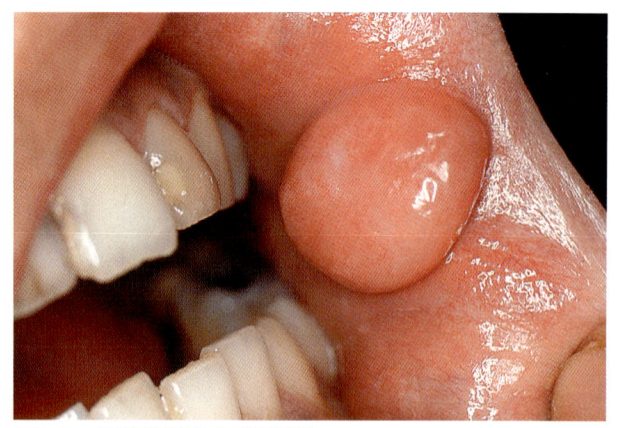

図1-3 線維性過形成（線維腫）.

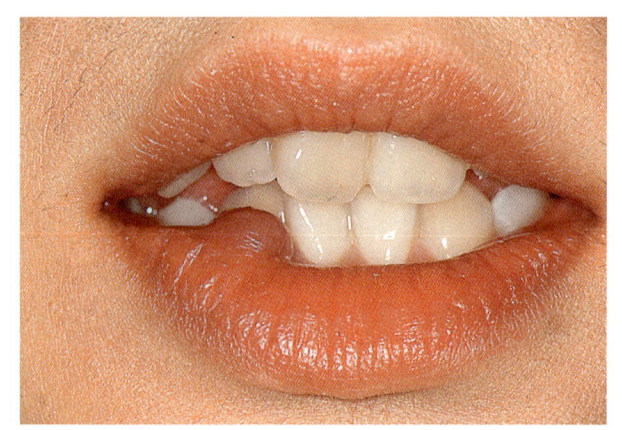

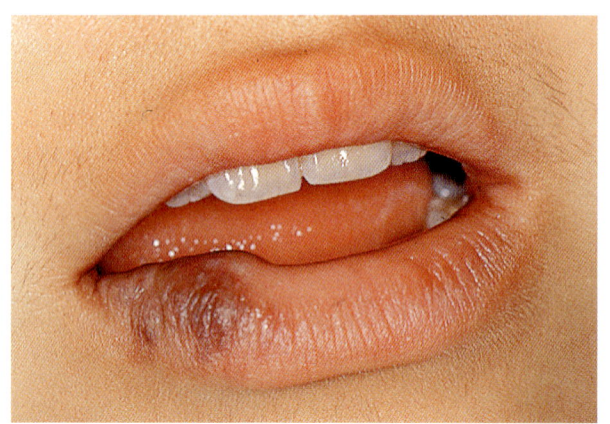

図1-4 血管腫.

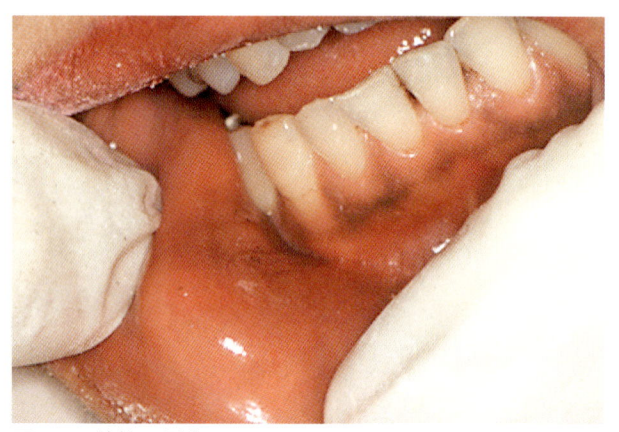

図1-5 腺性口唇炎.

性の線維性過形成である（刺激線維腫）．口腔では発生頻度が高い．有茎性の，やや軟らかい無痛性腫瘤で，表面は正常粘膜色からやや白色である（図1-3）．

## 4. 血管腫

比較的境界明瞭で，鮮紅色ないし青紫色から暗紫色の柔軟で，被圧縮性の無痛性腫瘤である（図1-4）．口腔粘膜を最好発部位とし，口唇，頬粘膜，舌に好発する．小児と若年者に好発し，先天性に認められる場合も多い．ときに，巨舌症や大唇症の原因となる．

表在性の場合は，圧迫にて退色する．すなわち，ガラス板にて圧迫すると色調が白っぽくなる（ガラス板法）．深在性の場合は，無痛性腫脹のみで臨床所見に乏しい．また，体位の変換や咀嚼によって腫脹が出現する場合もある（起立性血管腫）．エックス線検査により静脈石を認めることがある．

血管の増生よりなる腫瘍で，真の腫瘍はまれで過誤腫性病変や反応性の血管増殖とされている．病理組織学的に毛細血管腫，海綿状血管腫，静脈性血管腫，蔓状血管腫に分類される．

診断は容易であるが，口腔に血管腫を生じる症候群として，①オスラー・ウェーバー症候群，②スタージ・ウェーバー症候群，③マフッチ症候群があり，これらとの鑑別が必要である．

## 5. 腺性口唇炎

粘膜表在性の円形腫脹であり，発赤と自発痛がある（図1-5）．小唾液腺の感染により生じるが，導管開口部が腫脹の中心部で「へそ」のようにみえる．また，膿瘍を形成する場合もある．粘膜下良性腫瘍と鑑別診断するが，炎症症状の有無が重要である．

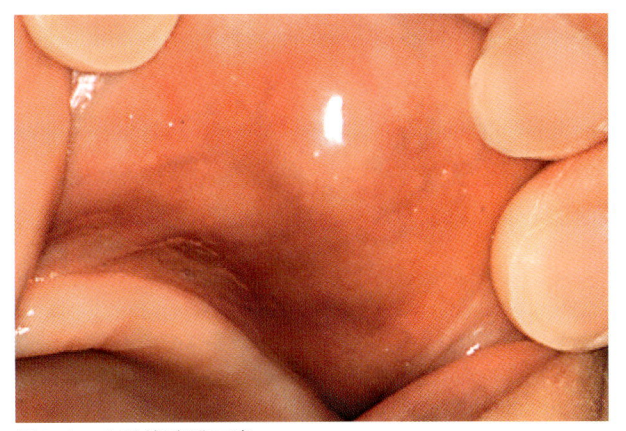

図1-6　小唾液腺唾石症.

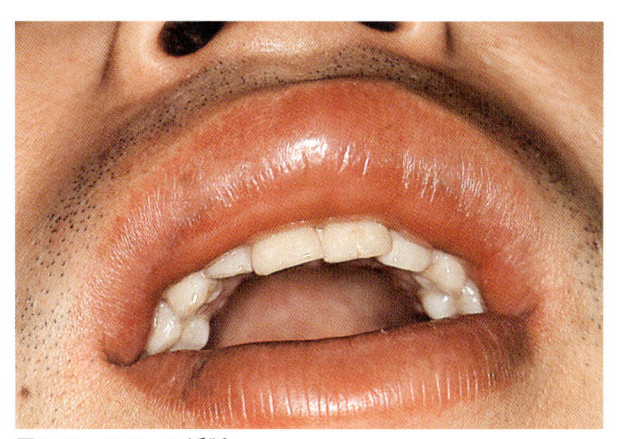

図1-7　クインケ浮腫.

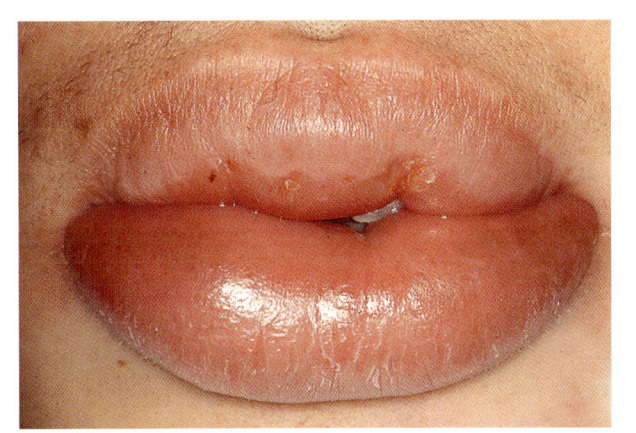

図1-8　肉芽腫性口唇炎.

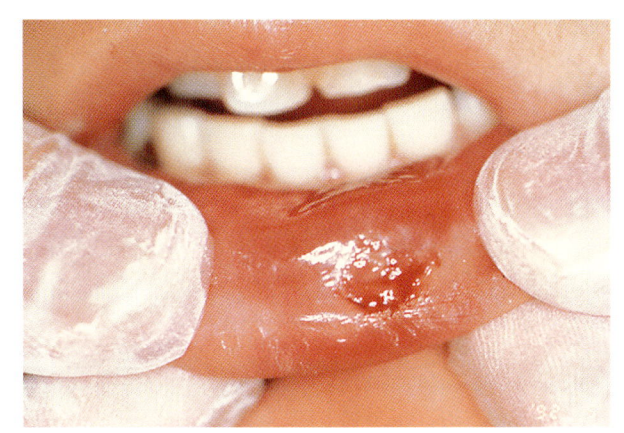

図1-9　梅毒性潰瘍.

## 6. 小唾液腺唾石症

　無痛性，正常粘膜色の粘膜下腫瘤として生じる（図1-6）．小唾液腺原発の良性腫瘍との鑑別が重要であり，唾石が大きくなると，歯科用エックス線写真で確認できる．粘膜下良性腫瘍と鑑別診断するが，病理組織学的診断による場合が多い．

## 7. クインケ浮腫（血管神経性浮腫）

　顔面，とくに口腔周囲や眼窩部などの皮膚または粘膜に，限局した大きな腫脹をきたす（図1-7）．1〜3日以内に消失する浮腫である．表面は正常色のことが多いが，ときに軽度の発赤を示す．じんま疹を合併することもある．
　自覚症状はないことが多いが，ときに軽度の掻痒感がある．気道に生じたときには嗄声，呼吸困難などをきたす．気道の確保を要する場合もある．小児期から壮年期に多く，高齢者にはまれである．血清補体価，補体成分の測定により診断が可能である．

## 8. 肉芽腫性口唇炎

　突然，無症状のびまん性腫脹が口唇に生じ，初期は一過性である．再発を繰り返すうちに持続性となりゴム様硬となり，大唇症を呈する（図1-8）．若年者に初発するが，症状は30〜50歳代で顕著になる．下唇に頻度が高い．
　ときに，歯性病巣感染として生じることもある．また，メルカーソン・ローゼンタール症候群の不全型とも考えられている．
　肉芽腫性口唇炎に溝状舌（皺襞舌），顔面神経麻痺をともなうものをメルカーソン・ローゼンタール症候群という．

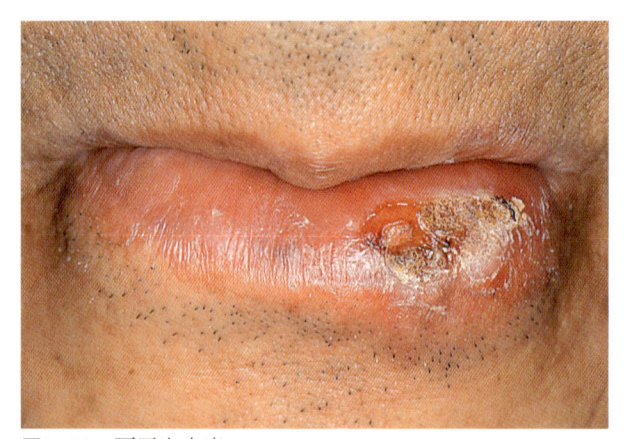

図1-10 扁平上皮癌.

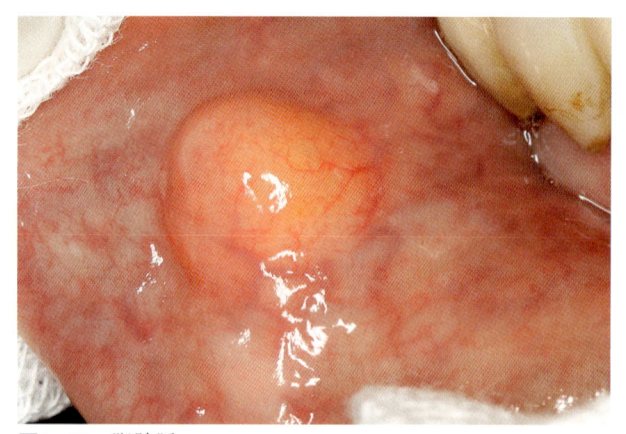

図1-11 脂肪腫.

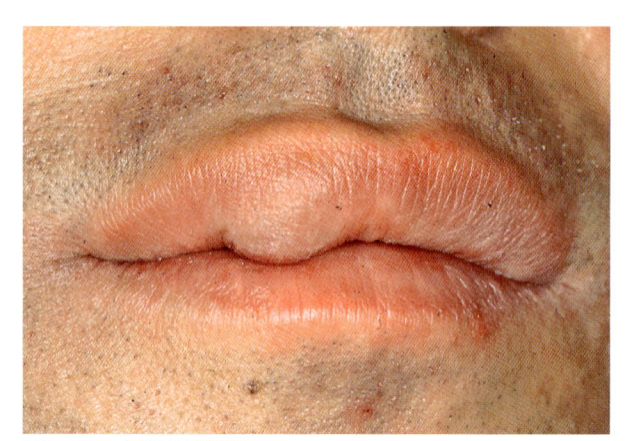

図1-12 血管平滑筋腫.

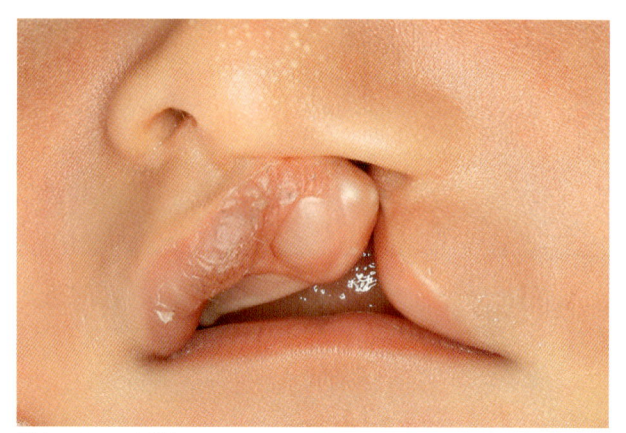

図1-13 口唇裂.

## 9．梅毒性潰瘍

無痛性，円形で孤立性の潰瘍である．辺縁は堤防状隆起を生じ，底面には豚脂様物を認める．周囲組織の硬結は少ない（図1-9）．好発部位は，口蓋，舌である．性交による感染後約3週間で，接触部位に結節（初期硬結）が第一期梅毒として生じる．さらに数日後，これが潰瘍化するが2～3週間後に自然消退する．

所属リンパ節は無痛性に腫脹する．血清梅毒反応は感染後6～7週間後に陽性となるため，初期にはスピロヘータの証明が大切である．診断には梅毒血清反応や組織検査を行う．

## 10．扁平上皮癌（口唇癌）

口腔癌の特徴である腫瘍と潰瘍を形成する病変のみではなく，口唇の「荒れたような」状態を呈する（図1-10）．硬結がほとんどなく，発赤とびらんのみを呈する場合で，難治性であればつねに悪性腫瘍の可能性を念頭におく必要がある．

下唇に好発し，上唇にはまれであるが，わが国では比較的少ない．ほかの口腔癌と比較して，リンパ節転移が少なく，予後は良い．肉眼所見とともに，病理組織学的な診断が重要である．

## 11．脂肪腫

中年以降にみられる．局所性の半球状，分葉状を呈し，弾性軟，無痛症の腫瘤として触知される（図1-11）．

表面粘膜は正常色で，薄いと淡黄色が透けてみえる．ほかの良性腫瘍，嚢胞などとの鑑別診断は困難である．分化した脂肪細胞からなる非上皮腫瘍で，もっとも多い良性腫瘍の1つである．身体の各部分

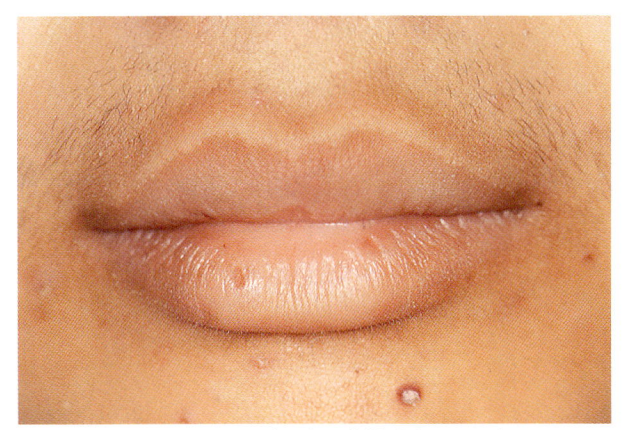

図1-14 口唇チアノーゼ（再生不良性貧血が原因）．

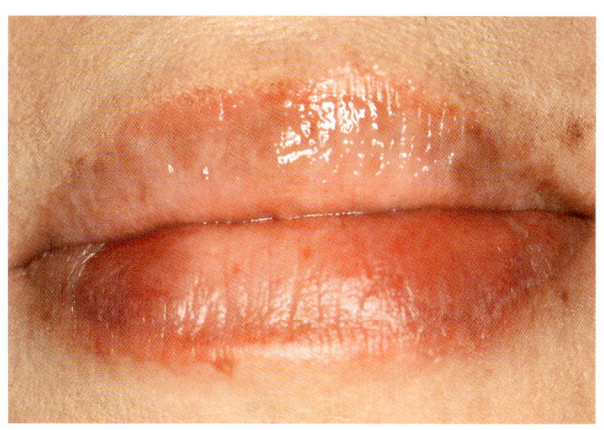

図1-15 口唇炎．

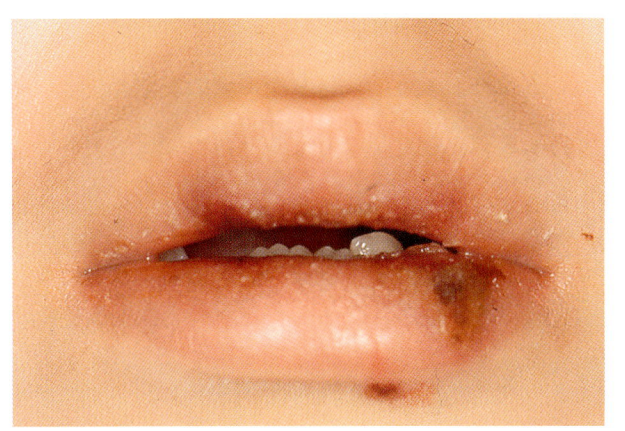

図1-16 接触性口唇炎（鉛が原因）．

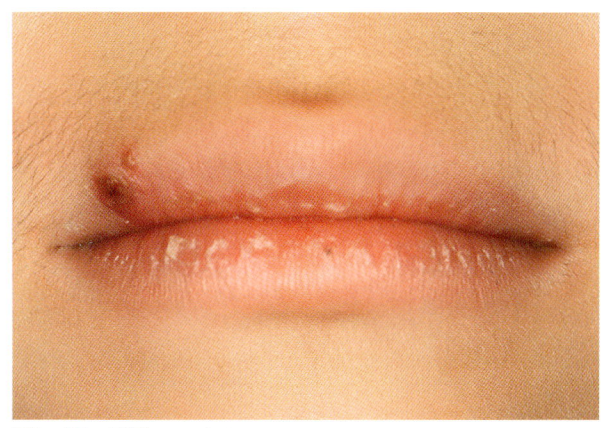

図1-17 口唇ヘルペス．

に発生し，多くは上半身の体幹や頸部にみられるが，口腔では少ない．

## 12. 血管平滑筋腫

境界明瞭な弾性硬の腫瘤として触知される（図1-12）．きわめて緩徐に増大する．口腔領域では舌や口蓋に好発する．平滑筋腫は平滑筋細胞様の紡錘形細胞の充実性増殖からなる腫瘍で，口腔領域での発生はまれである．

血管壁平滑筋に由来するものを血管平滑筋腫と呼び，口腔領域のものはこれに該当する．

## 13. 口唇裂

わが国での口唇裂・口蓋裂（図1-13）の発生頻度は，出生児500～600人に対して1人の割合である．唇顎口蓋裂は女性より男性に多く，口蓋裂は女性が男性より約2倍，口唇顎裂では性差がない．

左側裂は右側裂より2倍多く，両側裂と右側裂はほぼ同数である．口唇裂・口蓋裂のなかで左側完全唇顎口蓋裂がもっとも多い．

## 14. 口唇チアノーゼ

チアノーゼは，低酸素血症の特徴的症状である．還元ヘモグロビンが5g/dl以上になると指先などの皮膚，口唇などの粘膜が青紫色になる（図1-14）．

一般には，気道閉塞，誤嚥性肺炎，貧血，ショックなどで出現する．初期に頻脈，つぎに徐脈となり結果的には心停止にいたる．

血圧は初期に上昇するが不整脈が認められると下降して心停止にいたる．呼吸は過呼吸から徐呼吸になる．

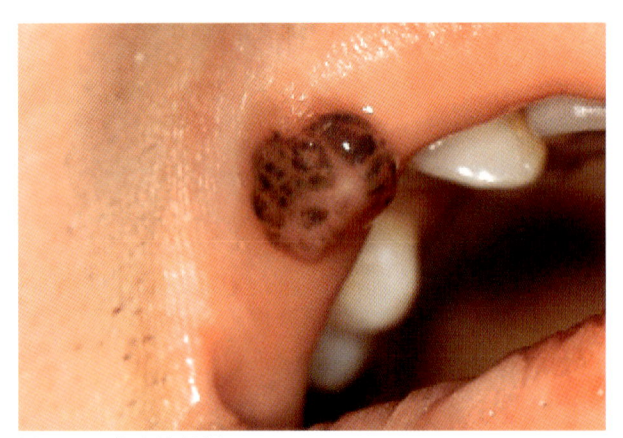

図1-18 色素性母斑.

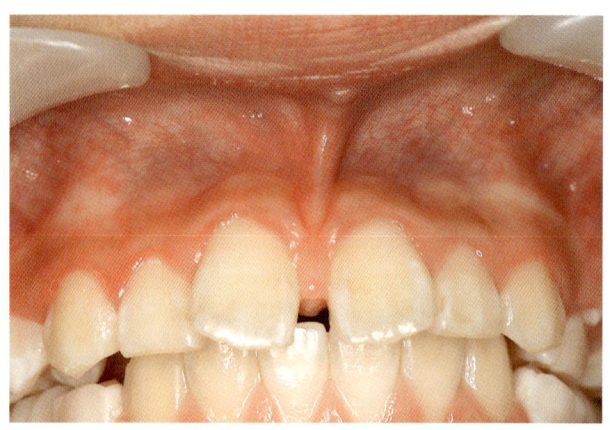

図1-19 上唇小帯付着異常.

## 15. 口唇炎

　口唇に発赤，水疱形成，剥離などが認められる病態をいう(図1-15)．口角炎では，はじめに乾燥して亀裂を生じるが，やがて唾液によって浸潤化して腫脹し，潰瘍となって表面に白色苔が付着する．ビタミン$B_2$欠乏，または真菌である*Candida albicans*感染が重要視されている．

　剥離性(落屑性あるいは剥脱性)口唇炎では，落屑や痂疲形成を生じ，腺性(膿瘍性腺性)口唇炎では，ブツブツした紅斑を生じ硬結を触知する．

## 16. 接触性口唇炎

　接触性口唇炎(図1-16)は，口唇に刺激物が接触する直接刺激，あるいは遅延型アレルギーによって生じる炎症である．接触部に掻痒感と発赤がみられたのち，水泡が出現し，これが破れてびらん・潰瘍となる．そののち，痂皮を形成して治癒する．

## 17. 口唇ヘルペス

　Ⅰ型単純ヘルペスウイルス感染症である口唇ヘルペス(図1-17)は，乳幼児期に初感染する．口唇および周囲の皮膚に小水疱を集族的に形成する．

　通常，成人で多く，紫外線曝露，発熱，疲労，歯科処置などがある水疱形成前より，掻痒感，灼熱感を生じ，水疱が破れ，びらんとなり痂皮を形成して通常は1週間で治癒する．HSV-1抗体価を測定することで，感染を立証することができる．

## 18. 色素性母斑

　粘膜表面から多少隆起しているか，あるいは平坦な黒褐色斑として認められる．多くは直径が1cm以内のものである(図1-18)．

　限局性のメラニン沈着症で，母斑細胞(メラノサイト)の過誤腫的な増殖で組織学的には，接合性母斑，真皮性母斑，複合性母斑に分けられる．皮膚のホクロに相当する．好発部位は口唇，頰粘膜，歯肉で，口蓋にもっとも多く発症する．

## 19. 上唇小帯付着異常

　上唇小帯の歯槽部への付着(図1-19)は出生直後には歯槽近くにあるが，歯槽の増大とともに上方に位置するようになる．また側方歯群の萌出にともなって，小帯は次第に細くなっていく．

　しかし，この時期を過ぎても上唇小帯が歯槽頂あるいは切歯乳頭付近に位置している場合は，上顎中切歯の正中離開を呈することがある．

# 第2章 舌

## 1. 前舌腺嚢胞（ブランディン・ヌーン腺嚢胞）

舌下面の舌尖に近い正中部に生じる無痛性の腫瘤で，腫脹や違和感を自覚する（図2-1）．通常は，大きさは小さく，大きくとも小指頭大程度である．小児や年少者に好発する．前舌腺に発生する溢出型の粘液嚢胞である．部位と性状により診断は容易である．

## 2. 血友病A

口腔粘膜や，歯肉の出血，鼻出血，皮下出血，吐血，下血，内臓出血など各種の出血を認める（図2-2a, b）．深部出血が多く，関節出血がもっとも特徴的である．なかでも膝，肘，足の3関節に高頻度に出血がみられる．頭蓋内出血は放置すれば生命が脅かされる．

生後6か月以降の歩きはじめのころから，皮下出血，関節出血が現われ，異常に初めて気づくことが多い．伴性劣性遺伝により，偶発例は30％を占める．第Ⅷ因子の凝固活性が欠乏している出血性疾患である．

活性化部分トロンボプラスチン時間の延長，第Ⅷ因子の低下などで比較的容易に決定できる．第Ⅷ因子が0～1％を重症型，1～5％を中等症型，5％以上を軽症型と分類するが，必ずしも臨床症状とは一致しない．関節出血や皮下出血の有無を確認し，臨床検査にて確定する．

## 3. 咬傷

舌，頬粘膜などのアフタ様病変，または潰瘍とし

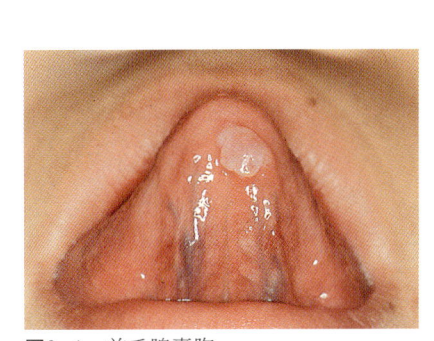

図2-1 前舌腺嚢胞．

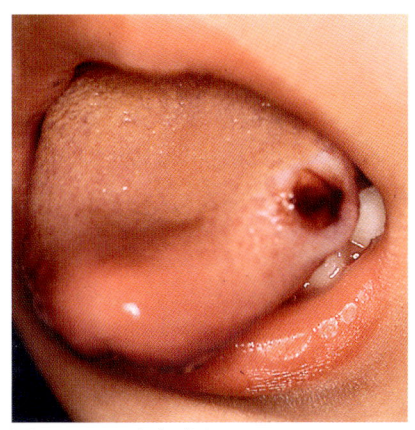

図2-2a, b 血友病A．ａ｜ｂ

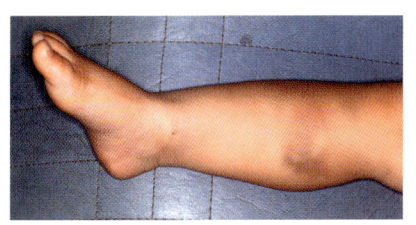

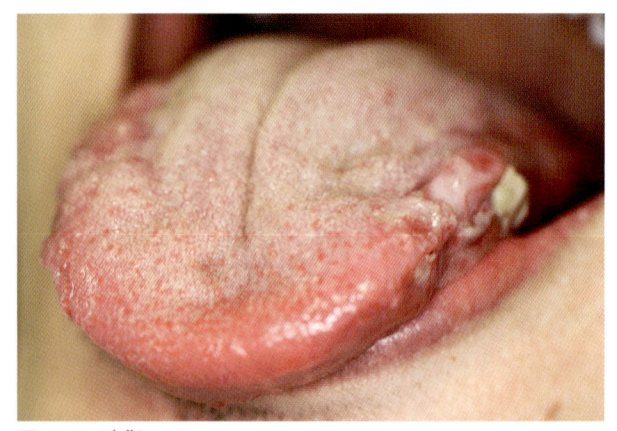

図2-3 咬傷.

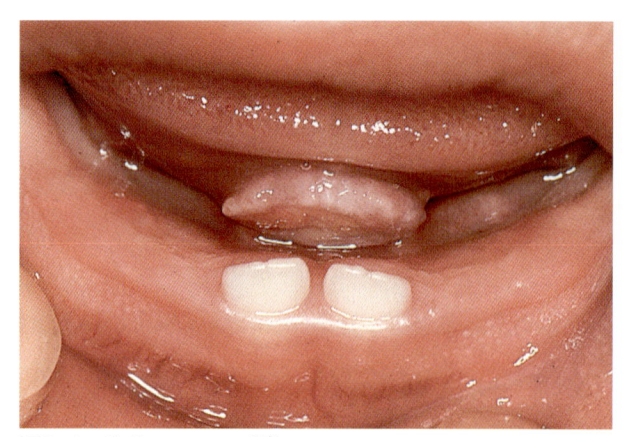

図2-4 リガ・フェーデ病.

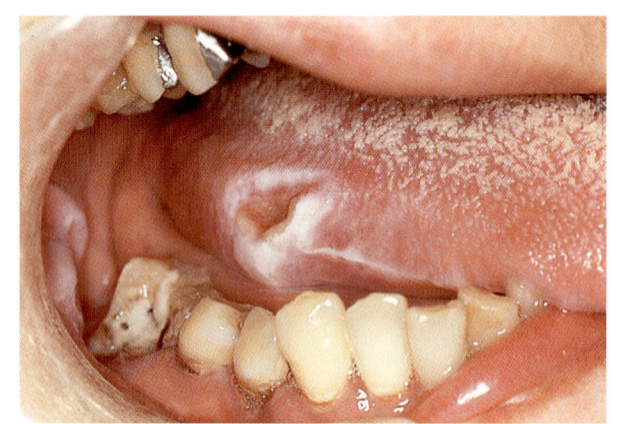

図2-5 褥瘡性潰瘍.

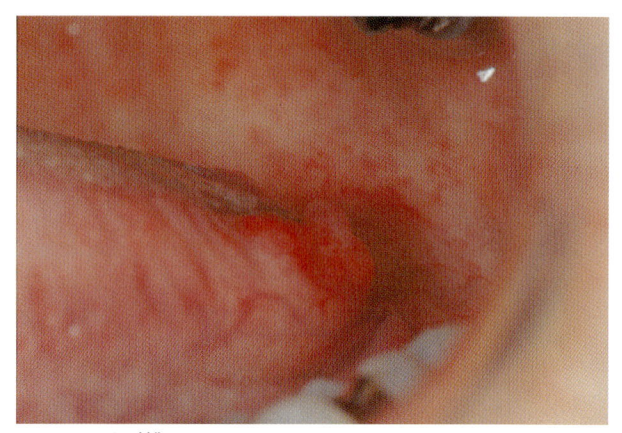

図2-6 舌扁桃.

てみられる(図2-3).患部を噛んだ自覚があることが多いが,睡眠中などは自覚がない場合もある.通常,10〜14日程度で治癒する.患部周囲に硬結を認めないことが多いが,まれに硬結を認める場合もある.悪性腫瘍との鑑別が重要である.

## 4. リガ・フェーデ病

先天性歯や早期に萌出した乳切歯による舌下面の外傷性潰瘍である(図2-4).歯との関係を診査すれば,診断は容易である.

## 5. 褥瘡性(外傷性)潰瘍

不定形の孤立性,ときに多発する潰瘍である.辺縁は多少隆起し,底面は灰白色である(図2-5).周囲組織に硬結をわずかに認めるが,自発痛は比較的少ない.好発部位は舌側縁と歯肉である.う蝕歯や充填物などによる外傷で生じる.高齢者では義歯が原因となる.

扁平上皮癌との鑑別が必要であるが,診断として刺激原を除去して治癒傾向を観察する方法もある.しかしこの方法で治癒傾向のない潰瘍を,2週以上は経過観察してはならない.

## 6. 舌扁桃

舌根部の不定形で種々の大きさの隆起である(図2-6).この隆起が舌扁桃である.解剖学的に正常構造物であるが,舌癌と誤解して来院する患者がいる.診断は容易である.しかし,舌癌との鑑別は重要である.

## 7. 溝状舌

舌背に深さ数mm程度の多数の溝が生じるが,

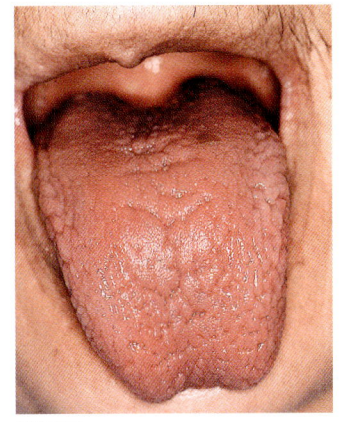

図2-7 溝状舌. 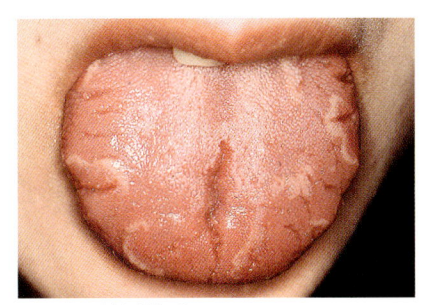　　　　　　　　図2-8 地図状舌. 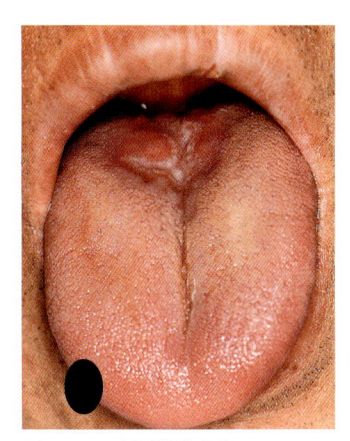　　　　　　　　図2-9 正中菱形舌炎.

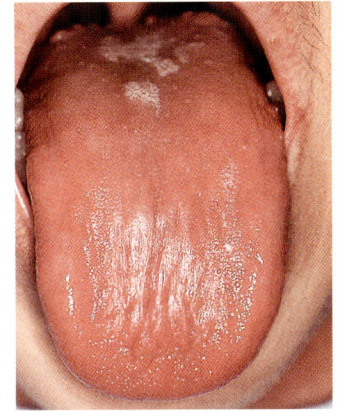

図2-10 (赤い)萎縮舌：平滑舌. 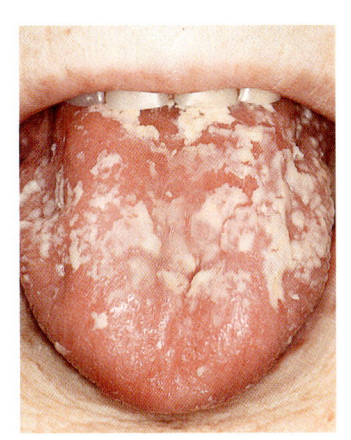　　図2-11 急性偽膜性カンジダ症. 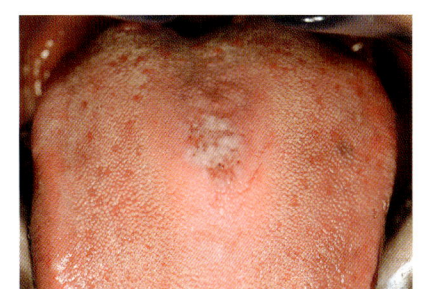　　図2-12 慢性肥厚性カンジダ症.

びらんや潰瘍はない（図2-7）．やや巨大舌を示し，溝は左右対称的であることが多い．疼痛や味覚障害などの自覚症状はない．溝内に食物残渣が停滞し，炎症が生じると刺激痛をともなう．

診断は容易であるが，口唇の浮腫性腫脹，顔面神経麻痺，巨大舌をともなう溝状舌を主症状とするメルカーソン・ローゼンタール症候群と鑑別する必要がある．

## 8. 地図状舌

円形または類円形の帯黄白色斑と，糸状乳頭の消失や発赤した茸状乳頭が散在性に入り乱れた状態を呈する（図2-8）．病巣の広がりは早く，数時間あるいは数日間で変化し，数週間後に形状が固定する．

家族性に発現することが比較的多い．小児に多いが，成人では少ない．溝状舌を合併することが多い．

酸味や強い香辛料の効いた食事をすると舌の灼熱感がある．

## 9. 正中菱形舌炎

舌背の中央後部に，菱形ないし楕円形の境界鮮明，ときに隆起した発赤である（図2-9）．舌乳頭の形成不全で，炎症所見は二次的変化である．原因は不明であるが，最近ではカンジダ感染が原因であるともいわれる．

中年以後に多く，通常は自覚症状はなく放置して良いが，炎症が加われば異物感，疼痛が出現する．

診断は容易であるが，きわめてまれに同部より扁平上皮癌が発生するため，鑑別が重要である．

## 10. (赤い)萎縮舌：平滑舌

舌表面は，光沢のある赤色を呈し，平滑となる

第2部　口腔病変の診断

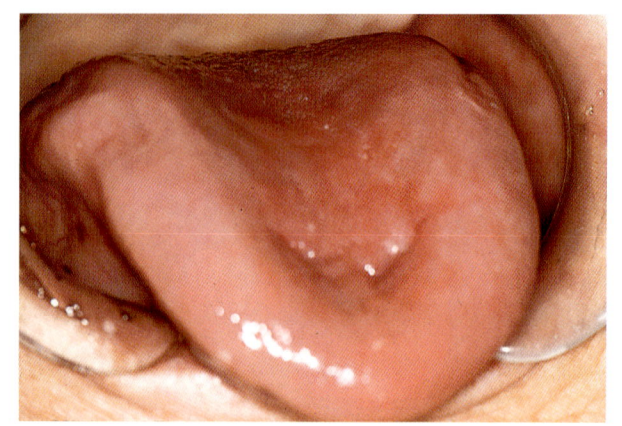

図2-13　鉄欠乏性貧血での平滑舌.

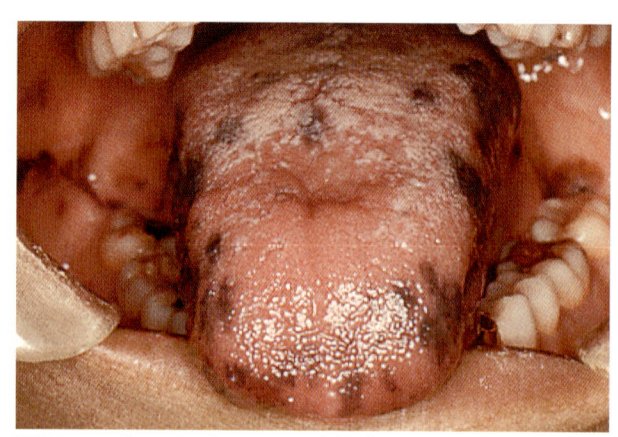

図2-14　ポイツ・ジェガース症候群.

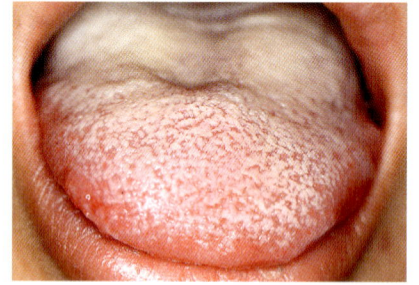

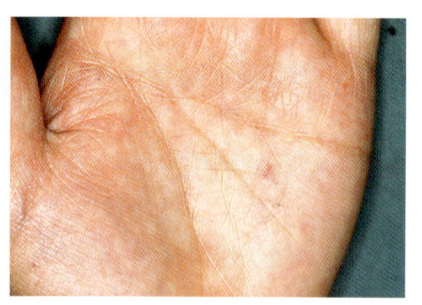

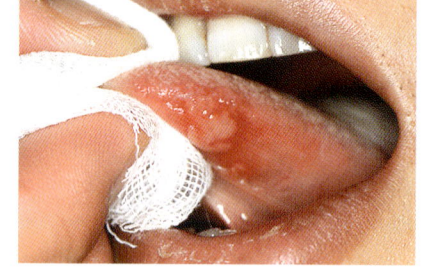

図2-15a〜c　手足口病.

a|b|c

（図2-10）．また，唾液の減少による口腔乾燥のため，刺激性食物がしみるようになり，灼熱感および嚥下困難を訴える．同時に舌根部の舌扁桃も萎縮をきたす．糖尿病患者で比較的高率に認められる．

悪性貧血のハンター舌炎，ニコチン酸欠乏によるペラグラのサンドイッチ平滑舌，鉄欠乏性の低色素性貧血でのプランマー・ビンソン症候群，ビタミンB₁₂欠乏症およびシェーグレン症候群などと鑑別する必要がある．

## 11. 急性偽膜性(粘膜表在性)カンジダ症

白色の小斑点状の苔状物がみられ，ガーゼでぬぐうと簡単にぬぐい去ることが可能である(図2-11)．苔状物除去後の粘膜には，発赤やびらんが認められる．

真菌の *Candida albicans* による感染症であり，塗抹標本で仮性菌糸が証明される．経過により急性と慢性に分類され，症状により偽膜性(鵞口瘡)，萎縮性(義歯性口炎)，肥厚性(カンジダ性白板症)に分類される．急性偽膜性が発生頻度が高く，高齢者や小児に多い．

宿主の免疫防御機能が低下した状態(HIV関連疾患，癌性悪液質，放射線療法あるいは化学療法後，ステロイド長期服用)で発症する．HIV関連疾患の患者で高率に発現する．

## 12. 慢性肥厚性カンジダ症・紅斑性(慢性萎縮性)カンジダ症

慢性肥厚性カンジダ症(図2-12)は，急性偽膜性カンジダが慢性化して生じ，粘膜上皮が肥厚して表面粗造に白斑として生じる．悪性化を考慮する必要がある．紅斑性カンジダは義歯性カンジダとも呼ばれ，多くは無症状であるが，ときには浮腫や疼痛を生じる．

## 13. 鉄欠乏性貧血での平滑舌

舌乳頭は萎縮し，灼熱感をともなう(図2-13)．平滑舌や口角炎が生じる．また，爪全体の光沢がなくなり，爪の中央が凹んだスプーン状爪を呈する．

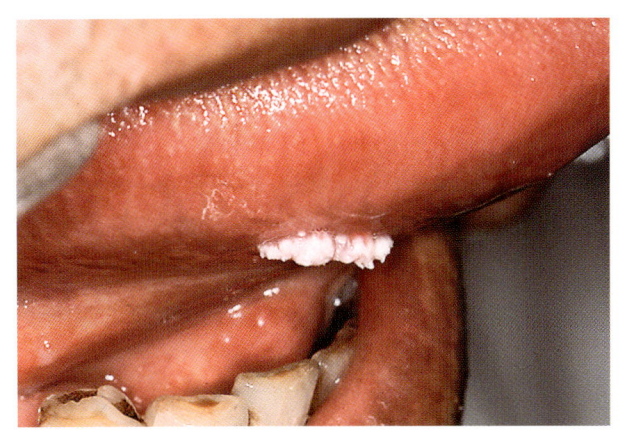

図2-16　乳頭腫.

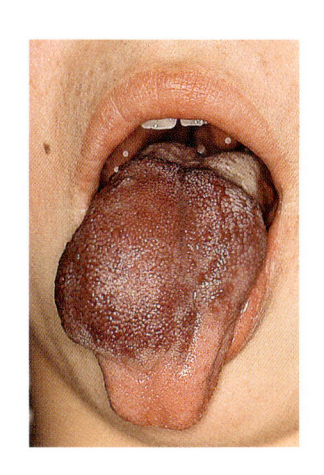

図2-17　血管腫.

30～50歳代の女性に多い．さらに，咽頭や食道粘膜の萎縮による嚥下障害もみられる（プランマー・ビンソン症候群）．本症候群の原因は極端な偏食による鉄の不足や，慢性胃腸障害による鉄吸収の不全などである．

血清鉄の低下により診断する（正常値：男性50～200mg/dl，女性40～180mg/dl）．また，末梢血液一般検査により赤血球数，血色素量，ヘマトクリット，平均赤血球容積（MCV），平均赤血球血色素量（MCH），平均赤血球，血色素量（MCHC）などを測定する．MCVは80fl以下，MCHCは30％以下で，低色素性小球性貧血である．

## 14．ポイツ・ジェガース症候群

隆起のない，褐色あるいは黒褐色の斑状着色で，口唇，舌，頰粘膜などにも多数の着色斑が現われる（図2-14）．口唇や口腔粘膜，掌蹠の色素沈着と腸管ポリポーシスをともなう，常染色体性優性遺伝の症候群である．

家族内発生が多いが，非遺伝性や突発性にも生じる．胃腸のポリープ症では，腹痛・下痢・下血などの腹部症状を生じる．口唇や口腔粘膜，掌蹠の色素沈着および消化器症状から診断は容易である．

## 15．手足口病

手，足，下肢，口腔内や口唇に，限局した小水疱が生じる（図2-15a～c）．飛沫感染が主体で1～2歳の幼児にもっとも多く，6～8月の暑い時期に流行する．

全身所見として，2～7日の潜伏期ののちに発熱し，口内痛や食欲不振が始まる．掻痒感や疼痛はなく，1～2週間程度で瘢痕を残さずに治癒する．

コクサッキーA16，A5，A10およびエンテロウイルス71型によって生じる．頰粘膜に小水疱が多くみられるが，口唇，口蓋，舌，歯肉にも認められる．破れてアフタ様になる．口内炎のみが症状の場合には，ヘルペス性口内炎と鑑別しにくい．

## 16．乳頭腫

やや白色を呈した乳頭状の無痛性腫瘤で，ときに広基性で台状の隆起を生じる（図2-16）．大きさは，ほとんどが1cm以内で，小さな症例が多い．硬度は比較的硬いものが多いが，周囲に硬結は触れない．成人の舌，口蓋，口唇，歯肉に好発する．口腔内良性腫瘍のなかで比較的頻度が高い．

粘膜上皮に被覆された乳頭状の上皮性腫瘍で，毛細血管を含む結合組織が間質となって支持している．隆起性発育のため，外傷や感染を受けやすい．ヒトパピロマウイルスとの関連も報告されている．

限局性の白板症あるいは乳頭腫様の扁平上皮癌との鑑別が必要な場合がある．口腔内に広範囲に乳頭腫が発生する口腔開花性乳頭腫症では疣贅状癌との鑑別が重要となる．

第2部　口腔病変の診断

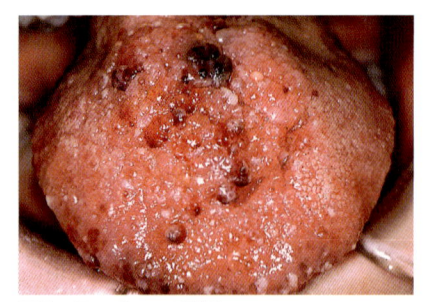

図2-18　リンパ管腫．

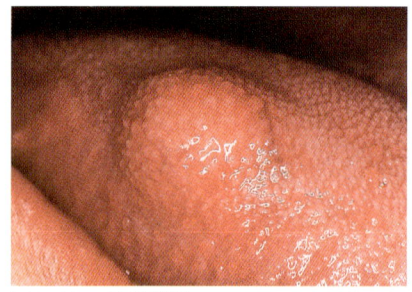

図2-19　神経鞘腫．

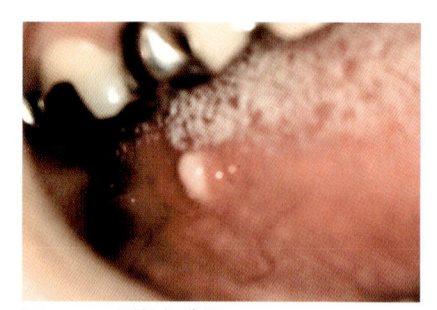

図2-20　顆粒細胞腫．

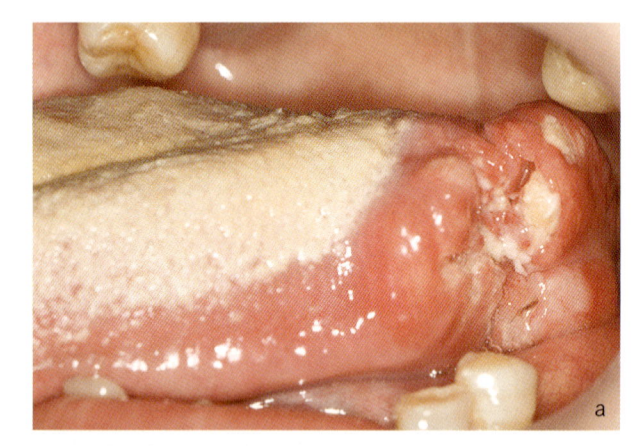

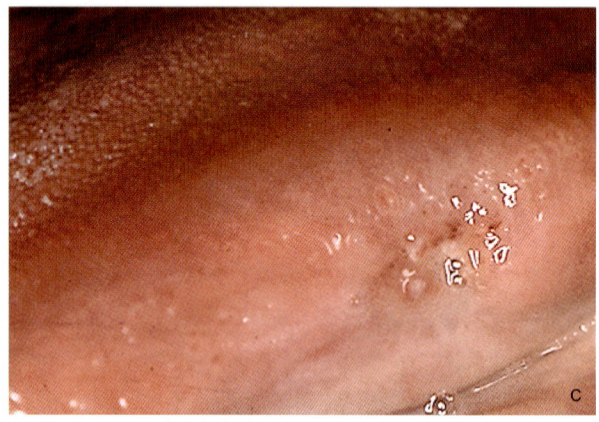

図2-21a〜d　扁平上皮癌．

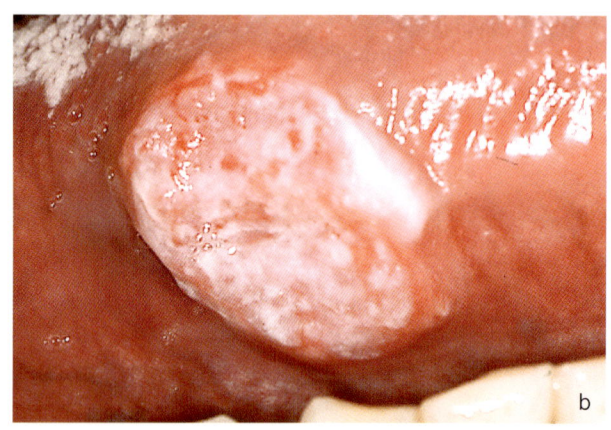

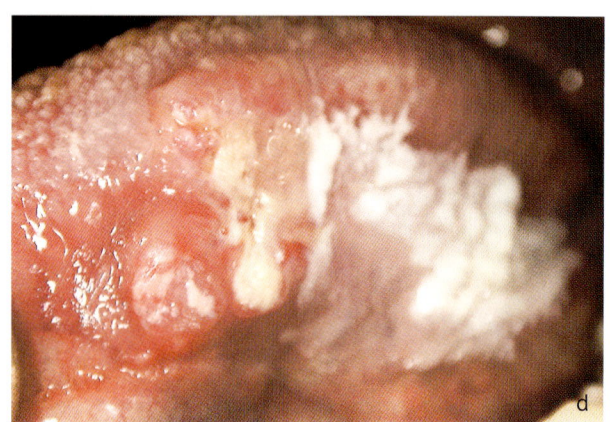

## 17．血管腫

　赤色から暗赤色，場合により暗紫色の無痛性腫瘤である（図2-17）．表在性腫瘍では退色反応が陽性である．深部血管腫は鑑別が困難な場合もあり，診断には血管造影が必要となることもある．

　通常は，エックス線写真には写らないが，静脈石が存在する海綿状血管腫では唾石との鑑別が重要となる．唾石は単発性が多いが，静脈石は多発し，層状構造を呈する．

## 18．リンパ管腫

　口腔粘膜の表在性腫瘍では，敷石状所見を呈する（図2-18）．舌に好発する．小児と若年者に好発し，先天性に認められる場合も多い．

　拡張したリンパ管の限局性増殖で，その大部分は先天性のリンパ管の組織奇形である．病理組織学的

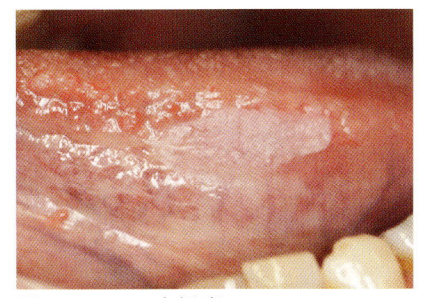

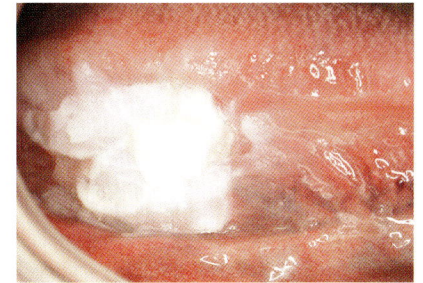

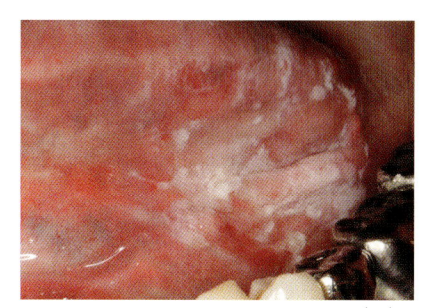

図2-22a〜c　白板症.　　　　　　　　　　　　　　　　　　　　　　　　　　　　　　　　　　　　　a｜b｜c

に，①毛細管リンパ管腫，②海綿状リンパ管腫，③嚢胞状リンパ管腫の3種に分類されている．巨舌症や大唇症の原因となる．表在性の場合には，肉眼所見にて診断は容易である．

## 19．神経鞘腫（シュワン腫，シュワン細胞腫）

無痛性で限局性の粘膜下腫瘤として生じる（図2-19）．頭頸部や四肢に好発するが，口腔では大部分が舌に発生し，口蓋，口底，頰などにも発生する．

20〜50歳代に多い．通常は単発性であるが，まれには多発し，フォン・レックリングハウゼン病（神経線維腫症）に合併する場合もある．

病理組織学的には，線維性被膜によく被包されており，紡錘形細胞と線維が豊富で核の柵状配列（観兵式配列）の目立つアントニーA型と，細胞および線維に乏しい疎なアントニーB型とからなる．また，アントニーA型では細胞と線維のうずまき状の配列が特徴である．病理組織学的には，神経線維腫やそのほかの粘膜下良性腫瘍と鑑別する．

## 20．顆粒細胞腫

無痛性で限局性の腫瘤を形成する（図2-20）．ときにはポリープ状を呈し，多発することもある．口唇，頰粘膜などに発生するが，舌が最好発部位である．あらゆる年齢にみられ，女性に多い．小児にはまれである．診断は病理組織学的に行う．

## 21．白板症をともなう扁平上皮癌

潰瘍形成のある場合は，表面は小顆粒状で，灰白色の壊死組織が点在する（図2-21a, b）．癌性潰瘍の周囲はやや盛り上がり，硬結が著明である．また，圧痛が認められることもある．

初期症状は小さなびらんや潰瘍であることが多いが（図2-21c），白板症をともなう場合も少なくない（図2-21d）．また，ほかの口腔癌と比較して，早期に自発痛が出現することが多い．

舌は口腔癌の好発部位であり，口腔癌の約半数を占める．好発部位は舌縁後方で，舌背や舌尖にはほとんど発生しない．50〜60歳代に多い．

小さなびらんや潰瘍でも，不良補綴物や鋭利な歯の刺激を除去し，2週間以上の間に改善または治癒しない場合は注意を要する．また，白板症で不規則な隆起を示すものや，白斑と紅斑の混在型で，隆起やびらんが進行する場合には，病理組織学的な診断を行う．

## 22．白板症

自覚症状のない粘膜面よりやや隆起した白色病変が単発性あるいは多発性に認められる（図2-22a〜c）．前癌病変のために，上皮性異形成の有無を確認するため生検が必要である．むやみにレーザー照射を行ってはならない．

好発部位は，舌（舌縁，舌下面），歯肉，頰粘膜である．粘膜に発生する白色病変で，「摩擦により除去できない白斑で，ほかの診断可能な疾患に分類できないもの」

第2部　口腔病変の診断

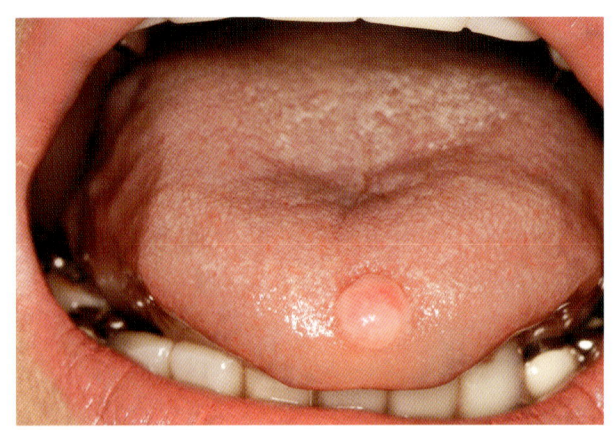

図2-23　舌線維腫.

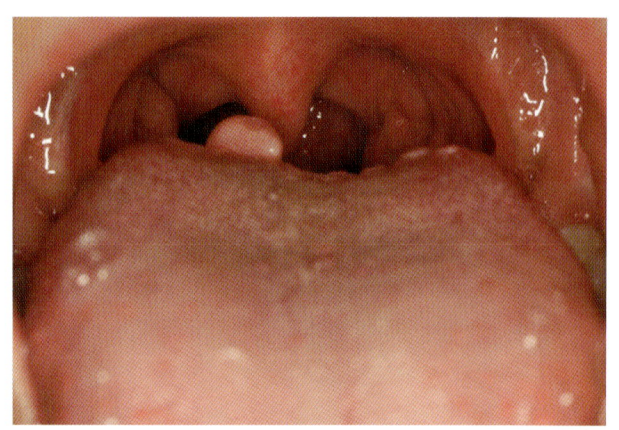

図2-24　骨性分離腫.

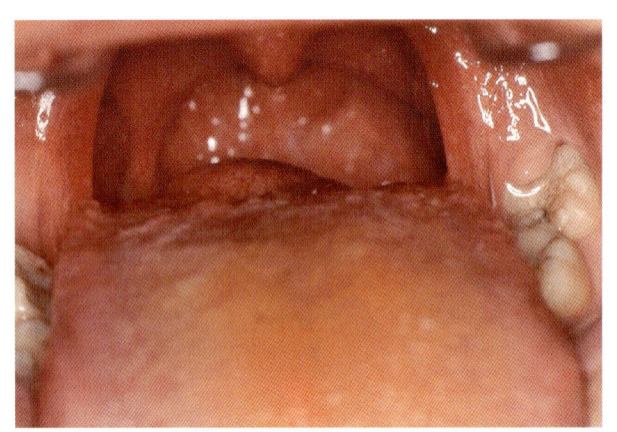

図2-25　舌甲状腺（正常位置の甲状腺の欠損）.

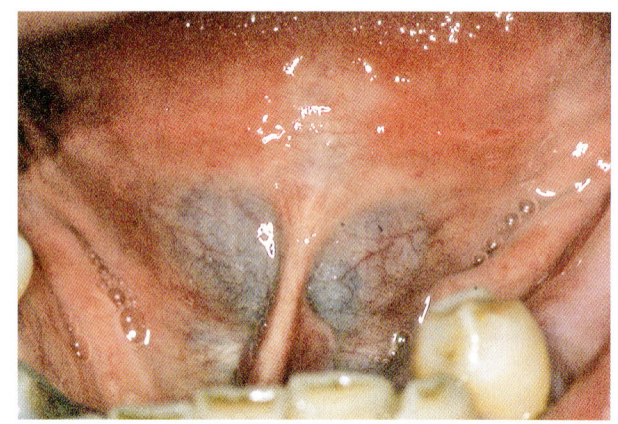

図2-26　口腔内甲状舌管嚢胞.

と定義される．喫煙が重要な病因とされている．機械的刺激，刺激性食物の嗜好などが関与するとされている．好発年齢は40～70歳代の男性に多くみられる．

## 23. 線維腫

　線維腫（図2-23）は舌背の前部，舌外側縁部に発生する．無症状で緩慢な発育を示し，周囲組織との境界は明瞭で，広基性のときに有茎性の表面粘膜は正常で平滑な腫瘤を形成する．腫瘤の大きさは小豆大から大豆大が多い．腫瘤の硬度は，組織中に含まれる線維性分の量で異なる．

　発生要因としては，局所に加わる機械的刺激が考えられるので，腫瘤周囲は補綴物やう歯の関与を調べる．

## 24. 骨性分離腫

　有茎性の腫瘤で，直径2.5～3mm程度の大きさで，発育もきわめて緩慢で，症状としては，舌根部の違和感が多いが，嘔吐，嚥下困難などもある（図2-24）．舌盲孔付近に好発する．

　発症年齢は，小児から70歳代までにわたり各年齢層に広く分布しているが，20歳代がもっとも多く，性別では女性に好発している．鑑別疾患は，線維腫，血管腫，舌甲状腺，リンパ管腫である．

## 25. 舌甲状腺

　舌甲状腺（図2-25）は甲状腺が形成過程において，何らかの原因で舌根正中部の舌盲孔付近に残存したものである．比較的深部に存在し，表面が平滑なことが多いが，半球状の隆起としてみられることがある．

　大きなものでは，嚥下障害が生じることもある．一般的に女性に多くみられる．固有甲状腺が欠損することがある．

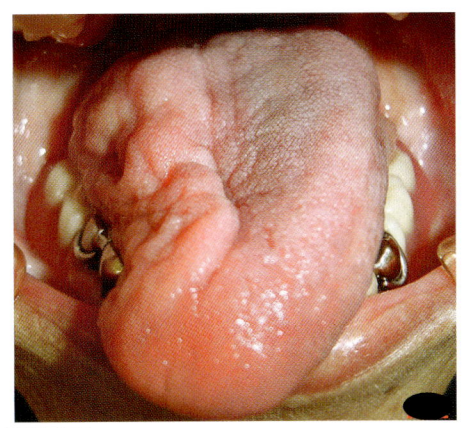

図2-27 舌下神経麻痺.

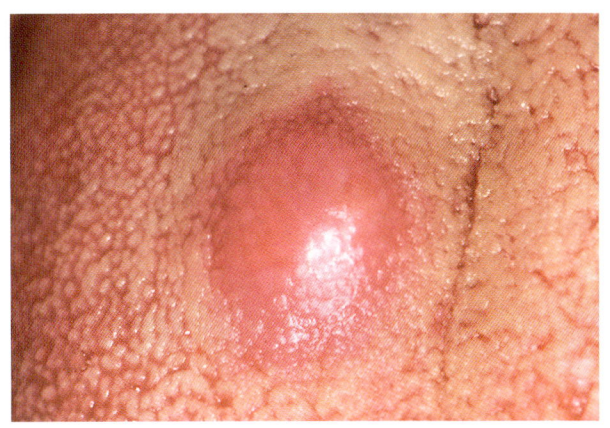

図2-28 舌膿瘍.

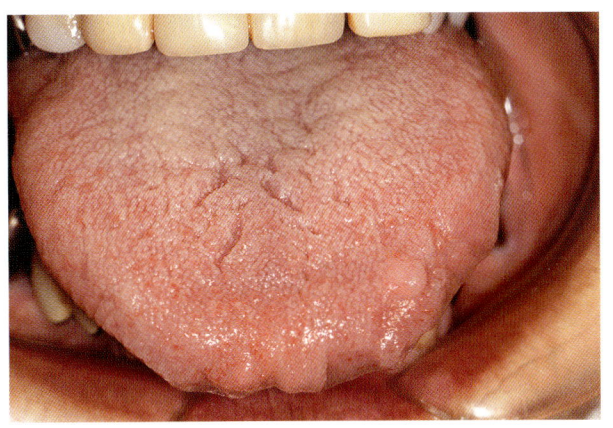

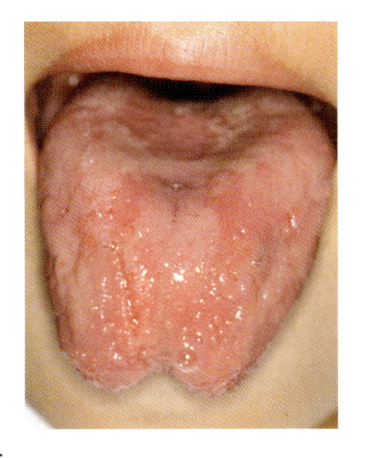

図2-29 歯痕舌.

図2-30 舌小帯付着異常.

## 26. 口腔内甲状舌管囊胞

口腔内甲状舌管囊胞(図2-26)は正中頸囊胞とも呼ばれ，胎児期の甲状舌管に由来する囊胞で，舌盲孔と甲状腺との間に発症する．舌骨下部にもっとも好発し，舌根部などの口腔にみられる症例は少ない．

好発年齢は，10歳未満で性差はほとんどない．舌根部に生じたものでは，舌も挙上，嚥下障害にともなうことがあり，舌根部あるいは咽頭粘膜に瘻孔をつくる場合がある．

## 27. 舌下神経麻痺

片側性麻痺の場合は，舌を前突すると舌尖は健側に偏位する(図2-27)．構音障害，咀嚼障害，嚥下障害は比較的軽度である．麻痺側の筋肉は萎縮し，舌は薄くなる．手術による損傷など局所的原因による．

両側性麻痺では，舌の萎縮と運動不足が生じ，著明な機能障害を認める．頭蓋内の炎症，外傷，出血に起因する．

## 28. 化膿性舌炎・舌膿瘍

化膿性炎は，多数の好中球が血管から遊走して滲出液に混ざった炎症を呈している．膿瘍(図2-28)は，炎症性病巣からの波及により，舌筋線維，舌正中隙，舌動脈の周囲に膿瘍を形成する．

一般に片側性で，発赤，腫脹，浅在性の場合には波動を触れ，疼痛のため舌の運動障害をきたす．深在性では，咀嚼，嚥下，発音障害をきたす．

## 29. 歯痕舌

舌辺縁に歯の痕がついて波のような状態を呈する(図2-29)．ブラキシズムなど歯を食いしばり，歯を舌に強く押し当てることにより生じる．同様の型が

第2部　口腔病変の診断

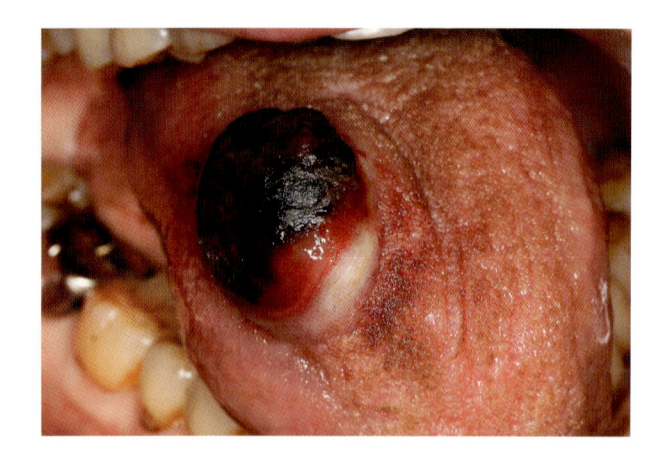

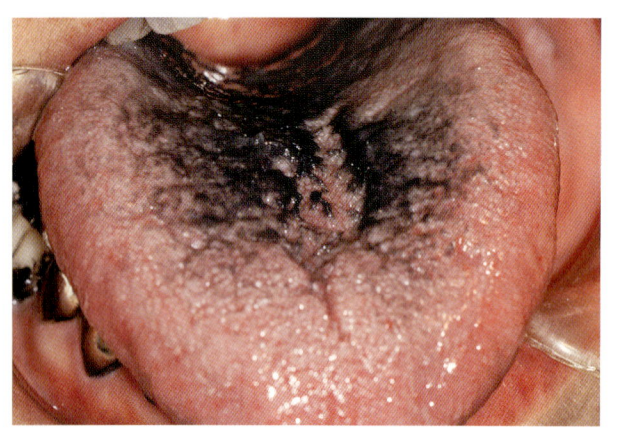

図2-31　血腫．

図2-32a, b　a：黒毛舌，b：白毛舌．

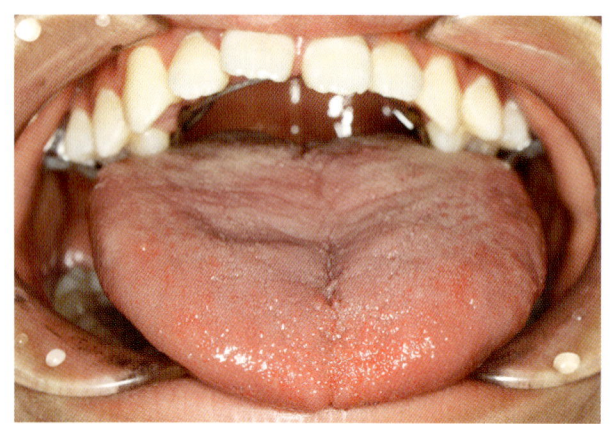

図2-33　巨舌症．

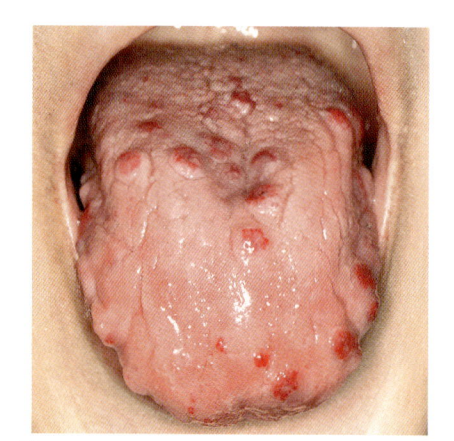

図2-34　オスラー病．

頬粘膜に生じることもある．

歯痕は病的状態ではないため治療の必要はない．しかし，舌辺縁部に咬傷などにより，慢性的外傷が加わることで舌癌を誘発する可能性もある．

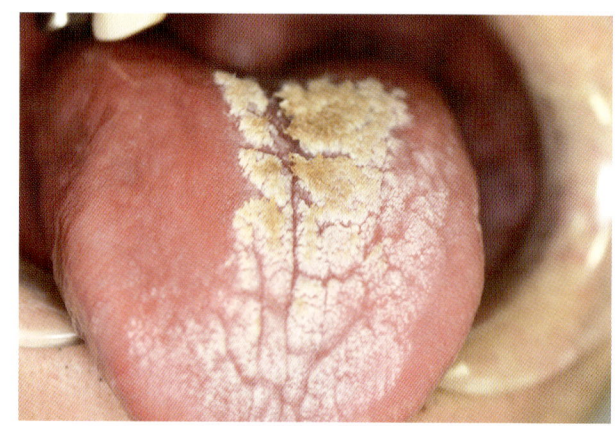

## 30. 舌小帯付着異常

舌下面への付着部位が舌尖部で，口底部付着が下顎舌側歯槽部で，かつ強靭な索状の小帯となり舌運動障害を呈する（図2-30）．構音障害を呈する症例では，早期に小帯延長術が行われる．

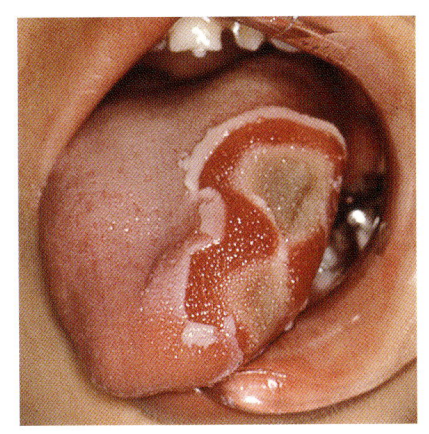

図2-35 舌電撃傷.

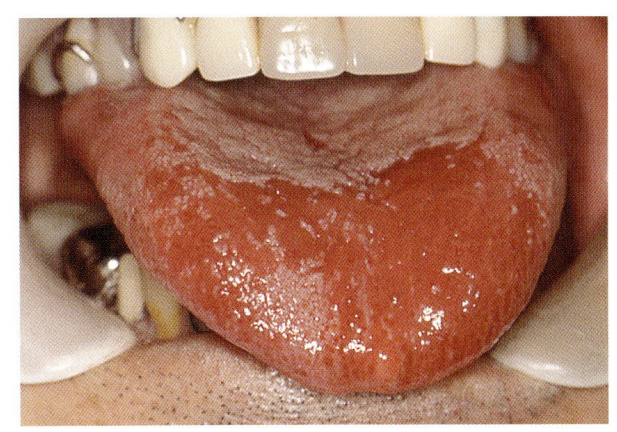

図2-36 化学熱傷.

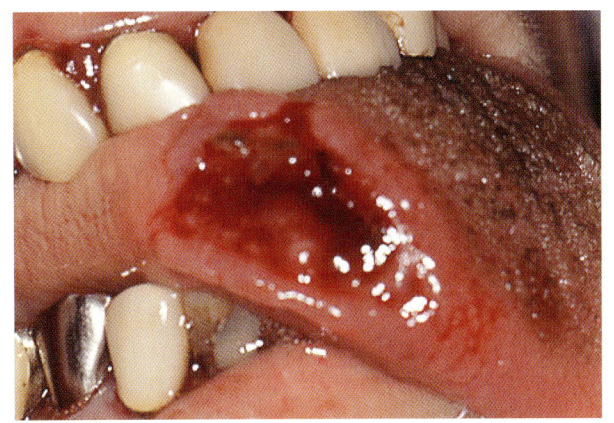

図2-37 急性骨髄性白血病による舌潰瘍.

## 31. 血腫

外傷，咬傷などの出血によって，組織内に血液貯留が形成された状態で，暗赤紫色の軽度膨隆として認める（図2-31）．通常は放置しても，治癒する．

とくに小児に対する下顎孔伝達麻酔後の咬傷，抗凝固薬，抗血小板薬服用患者では，血腫が形成されやすいので，注意を要する．

## 32. 毛舌（黒毛舌，白毛舌）

舌背中央部を中心として，糸状乳頭の伸長と黒色・白色の色素沈着をきたす病変である（図2-32a, b）．自覚症状は乏しい．糸状乳頭の先端の角化層が増生し，乳頭間にカンジダ菌を主体とする真菌，細菌が存在する．抗菌薬の服用，抗菌薬トローチの使用による，菌交代現象が原因と考えられている．

## 33. 巨舌症

巨舌症（図2-33）とは，舌が大きく，安静時に舌が固有口腔からはみ出す状態をいう．病態の原因により，筋性巨舌症，腫瘍性巨舌症，慢性炎症性巨舌症，代謝異常・沈着症による巨舌症，血管運動性浮腫による巨舌症に分類される．合併症には，上気道閉塞，咬合異常，構音障害がみられる．

## 34. オスラー病（遺伝性出血性末梢血管拡張症）

オスラー病（図2-34）は，粘膜・皮膚の毛細血管の拡張を主症状とする血管形成異常症で，常染色体優性遺伝である．発生頻度は低く，10歳ごろまでに口腔粘膜，鼻粘膜，顔面皮膚に好発する．

最初に，鼻出血を生じる．出血時間の延長，毛細血管抵抗性試験が陽性である．単純性紫斑病，アレルギー性紫斑病，壊血病などとの鑑別が重要である．

## 35. 電撃傷

感電にみられる熱作用，電流通過による機械的作用および電解作用によって組織損傷を生じるものであり，幼児が焦げた差込プラグをしゃぶっての事例などがある（図2-35）．

臨床的には上皮の剝離，創部の陥没や炭化などがみられる．

## 36. 化学熱傷

強酸によるタンパク質の収縮，凝固，脱水，強アルカリによるタンパク質の軟化融解による組織損傷である(図2-36).

臨床的に，軽度な場合には発赤，腫脹，水疱形成が，より重度な場合には潰瘍形成や組織壊死がみられる．

## 37. 白血病による潰瘍

白血病細胞の増加にともない正常造血機能を維持できなくなることから，貧血や出血傾向，発熱などの症状が出現する(図2-37).

口腔内では，歯肉出血傾向が出現するとともに，ときとして潰瘍性口内炎が進行し，悪臭を呈するようになる．

# 第3章
# 歯肉・歯槽

## 1. 鑑別診断の重要性
### a. レーザー治療されていた上顎歯肉癌

　従来から，ソフトレーザー照射による口内炎の治療は有効性が認められており，操作性も手軽なことから一般開業医においては歯肉炎，歯周炎および口内炎に対してソフトレーザー照射が日常的に行われている．しかし，癌化してしまった歯肉に対してのソフトレーザー照射（図3-1a）は，癌の治癒が見込まれないばかりか癌の増悪の危険性もあるため，生検による鑑別診断が重要である．

　また口腔白板症のレーザー治療後の臨床結果では，Nd:YAGや$CO_2$レーザーともに治療後の再発に加え悪性化した例が報告されている．白板症は前癌病変であり，経過観察中にも悪性化をみることがあるが，加えてレーザー照射の影響も否定しきれないので注意が必要である．

### b. インプラントに関連した下顎歯肉癌

　下顎歯肉癌は早期に下顎骨に浸潤し，骨破壊を呈する．癌が存在する下顎歯肉にインプラントを植立

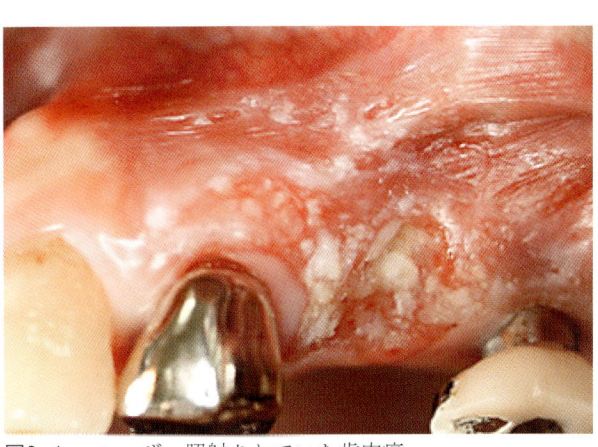

図3-1a　レーザー照射されていた歯肉癌．

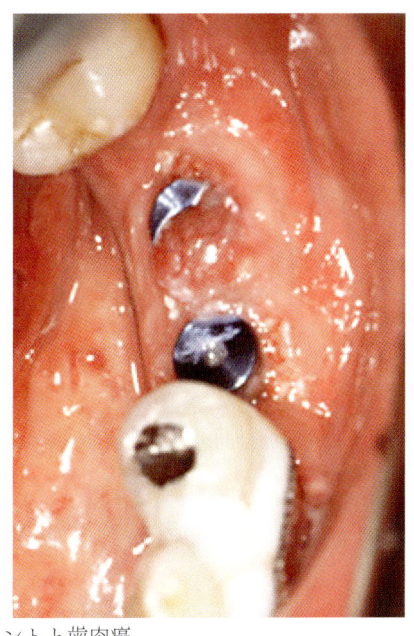

図3-1b　インプラントと歯肉癌．

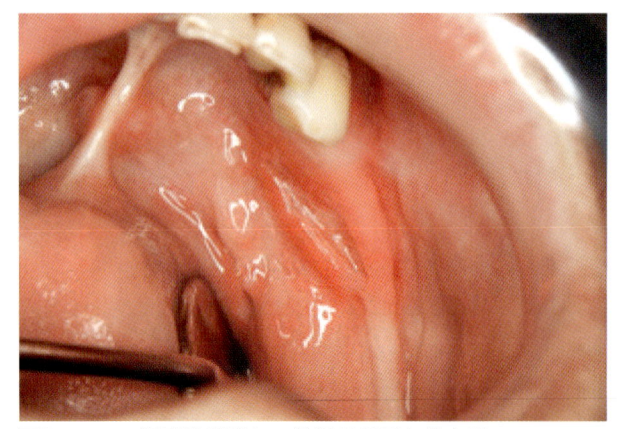

図3-1c, d　褥瘡性潰瘍との鑑別が必要な歯肉癌.

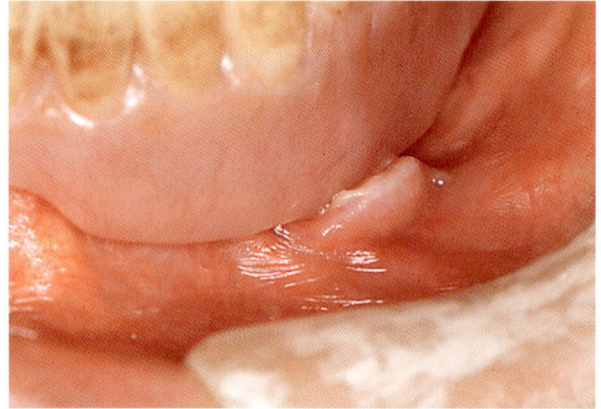

図3-2a, b　褥瘡性潰瘍.

するようなことがあれば，下顎骨内に深く進展してしまう（図3-1b）．このような腫瘍は直接触知できない．このため，各種画像診断により，腫瘍の深達度，周囲軟組織への進展状況を正確に把握し，治療計画を立てる必要があり，その結果によっては，広範囲におよぶ顎骨の切除術は免れない．

したがってインプラントを植立する際には，細心の注意を払い，粘膜病変の有無を見極める必要がある．もしもインプラント植立の当該部位に白板症などの粘膜病変が存在する場合，まず生検により確定診断を得ることが最重要と考える．その結果，白板症などの前癌病変，あるいは癌腫の診断結果が得られた場合，インプラントの植立が禁忌であることは言うまでもない．

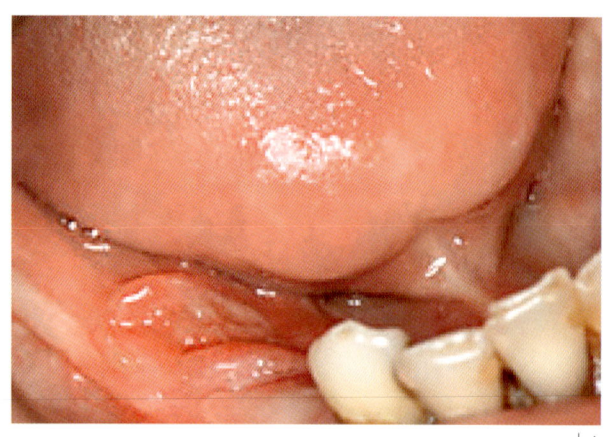

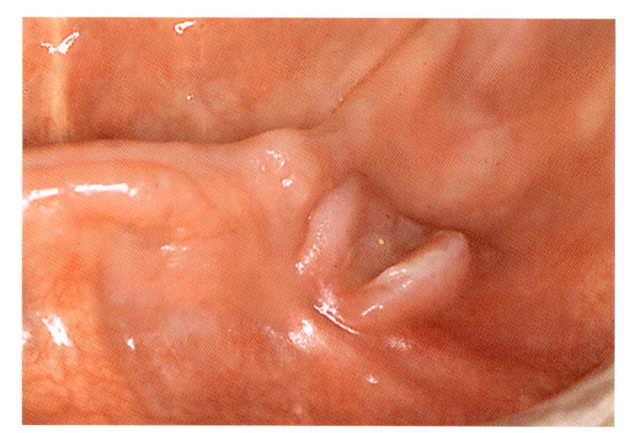

### c.　鑑別診断が必要な下顎歯肉癌

下顎歯肉癌は口腔粘膜由来の扁平上皮癌が主なものであるが，まれに顎骨に発生する肉腫，顎骨中心性癌，歯原性悪性腫瘍などとの鑑別を要するケースがある．

またそのほか鑑別が必要な疾患は乳頭腫，アフタ性口内炎，習慣性咬傷，褥瘡性潰瘍，口腔カンジダ症，白板症，扁平苔癬，紅板症，円板状エリテマトーデス，ニコチン性口蓋白色角化症などが挙げられる（図3-1c, d）．

## 2.　褥瘡性潰瘍

不定形の孤立性，ときに多発する潰瘍である（図3-2a, b）．義歯が原因の外傷で生じる．

扁平上皮癌との鑑別が必要であるが，診断として刺激源を除去して治癒傾向を観察する方法もある．

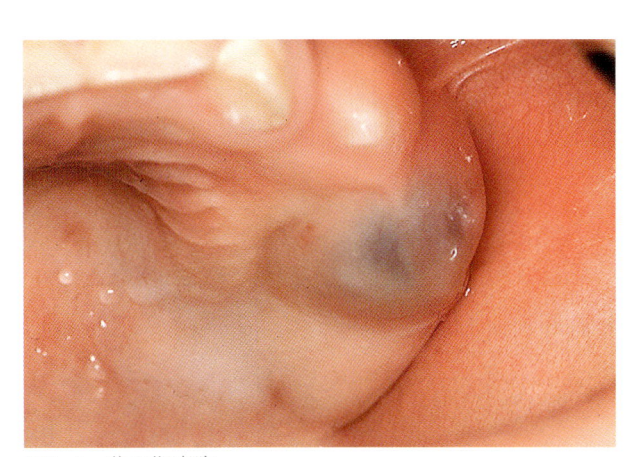

図3-3 萌出期囊胞.

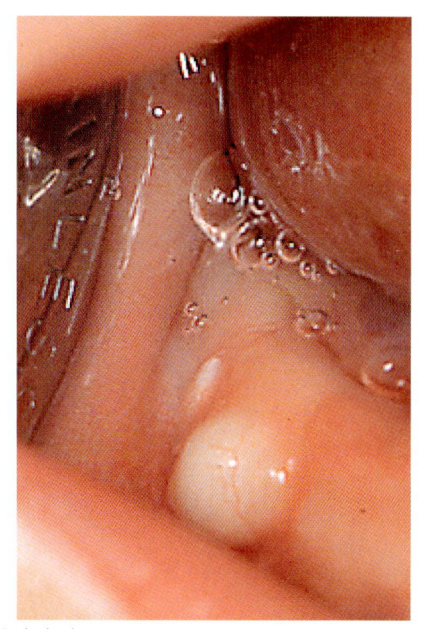

図3-4 セレスの上皮真珠.

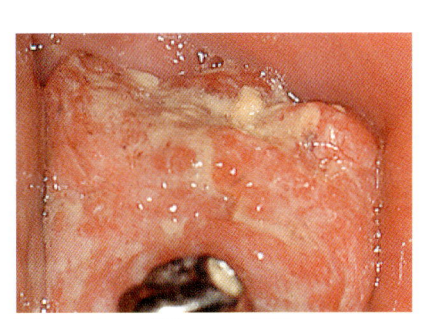

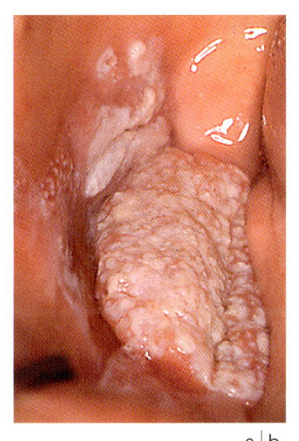

図3-5a, b 下顎扁平上皮癌.　　　　　　　　　a b　　　　図3-5c 上顎扁平上皮癌.

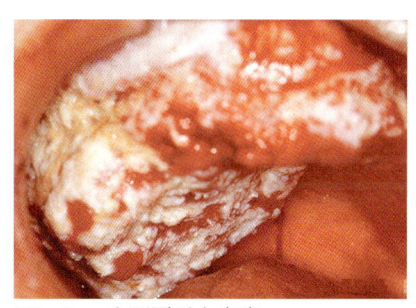

しかしこの方法で，治癒傾向のない潰瘍を，2週以上は経過観察してはならない．

### 3．萌出期囊胞（萌出期血腫）

青紫色のドーム状の腫瘤で，乳歯または永久歯の萌出時に歯肉上に生じる（図3-3）．肉眼所見にて，診断は容易である．

### 4．セレスの上皮真珠・乳幼児の歯肉囊胞・エプスタイン真珠

乳幼児の歯肉に発生し，白色の小腫瘤として認められる（図3-4）．一般には，多発している場合が多い．

歯を形成した組織の残遺であり，経過観察すれば消失する．肉眼所見にて，診断は容易である．

### 5．扁平上皮癌（歯肉癌）

腫瘍の表面はカリフラワー状を呈するが，肉芽様の場合も多い（図3-5a〜c）．歯肉癌は，肉眼的に隆起型と潰瘍型とに大別される．いずれも不規則な形の隆起や潰瘍を形成する．

エプーリスや辺縁性歯周炎あるいは褥瘡性潰瘍と鑑別が必要である．2週間以上経過しても，症状の改善されない場合には病理組織学的な診断を行う．

辺縁性歯周炎との診断で抜歯したのちに，抜歯窩

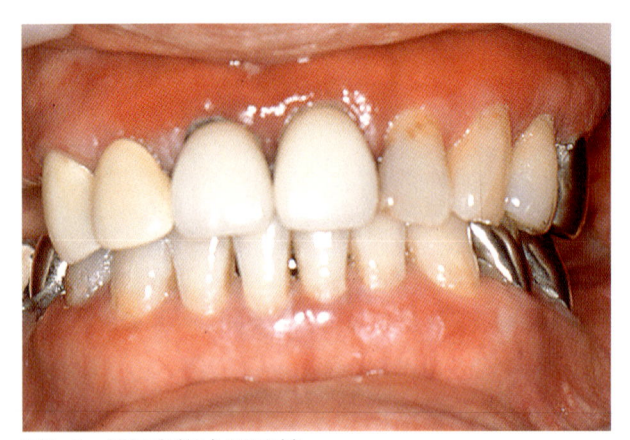

図3-6 紅板症(紅色肥厚症).

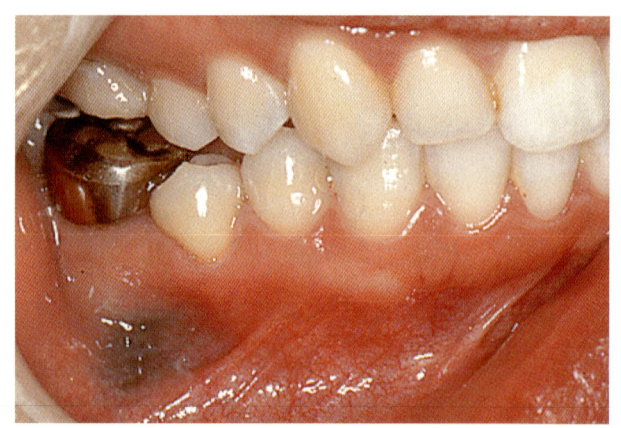

図3-7a 外来性色素沈着(アマルガム入れ墨).

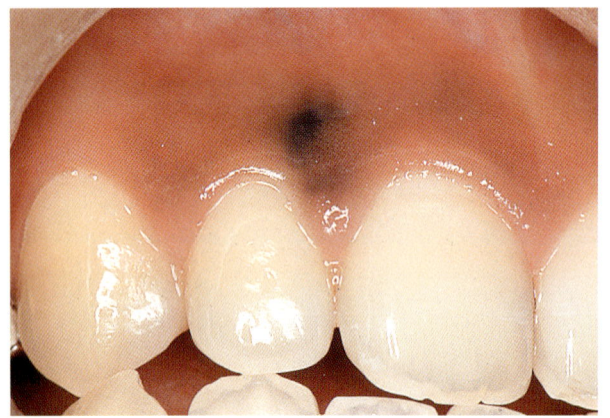

図3-7b 外来性色素沈着(鉛筆の芯).

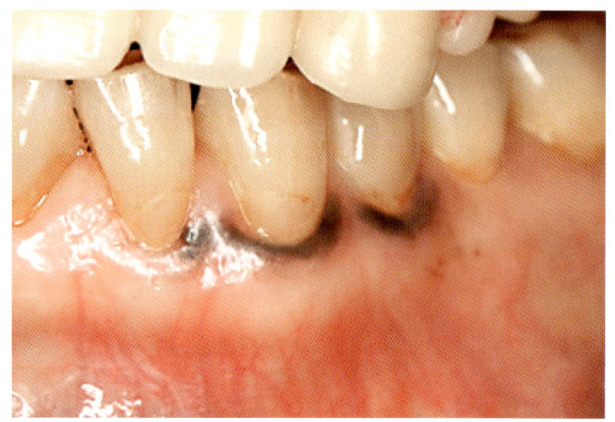

図3-7c 生理的色素沈着.

治癒不全があり，肉芽様組織が増殖してくる場合には，病理組織学的診断を躊躇してはならない．このような症例では，歯肉癌であることが多い．

きわめて早期では骨吸収像は認めないが，通常は圧迫状または虫食い状の骨吸収像がみられる．まれに，びまん性で骨吸収の範囲が不明瞭な場合もあり，注意が必要である．

発生部位は臼歯部が多く，前歯部は全体の10%程度である．下顎が上顎より圧倒的に多い．有歯顎と無歯顎のどちらにも生じるが，舌癌のように早期から疼痛を訴えることは少ない．しかし，下顎歯肉癌では腫瘍が下顎管に達すると知覚麻痺や疼痛を生じる．

歯肉癌は，口腔癌では舌癌に次いで発生頻度が高い．発生年齢は舌癌より高く，50歳以上がほとんどである．比較的リンパ節転移を起こしやすい．

## 6. 紅板症(紅色肥厚症)

病変部との境界は比較的明瞭で，表面はビロード状の斑状を呈する病変であり，前癌病変に分類される(図3-6)．周囲に白板症をともなうこともある．白板症と同様，ほかのいかなる病変とも臨床的，病理学的に関連性が見出せないものである．

頰粘膜，舌，口蓋，口底，歯肉，歯槽粘膜などに発現する．口腔粘膜病変のなかでもっとも癌化率が高い．

## 7. 外来性色素沈着・生理的色素沈着

アマルガム入れ墨の大部分は歯に近接して存在し，圧排しても消失しない(図3-7a)．しばしば，病変歯肉の中央部に線状瘢痕が形成されている．限局性だが境界が必ずしも明確ではなく，周辺が薄くぼける．充填物による外傷性の既往は明確ではないことが多い．鉛筆などによる自傷が小児の場合にみられる(図

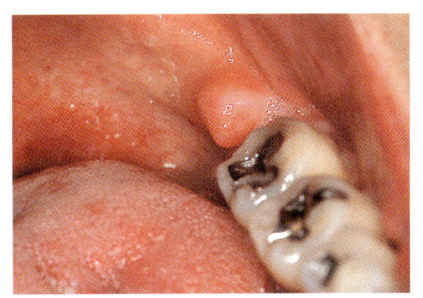

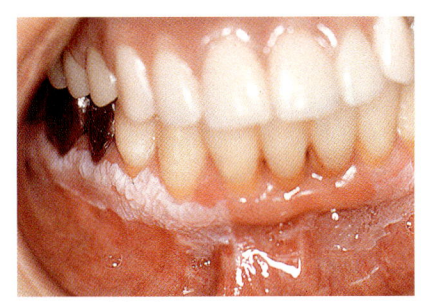

図3-8　小唾液腺肥大．　　　　　図3-9　白板症．　　　　　　　図3-10　結核性潰瘍．

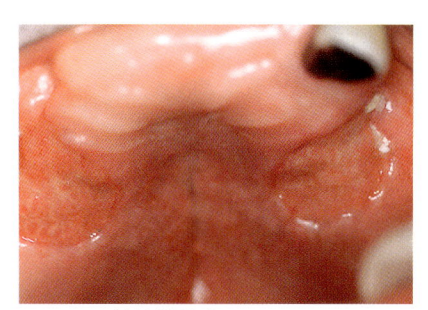

3-7b)．

　メラニン色素沈着や悪性黒色腫とは臨床的に鑑別しにくい場合もあり，病理組織学的に診断することが必要である．

　生理的色素沈着(図3-7c)は歯肉，口唇，口蓋，頰粘膜に生理的にメラニンが沈着することがしばしば起こる．また加齢とともに粘膜でも皮膚と同様に色素沈着の傾向は強まるが，とくに処置の必要はない．

　メラニン色素沈着症は有色人種においては，生理的に歯肉や口唇粘膜に多少のメラニン沈着はみられるが，アジソン病やポイツ・ジェガース症候群などの部分症状である病的な色素沈着，色素性母斑，悪性黒色腫などとの鑑別は重要である．

## 8．小唾液腺肥大

　正常粘膜色で，弾性軟の非可動性かつ無痛性腫瘤である(図3-8)．小唾液腺に唾液腺肥大が生じると，臨床的に唾液腺腫瘍との鑑別が困難になる．また，口唇腺の過剰発育は二重口唇や大唇症を呈することがある．

## 9．白板症

　白斑の表面はわずかに隆起し，やや粗造であるものから，かなり盛り上がって凹凸がみられるものまでさまざまである(図3-9)．白斑は比較的限局した場合が多いが，びまん性の場合もある．数パーセントが癌化し，前癌病変とされる．色調は粘膜色に近い灰白色のものから乳白色のものまである．また紅色と混在した斑紋状型(紋状型)では癌化しやすい．

自覚症状は一般的に乏しく，軽度の違和感を訴える程度のものが多い．

　ガーゼなどでぬぐっても除去されない白斑は，臨床上では白板症と診断するが，慢性肥厚性カンジダ症や扁平苔癬なども摩擦によって除去できない疾患であり，鑑別が必要である．カンジダ症とは細菌学的および病理組織学的な検査により鑑別される．

## 10．結核性潰瘍

　不定形で辺縁は平坦，底面は鮮紅色の潰瘍である(図3-10)．歯肉，舌，口蓋にしばしば多発する．周囲組織の硬結はなく，自発痛は著明である．口腔結核は最近では比較的まれではあるが，難治性有痛性潰瘍では，つねに鑑別診断のなかに含めておかなければならない．

　なお，肺結核症にともなうことが多く，喀痰培養も必要であるが，感染力はかなり強いので十分な注意が必要である．診断は病理組織学的診断，胸部エックス線およびツベルクリン反応が必要である．喀痰培養の検体採取の際に，口腔の潰瘍部位からの混入の可能性を，つねに念頭においておく必要がある．

## 11．エプーリス

　歯肉上の無痛性腫瘤であり，多くは有茎性であるが，広基性の場合もある．表面は平滑で，色調や硬さはその組織学的な構成により異なる．線維成分が多いときには薄いピンク色で硬く，肉芽組織の増殖からなる場合は赤色で軟らかく，出血しやすい．

　自覚症状は，歯の挺出や傾斜，動揺，歯間離開あ

第2部　口腔病変の診断

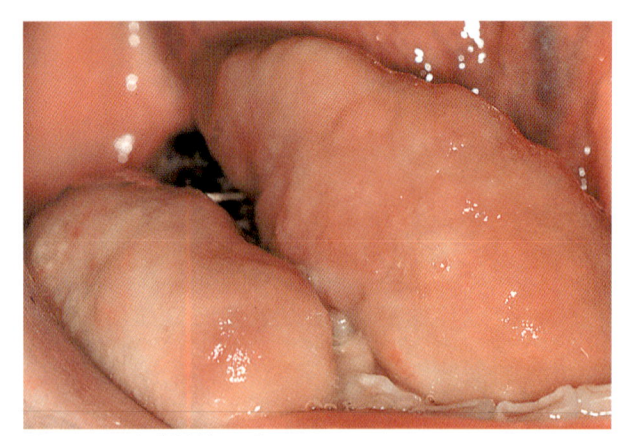

図3-11a　肉芽腫性エプーリス.

図3-11b　線維性エプーリス.

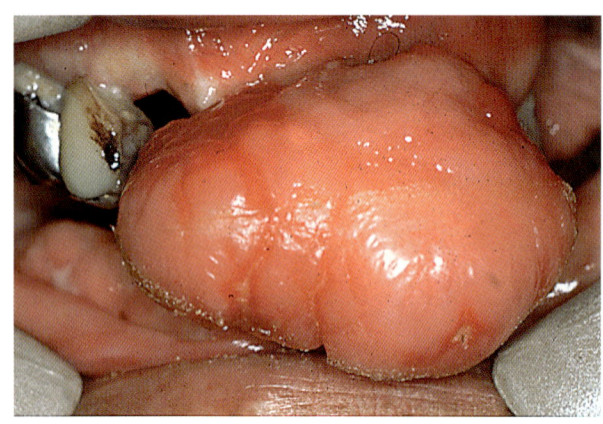

図3-11c　骨形成性エプーリス.

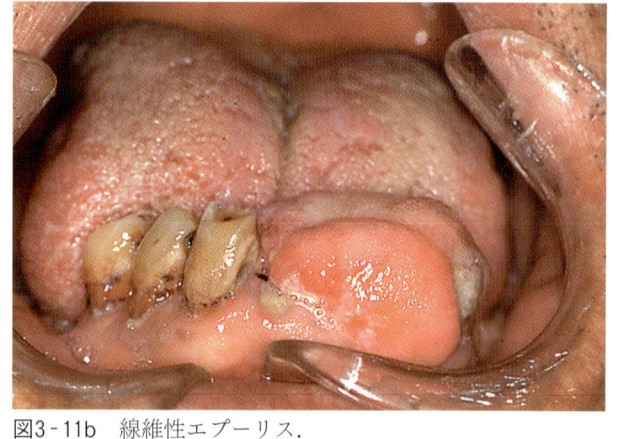

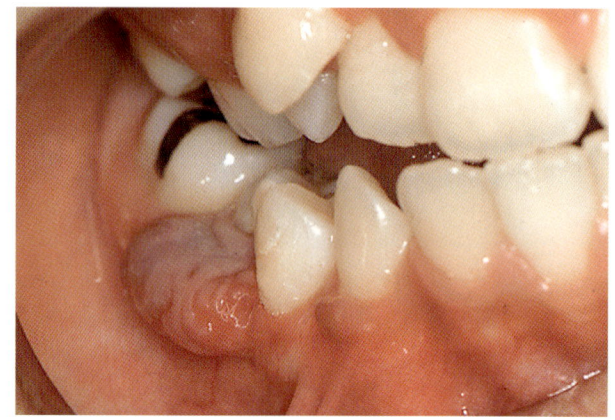

図3-11d　巨細胞性エプーリス.

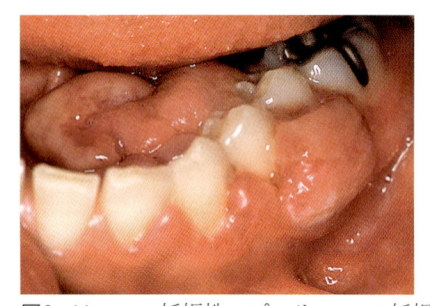

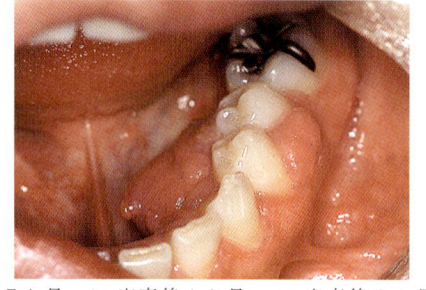

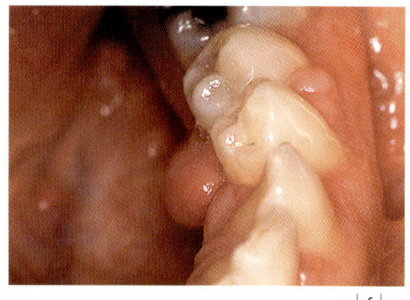

図3-11e～g　妊娠性エプーリス．e：妊娠7か月．f：出産後1か月．g：出産後3か月．　　　e|f|g

るいは歯肉出血などである．また，ある程度以上大きくなると発音や咀嚼障害も出現する．対合歯により表面に潰瘍が認められることがある．さらに，分葉状の場合もある．

　炎症性あるいは反応性の限局性の腫瘤である．歯間乳頭部に好発し，エックス線所見として歯根膜腔の拡大あるいは歯槽骨の比較的軽度の圧迫吸収像を示す．

　病理組織学的に，①肉芽腫性（図3-11a），②線維性（図3-11b），③血管腫性，④線維腫性，⑤骨形成性（図3-11c），⑥巨細胞性（図3-11d）に分類される．

　妊婦では，妊娠性エプーリスが生じるが血管腫性であることが多く，出血しやすい．出産後に，消失したり縮小したりする（図3-11e～g）．

　まれに新生児に先天性エプーリスがみられるが，これは上顎切歯部に好発する．歯肉癌，肉腫や転移

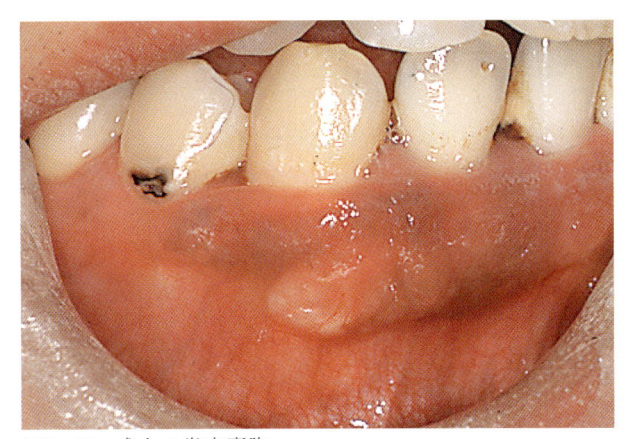

図3-12　成人の歯肉囊胞.

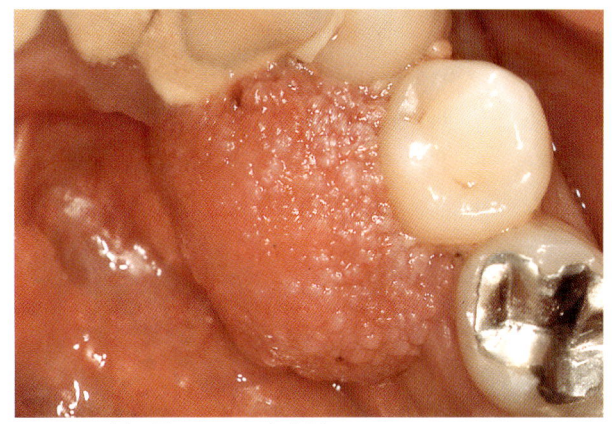

図3-13　周辺性エナメル上皮腫.

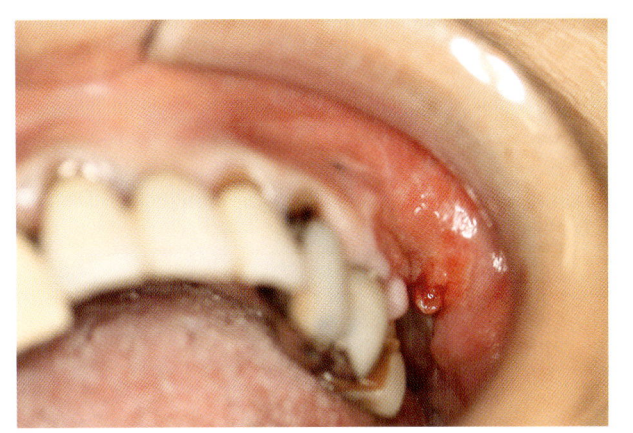

図3-14　MTX 関連リンパ増殖性疾患.

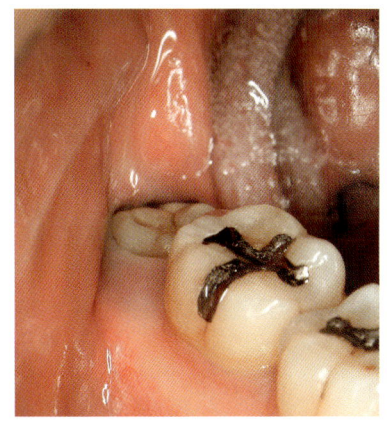

図3-15　智歯周囲炎.

性腫瘍との鑑別診断が必要である.

## 12. 成人の歯肉囊胞

無痛性腫脹で，下顎小臼歯部の頰側歯肉に好発する（図3-12）．通常は骨吸収は認められず，角化囊胞の形態を示す．歯肉膿瘍や歯槽膿瘍との鑑別が必要である.

## 13. 周辺性エナメル上皮腫

半球状，広基性，比較的境界明瞭な膨隆型をとるもの，著明な発赤をみるもの，表面不整の有基性腫瘤などさまざまな形態を示す（図3-13）．大きさは小指頭大から母指頭大で，下顎小臼歯部や前歯部に多く，次いで上顎小臼歯部や前歯部に発生する．いずれも舌側または口蓋側に多い.

やや男性に多く，顎骨中心性のエナメル上皮腫と比べ高年代である．骨吸収のないのが原則であるが，ときに圧迫吸収による骨の陥凹が不定円形像として認められる.

エプーリスやほかの良性腫瘍との臨床的鑑別は困難で，病理組織学的な診断による.

## 14. MTX 関連リンパ増殖性疾患

葉酸代謝拮抗薬であるメトトレキサート（MTX）服用中のリウマチ（RA）患者に発生するリンパ腫様病変である（図3-14）.

口腔粘膜などに発生するリンパ節外病変の場合，歯間乳頭部のびらん慢性腫脹や腫瘤を形成するなど，口腔領域に発生する通常のリンパ増殖性疾患と同じような症状を呈する.

定義は「免疫不全関連リンパ節増殖症を除く，RAなど自己免疫疾患やクローン病などに対する免疫抑

第2部　口腔病変の診断

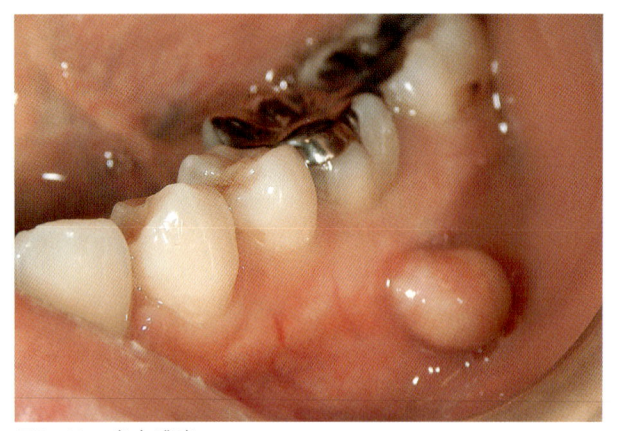

図3-16　歯肉膿瘍.

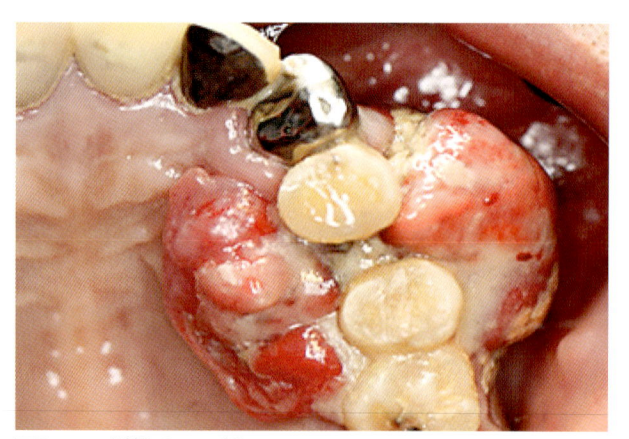

図3-17　悪性リンパ腫.

制治療中の患者に生じるリンパ増殖疾患」とされている.

## 15. 智歯周囲炎／遊走性膿瘍

智歯の周囲軟組織が細菌感染により急性あるいは慢性の化膿性炎をきたしたもので，初期には歯肉と軽度の発赤と腫脹のみを認める（図3-15）.

炎症の進行とともに持続的疼痛が顕著となり，発熱，リンパ節腫脹（とくに顎下リンパ節），開口障害や嚥下痛が現れ，盲嚢からの排膿もみられる．強い自覚症状がないまま智歯周囲炎が進行した場合や，急性症状の発現と消退を繰り返す場合には慢性下顎歯周囲炎となる.

智歯周囲で発生した膿瘍が隙を移動し，ほかの部位に膿瘍を形成すると原発不明膿瘍となり，これを遊走性膿瘍と呼ぶ.

エックス線所見としては，歯冠下方の歯槽骨に不正三角形，歯間遠心の歯槽骨に三日月様の骨吸収を認める.

## 16. 歯肉膿瘍

歯頸部が近接した歯肉周囲に限局性感染を生じて形成される膿瘍である（図3-16）．痛みと腫脹が現れるが，歯周膿瘍と比較すると軽度なことが多く，全身的症状をきたすことは少ない.

魚骨や歯ブラシの毛が歯肉溝に刺さった場合や，スケーリングなどによる外傷で起こる．歯周ポケットの有無にかかわらず起こる.

## 17. 悪性リンパ腫

節外性として歯肉に発生することがあり，歯肉癌やエプーリスとの鑑別が必要である（図3-17）.

# 第4章 頬粘膜

## 1. 扁平苔癬

　白斑の紋様がレース状や網目状にみえることが特徴で，頬粘膜に両側性に発現することが多い（図4-1a）．また，軽度の自発痛や刺激痛をともなうこともある．さらに，表面がやや粗造で，びらんが認められることもある（図4-1b）．違和感，灼熱感あるいは軽度の自発痛を訴えることが多い．

　炎症性角化病変であり，口腔の扁平苔癬患者の約40％程度に，手指，下肢，ときに顔面などの皮膚に病変を併発する．しかし，皮膚症状をともなわない患者も多く，口腔症状のみの場合は，口腔扁平苔癬と呼ばれる．典型例では診断は容易であるが，びらん性の場合は天疱瘡，類天疱瘡，扁平上皮癌などと鑑別する必要がある．

## 2. フォーダイス斑

　頬粘膜の後方部に，粟粒大からさらに小さい黄色の斑点の集団として認められる（図4-2）．多少隆起し，やや硬い．通常は，自覚症状はないが，口腔粘膜の粗造感を訴えることもある．異所性の皮脂腺である．診断は容易である．

## 3. 肥厚性カンジダ症

　白苔が厚くて白板症に類似した場合が多い（図4-3）．なかには著しい上皮肥厚のために乳頭腫様を呈する場合まであり，その臨床像はさまざまである．

　病理組織学的に，上皮層の肥厚と角質の増生をともなうカンジダ症で，完全治癒しない急性型の病変から移行したものが多い．経過はきわめて慢性であ

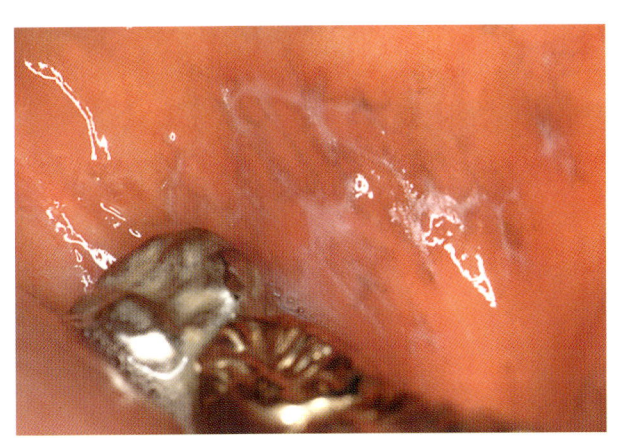

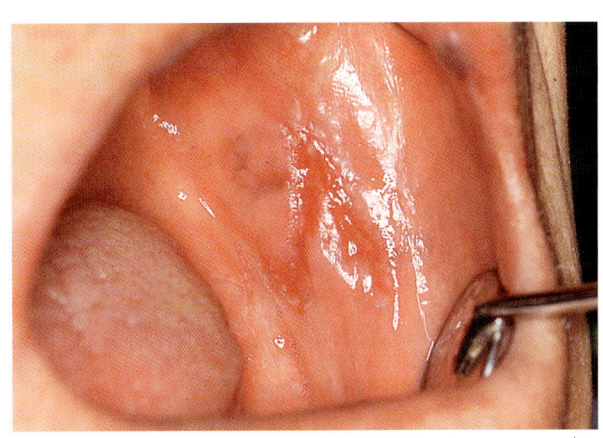

図4-1a, b　扁平苔癬．

a | b

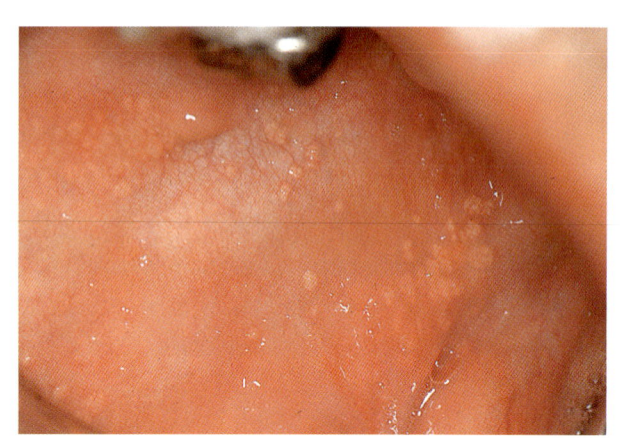

図4-2 フォーダイス斑.

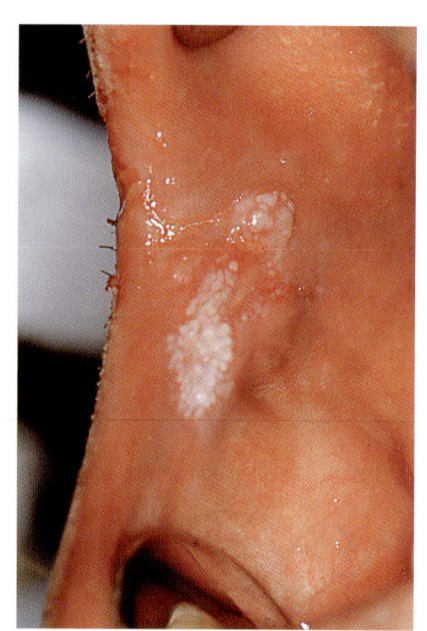

図4-3 肥厚性カンジダ症.

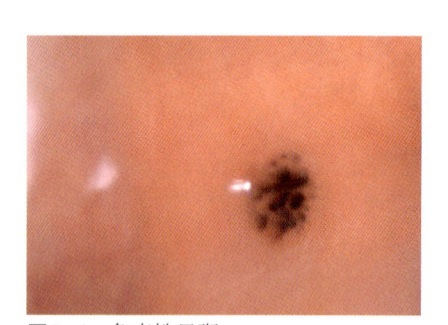

図4-4 色素性母斑.

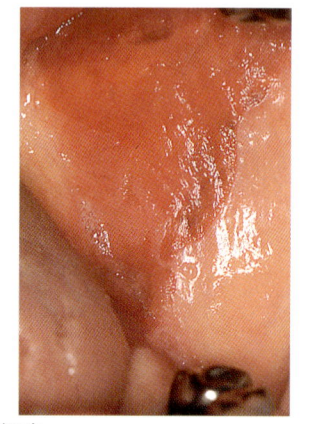

図4-5 紅板症.

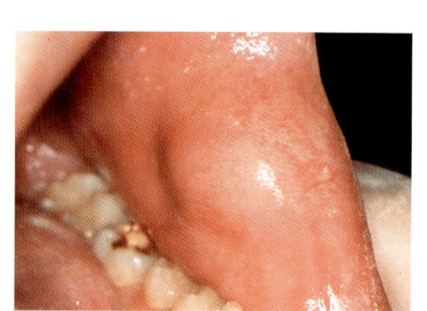

図4-6 類表皮囊胞.

る．白板症との鑑別は病理組織学的診断による．

## 4．色素性母斑

　一般に小さい無痛性腫瘤で黒色調を呈するが，メラニンの形成量により濃度はさまざまである（図4-4）．口腔内では20〜30歳代に多くみられる．
　頰粘膜や口蓋に好発するが，まれなもので，口腔では真皮内母斑が多い．メラニン沈着症，外来性色素沈着や悪性黒色腫などとの鑑別が必要である．

## 5．紅板症

　病変部と周囲との境界は比較的明瞭で，表面はビロード状の鮮紅色で斑状の病変である（図4-5）．紅斑を主徴とする異角化症を示す前癌病変である．放置すれば，扁平上皮癌に移行する．

## 6．類表皮囊胞

　弾性軟の無痛性腫瘤で可動性がある（図4-6）．内容は角化物で特有の悪臭があり，また，炎症が加わることによって腫大する．
　先天性組織形成異常または外傷で真皮層ないし皮下脂肪組織内に迷入した表皮組織から形成される囊胞である．
　病理組織学的には，毛髪や皮膚付属器官（汗腺，

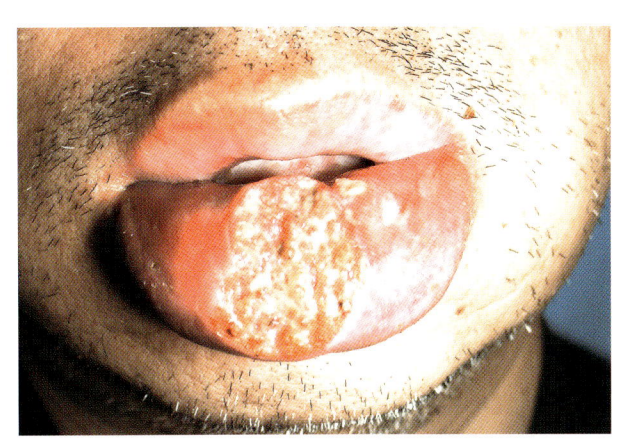

図4-7a, b　口唇粘膜面部癌(頰粘膜癌).

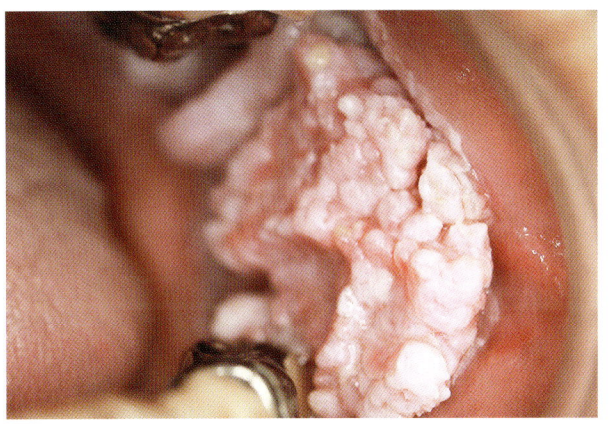

図4-8a　頰粘膜疣贅性(状)癌.

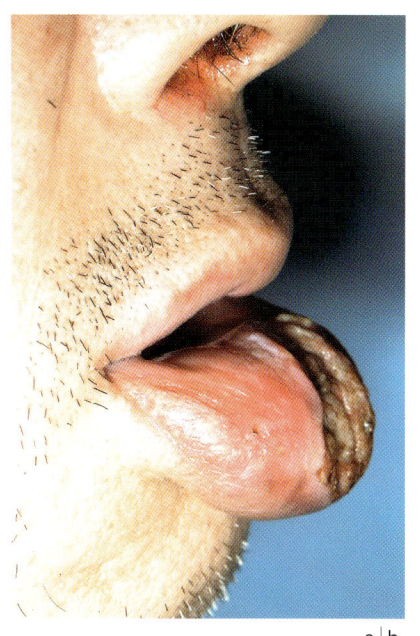

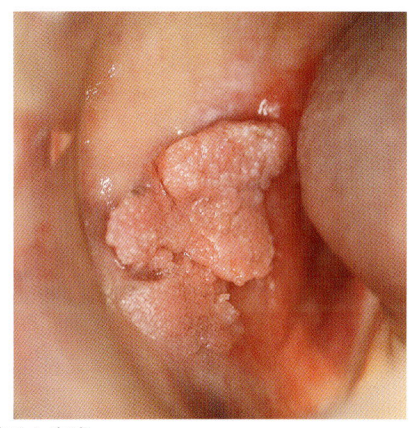

図4-8b　乳頭状扁平上皮癌.

皮脂腺，毛包)の形成をともなわない点で類皮囊胞と区別される．

## 7. 扁平上皮癌(臼後部癌，口唇粘膜面部癌)

臼後部癌は頰粘膜癌として扱われ，顆粒状，肉芽様や潰瘍を形成する腫瘤としてみられる．義歯装着のある場合，褥瘡性潰瘍との鑑別が問題となるが，2週間以上の経過をみても病変が縮小しない場合は扁平上皮癌である可能性が高いので，必要に応じて生検による病理組織学的診断を行う．

この部位の癌は下顎骨へ進展し，下顎の癌として処置されるものが多いので，エックス線写真による骨吸収の有無を確認しておくことが肝要である．とくに臼後部には小唾液腺悪性腫瘍が生じるが，多くは潰瘍形成をともなわず，悪性を示唆する所見としては硬さが重要である．また，扁平上皮癌の場合は，唾液腺悪性腫瘍よりも，粘膜面に不潔感がある．

口唇粘膜面部癌(赤唇は除く)は，わが国における口腔領域の癌のなかでもっとも少ない．男性に圧倒的に多く，下唇の正中と口角との間に好発する(図4-7a, b)．初期にはほぼ円形の小さな硬結，または乳頭状ないし疣状の隆起としてみられる．

第2部　口腔病変の診断

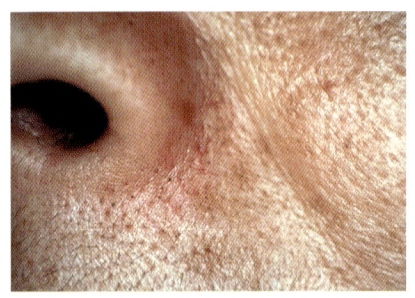

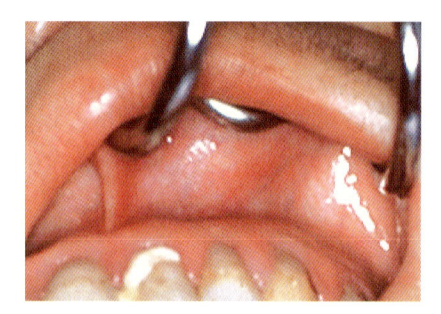

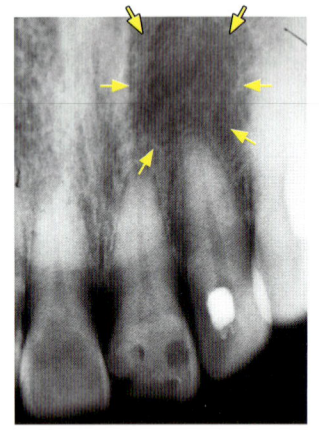

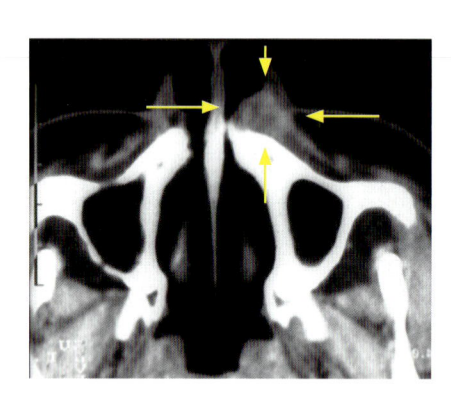

図4-9a〜d　鼻歯槽嚢胞.

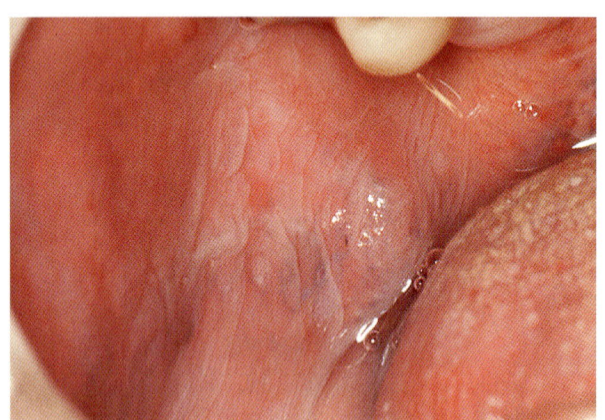

図4-10　白色浮腫.

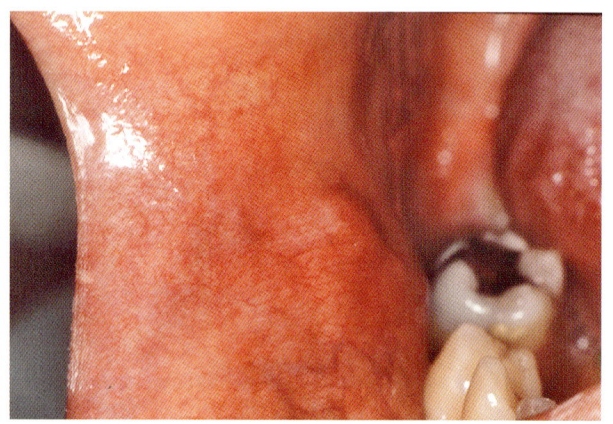

図4-11　ランゲルハンス細胞型組織球腫症.

　増大するにつれ，潰瘍形成や出血にともない痂皮形成を呈することもある．多くは初期のうちに発見されるが，進行すると頬，歯肉，顎骨などに波及する．小唾液腺悪性腫瘍との鑑別が問題となるが，既述した所見がポイントとなる．

## 8. 疣贅性(状)癌・乳頭状扁平上皮癌

　外向性に増殖する特徴を示す扁平上皮癌の亜型として，疣贅性癌(図4-8a)や乳頭状扁平上皮癌がある．疣贅性癌は境界明瞭な乳頭状あるいは疣状の広基性の腫瘤としてみられ，表面に潰瘍や出血をともなうことは少ない．上皮下への局所破壊性圧排性増殖を示す低悪性度の癌で，緩徐に増殖する．喫煙(タバコ)との関連があり，また40％程度にヒトパピロマウイルス(HPV16型と18型)が検出されるといわれている．転移はきわめてまれであるが，約20％は通常の扁平上皮癌をともなうといわれており注意を要する．通常の扁平上皮癌に比べ予後は良好である．

　乳頭状扁平上皮癌(図4-8b)は，60〜70歳代の男性の喉頭や咽頭に好発するが，口腔粘膜に生じること

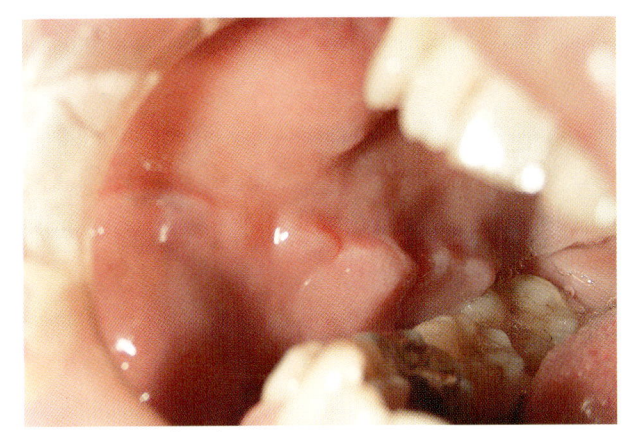

図4-12　頬粘膜圧痕．

図4-13　頬小帯付着異常．

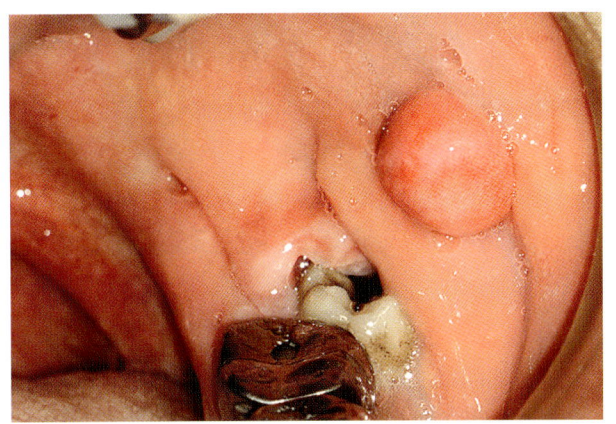

図4-14a　線維腫．

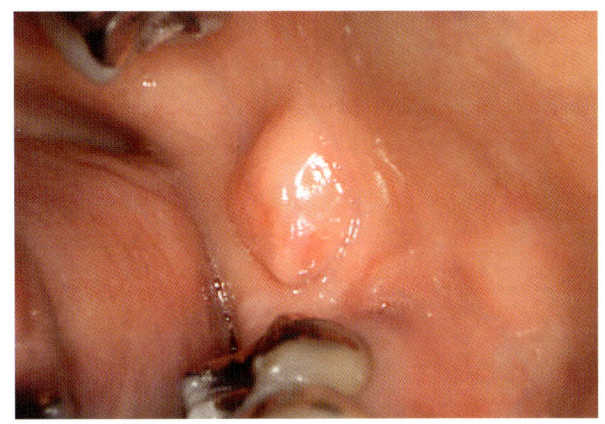

図4-14b　線維脂肪腫．

もある．外向性の乳頭状増殖を示す浸潤性扁平上皮癌であり，喫煙やアルコール，ヒトパピロマウイルス感染との関連が疑われている．通常の扁平上皮癌に比べ予後は良好である．

### 9．鼻歯槽囊胞

　鼻翼基部の軟組織中に発生する無痛性腫瘤である（図4-9a, b）．大きくなると，鼻翼基部から口唇上部にかけて腫脹して鼻唇溝が消失する．また，口腔前庭も半球状に膨隆し，波動を触れるようになる．

　一般的には片側性であるが，両側性のものもある．鼻翼の付け根の歯槽骨面上に生じる囊胞であるので，骨には圧迫吸収が起こる．上顎前歯部の根尖性病変との鑑別（図4-9c）とともに粘膜下良性腫瘍や骨外に進展した歯根囊胞との鑑別が重要である（図4-9d）．

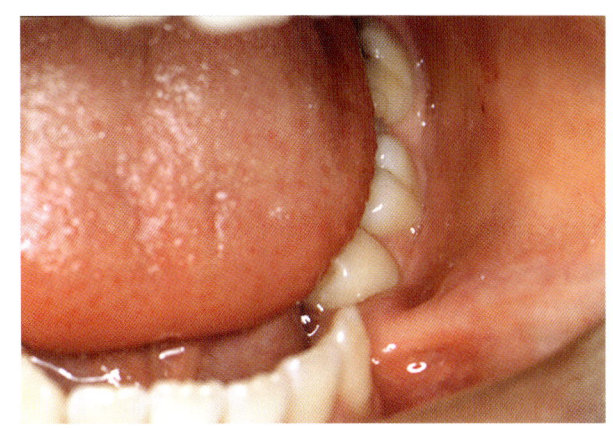

### 10．白色浮腫

　頬の内側に左右対称に白い色のヒダのようなものができる症状（図4-10）．喫煙者に多く頬粘膜を引くと消失する．白色水腫とも呼ばれる．

### 11．ランゲルハンス細胞型組織球腫症

　顎骨に生じた場合，疼痛，圧痛，腫脹，歯の動揺，潰瘍形成などがみられ，強い口臭，排膿がみられることがある（図4-11）．根尖部に生じたときは辺縁性歯周炎と同じような症状を呈する．

　頭蓋骨，大腿骨，肋骨，脊椎骨，顎骨などに好発する組織球状細胞の増殖性病変で，古典的分類では骨好酸球肉芽腫，ハンド・シュラー・クリスチャン病，レッテラー・ジーベ病に分類されている．

　エックス線写真では孤立性ないし多発性の打ち抜

第2部　口腔病変の診断

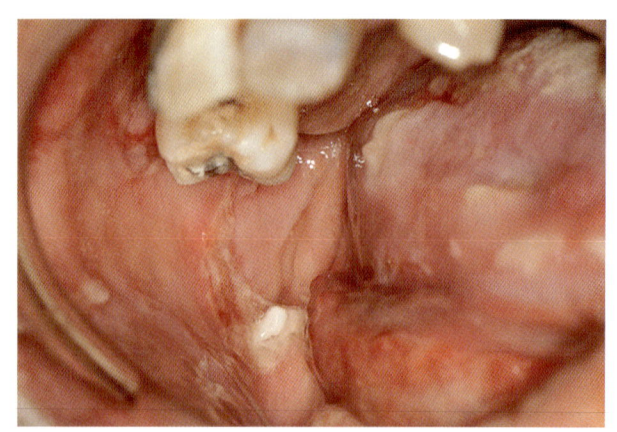

図4-15　尋常性天疱瘡.

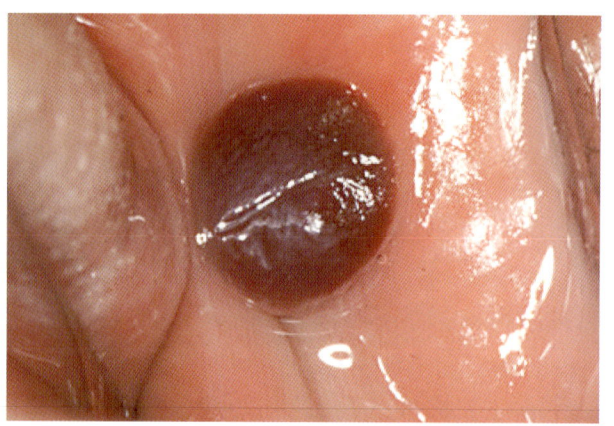

図4-16　血腫.

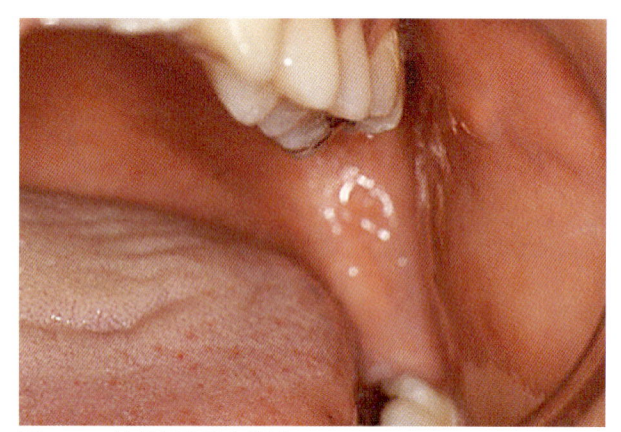

図4-17　軟部好酸球肉芽腫.

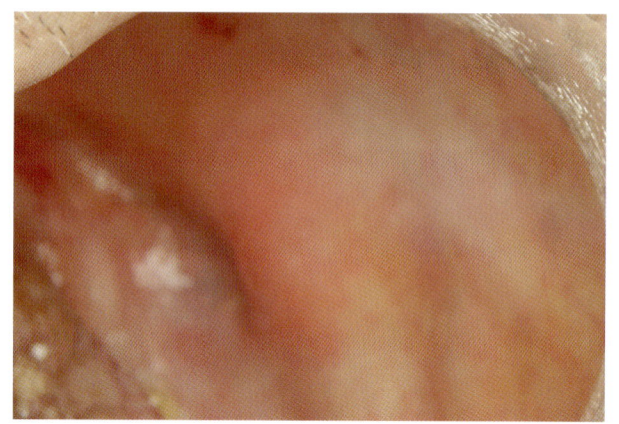

図4-18　特発性血小板減少性紫斑病.

き像を示すものと境界不明瞭な像を示すものがある．診断は生検によりランゲルハンス細胞の増殖であることを証明する．

## 12. 頬粘膜圧痕

咬合線と一致した部位に起こる隆起である(図4-12)．角化して白色の強いものと正常粘膜色のものがあるが，これらは経時的に変化することが多く，頬粘膜に咬傷をともなうとき以外は，自覚症状はない．咬頬癖，頬吸引癖，食いしばりなどが原因とされる．

## 13. 頬小帯付着異常

頬小帯が高位まで付着した状態で，有歯顎者に対しては口腔の機能運動時に小帯が辺縁歯肉を牽引し，ポケット形成や歯肉退縮を引き起こす(図4-13)．無歯顎者に対しては義歯の安定障害や義歯性潰瘍の原因となる．

## 14. 線維腫・線維脂肪腫

口腔粘膜軟組織部に発現する正常粘膜色，平滑の病変が線維腫である(図4-14a)．疼痛などの自覚症状はない．組織中に含まれる線維成分の量により，軟性から弾性硬までさまざまである．

これらのほとんどは真の腫瘍性病変ではなく，炎症性や反応性の線維性組織過形成である．

また脂肪組織を含む，やや黄色の線維脂肪腫(図4-14b)もある．

## 15. 尋常性天疱瘡

口腔粘膜では多発性潰瘍病変としてみられ，軟口蓋，頬粘膜が好発部位である．潰瘍面には肉眼的に

滲出物の付着をともなわない（図4-15）．また病変部周囲の粘膜を擦過すると容易に上皮の剥離が生じ，出血性びらんとなる（ニコルスキー現象）．

また抗デスモグレイン抗体（抗Dsg抗体）1，3の検査を行うと，粘膜のみに症状が出現する尋常性天疱瘡では，抗Dsg抗体3が確認できる．病理組織検査ではチャンク細胞や上皮へのIgG沈着が認められる．

### 16. 血腫

組織，臓器内に出血し，血液が腫瘤状化した状態であり，口腔内では紫色の斑状病変として認められる（図4-16）．通常7〜10日で消失する．

多発する場合や咬傷などの自覚がないにもかかわらず頻繁に出現する場合は血小板，血液凝固因子，血管の異常などの血液疾患も疑い，血液検査を行う．

### 17. 軟部好酸球肉芽腫

木村氏病とも呼ばれる肉芽腫性病変である（図4-17）．顔面，頸部などの皮膚軟組織部やリンパ節に好発し，無痛性の腫瘤を形成する．

とくに耳下腺部に多くみられ，耳下腺腫瘍を疑わせる腫脹を示す．その発生機序は不明であるが，妊娠，疲労，ストレスなどが腫瘍を増悪することと，血中好酸球およびIgE抗体の高値を特徴とすることから，Ⅰ型アレルギー疾患との関連が示唆されている．

### 18. 特発性血小板減少性紫斑病

遺伝的要素や原因となる疾患がないのに血小板のみが減少するもので，年齢に関係なく発病する（図4-18）．口腔や鼻粘膜からの自然出血，潜在性の毛細血管性の点状出斑，紫斑，抜歯後出血，血尿，下血，性器出血といった症状がある．

検査において除外診断が重要であり，血小板の減少，血症板寿命の短縮，出血時間の延長，血餅退縮の低下，毛細血管抵抗試験陽性，幼若巨核球の増加で診断できる．全血液凝固時間は正常である．

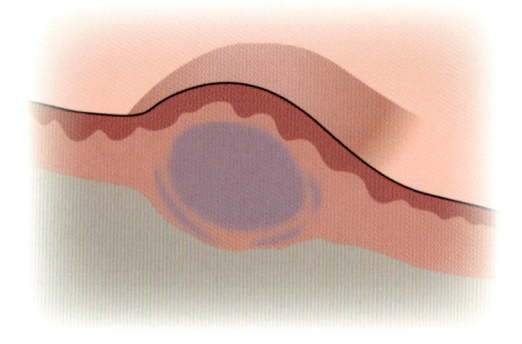

# 第5章 口蓋

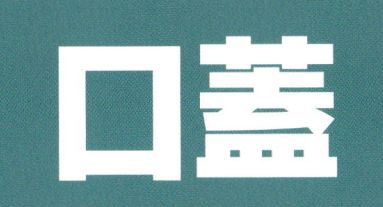

## 1. 帯状疱疹

　三叉神経の片側性に，神経痛様の疼痛が数日から1週間続き，神経の分布領域に一致して浮腫性の紅斑が出現し，その後の数日間で水疱が多発する（図5-1）．水疱は10日程度でびらんとなり，痂皮化して2～3週で治癒する．頭頸部領域では三叉神経の支配領域に発生し，とくに第Ⅰ枝に好発する．比較的高齢者に多いが，小児や若年者でもまれではない．

　小児期に水痘・帯状疱疹（ヘルペス）ウイルスに初めて感染すると水痘となるが，このときに神経節に潜伏感染（サブクリニカル感染）したウイルスが，長期間を経たのちに再活性化され，神経を伝わって皮膚に水疱をつくるのが帯状疱疹である．

　疼痛は強いが，一般に疼痛は皮疹が治癒するころには消失する．しかし，その後長期にわたって疼痛が続き，帯状疱疹後神経痛となることも多い．若年者の帯状疱疹では疼痛を残すことは少ない．

　顔面神経膝神経領域の帯状疱疹で，水疱が耳介や外耳道などに認められ，片側の顔面神経麻痺，味覚障害，内耳障害がみられる場合は，ラムゼイ・ハント症候群と呼ばれる．診断は容易であるが，必ず耳介や外耳道を診査する．また，血清学的診断も併用する．

## 2. 壊死性唾液腺化生（唾液腺壊死化生）

　疼痛，腫脹あるいは不快感を主訴とし，深い潰瘍をともなう境界明瞭な腫瘤または結節を特徴とする（図5-2）．初発は疼痛あるいは不快感と腫脹ではじ

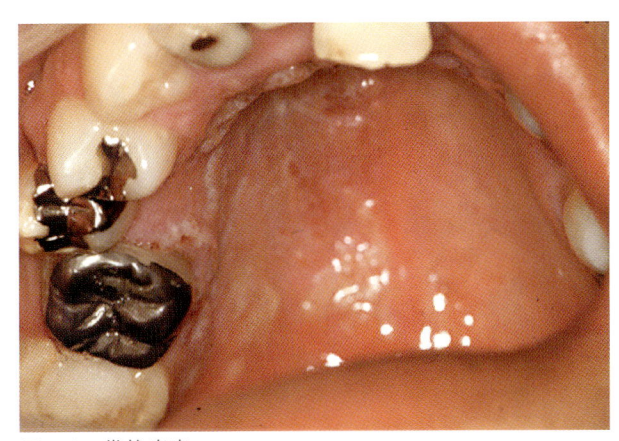

図5-1　帯状疱疹．

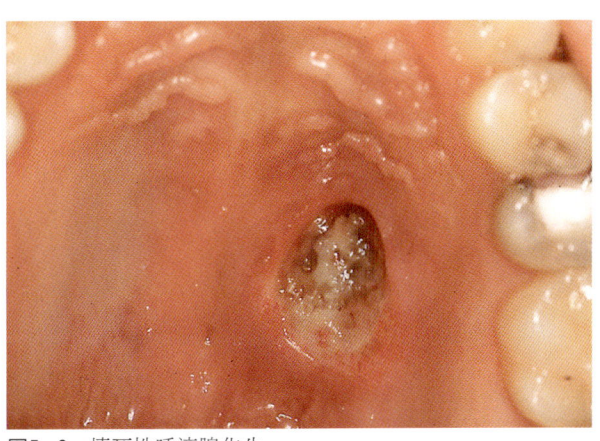

図5-2　壊死性唾液腺化生．

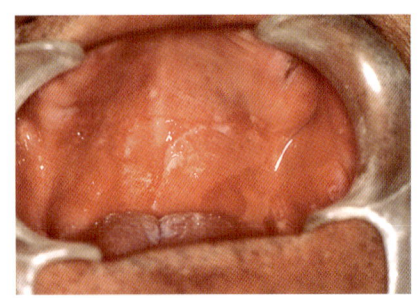

図5-3 類天疱瘡.
図5-4 水疱性血腫.
図5-5 ヘルペス性口内炎. 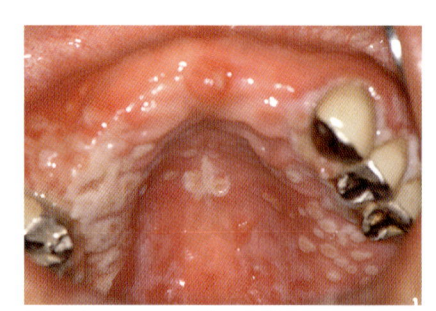
図5-6 白板症.
図5-7 急性偽膜性(粘膜表在性)カンジダ症.

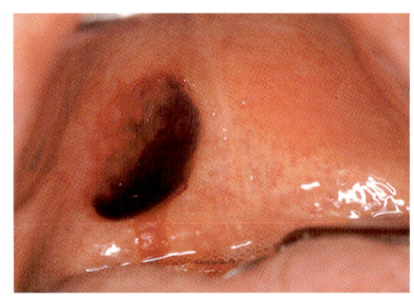

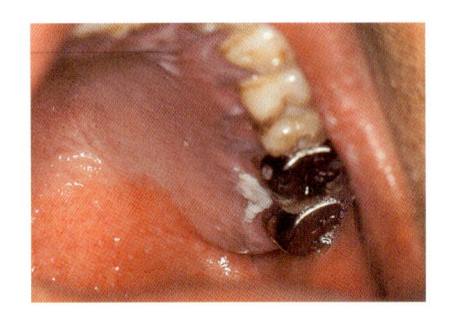

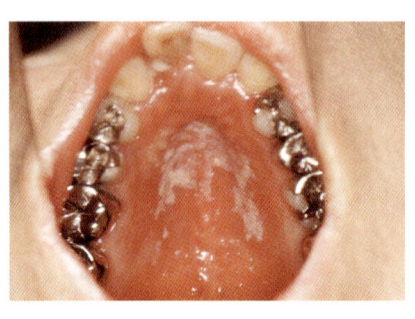

まり，徐々に深い潰瘍を形成するが，骨破壊はきわめてまれである．自覚症状については，一定しない．大部分が硬口蓋に発生し，片側性が多いが，両側性の場合もある．

唾液腺組織の一部が壊死に陥り，隣接の腺組織に広範で著しい扁平上皮化生をきたす壊死性炎症性疾患である．

病理組織学的な診断が必要である．潰瘍形成をきたす悪性腫瘍や梅毒，結核などの特異性炎症との鑑別を要する．

## 3．類天疱瘡

口腔内に緊満性水疱，びらん，潰瘍や剥離性歯肉炎がみられる(図5-3)．自己免疫性水疱症であるが，口腔粘膜では水疱が容易に破れて，潰瘍形成性病変となることが多い．

抗基底膜抗体により発症する．通常は高齢者の四肢，体幹に緊満性水疱ないしびらんが多発する．痒みがあり，全身状態は概して良好である．びらん性扁平苔癬や天疱瘡との鑑別が重要である．

## 4．水疱性血腫

口腔粘膜下に発症する水疱性の血腫であり，その大きさは直径2〜3cmである(図5-4)．比較的短時間で水疱は破れ，白色被苔中に赤色斑点の散在した特徴的なびらん面を形成する．その後，びらん面は周囲からの上皮化により徐々に縮小し，約2〜3週間で瘢痕を残さず治癒する．

血液疾患や水疱性疾患などとは無関係に，特発性に血管破綻をきたす水疱性の血腫である．典型的なものは軟口蓋に単独に発生する．好発年齢は40歳以上で，小児には認められない．

口腔粘膜に血腫や水疱を認めることは比較的多いが，咬傷以外は口腔粘膜の血腫や水疱は諸症状のなかの1つであり，ほかに合併した症状があるので，これらとの鑑別は比較的容易である．また，咬傷は直径数mmの小さな血腫として認められることが多いため，鑑別は容易である．

## 5．ヘルペス性口内炎

3〜8日の潜伏期を経て，38〜40℃の発熱および全身倦怠感をともなって発病する．口腔粘膜はびまん性に発赤・腫脹し，出血性となる．同時に口腔粘膜は発赤し，散在性に1〜3mmの小水疱が生じ，速やかに破れて，帯黄白色の偽膜で覆われたびらんや，紅暈に囲まれた潰瘍を形成する(図5-5)．

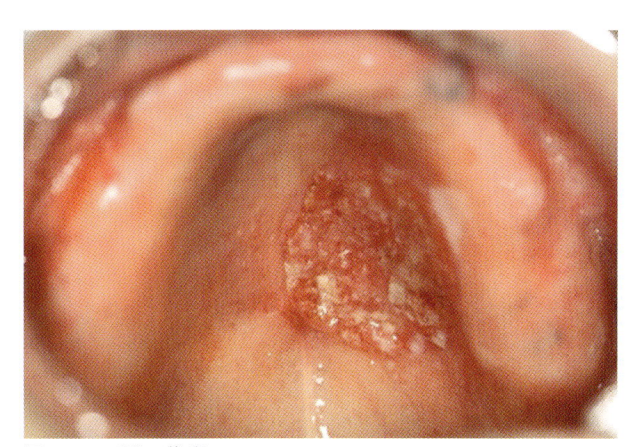

図5-8a　硬口蓋癌．

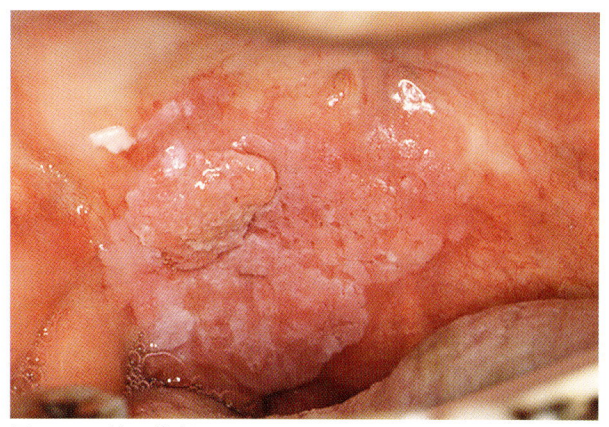

図5-8b　軟口蓋癌．

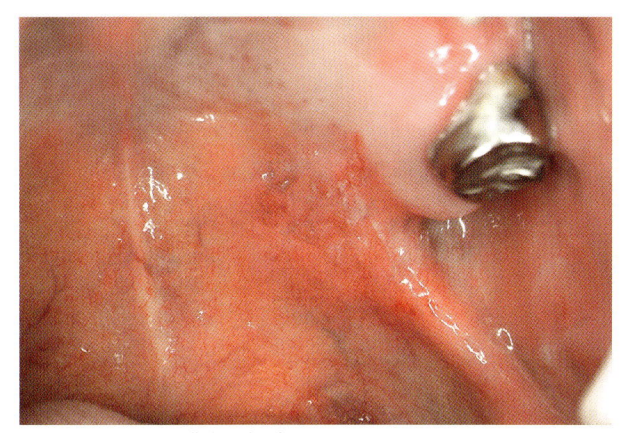

図5-8c　口腔粘膜表在性癌．

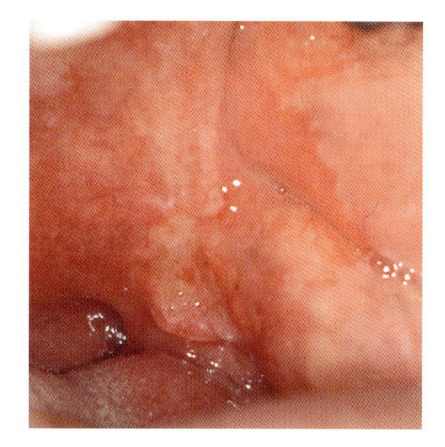

図5-8d　口峡癌．

口唇，頰粘膜，硬口蓋，歯肉，舌に好発し，主に口腔前方部の粘膜を侵すが，ときに軟口蓋，口蓋弓，扁桃や咽頭にも及ぶことがある．この病変はびらんや潰瘍のため，激しい接触痛や嚥下痛をきたし，食事の摂取が困難となる．流涎，舌苔，口臭が著しくなり，顎下リンパ節の腫脹，圧痛も著明に認められる．一般に予後良好で，発熱は3～5日で消失し，10～14日で治癒する．

ヘルペスウイルスの初感染病変で，発病するのは1～10％である．1～3歳にもっとも多いが，しばしば成人にもみられる．その95％以上はHSV-1型である．HSV-1型は口唇型と呼ばれ，主に上半身の皮膚粘膜を病変部位とし，HSV-2型は性器型と呼ばれ，主に下半身を病変部位とする．

診断は臨床像のみでも可能であるが，確定診断にはウイルスの分離と同定および血清学的検査が必要である．患者の急性期と回復期血清の抗体価上昇を確認する(ペア抗体)．回復期の抗体価が急性期の抗体価より，4倍以上の上昇があれば有意である．

## 6. 白板症

一般的に不規則な形の白斑である(図5-6)．「白板症とは，摩擦によって除去できない白斑病変で，ほかの診断可能な疾患に分類できないもの」と定義されている．口腔では，舌，歯肉，頰粘膜，口唇の順に多く発生する．

## 7. 急性偽膜性(粘膜表在性)カンジダ症

白色の小斑点状の苔状物がみられ，ガーゼでぬぐうと簡単にぬぐい去ることが可能である(図5-7)．その部分の粘膜には発赤やびらんが認められる．

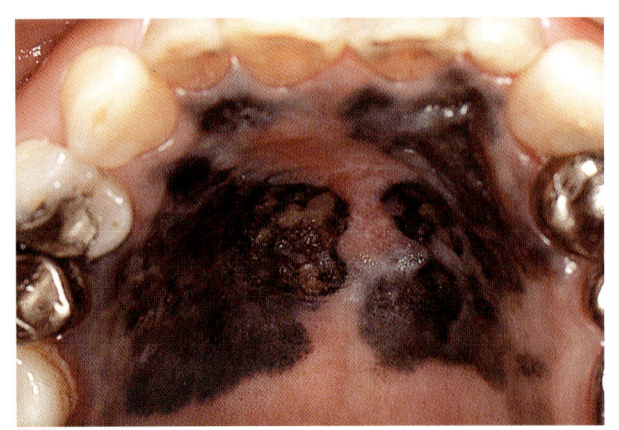

図5-9 悪性黒色腫.

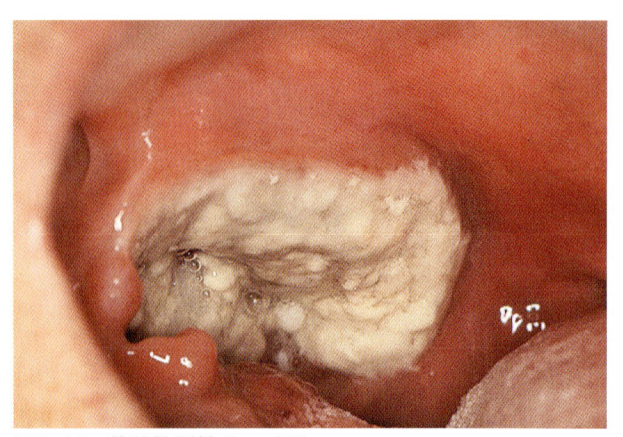

図5-10 節外性悪性リンパ腫.

## 8. 扁平上皮癌（硬口蓋癌・軟口蓋癌・口腔粘膜表在性癌・口峡癌）

　上顎歯肉癌（図5-8a〜d）は，下顎歯肉癌と比較して発生頻度は低く，硬口蓋癌はさらにその頻度は低いとされる．わが国における口腔癌の部位別発生割合は，舌：60.0％，下顎歯肉：11.7％，口底：9.7％，頰粘膜：9.3％，上顎歯肉：6.0％，硬口蓋：3.1％と報告されている．

　上顎癌は歯肉，歯槽突起，口蓋などの粘膜上皮より発生する表在性癌と，上顎洞粘膜より発生する中心性癌の2つに分けられるが，早期診断の困難なのは後者であり，またこれが上顎に発生する癌腫のなかでもっとも多いものである．

　組織型では扁平上皮癌が大半を占める．当該部位の発癌要因として過度の喫煙と飲酒が主であることから，同部および食道，肺における二次性癌や重複癌の危険性が高いことも特徴である．中高年の男性に好発する．症状は咽頭の違和感・異物感，粘膜びらん，潰瘍，腫瘤，嚥下困難などである．

## 9. 悪性黒色腫

　黒色，ときに墨の色あるいは黒褐色の腫瘤として認められ（図5-9），一部に扁平に隆起したり，表面に潰瘍が形成されたり，出血をみる場合もある．硬口蓋，上顎歯肉に好発する．周囲骨組織への浸潤破壊傾向が強く，容易にリンパ行性あるいは血行性転移を生じる．50歳以上の成人に多くみられる．

　まれに，着色のほとんどない，無色素性悪性黒色腫がみられ，S-100タンパクに対する抗体や抗メラノーマ抗体（HMB-45）を用いた免疫染色で鑑別しなければならない場合がある．

## 10. 節外性悪性リンパ腫

　無痛性腫瘤，ときには潰瘍を形成するが，悪臭は少ない（図5-10）．悪性リンパ腫は，ホジキンリンパ腫と非ホジキンリンパ腫に分類されるが，わが国では非ホジキンリンパ腫が多い．頭頸部に初発する場合が多く，とくに頸部リンパ節やワルダイエル咽頭輪に多い．

　悪性リンパ腫のなかには，口腔粘膜下に多数存在する小リンパ節（介在リンパ節）などのリンパ組織に発生すると考えられる節外性リンパ腫がある．診断は病理組織学的に行う．厳密な発生母細胞の確定には腫瘍細胞の表面マーカーの検索が欠かせない．

## 11. MALTリンパ腫

　粘膜下の無痛性腫瘤で，可動性に比較的乏しい（図5-11）．胃，腸，唾液腺，甲状腺，肺などの上皮組織と密接な関連性を示すリンパ組織を有する節外性臓器に発生した悪性リンパ腫である．

　慢性炎症や自己免疫疾患との関連が示唆されている．低悪性度の節外性リンパ腫である．シェーグレン症候群，ピロリ菌感染との関連も話題となっている．診断は病理組織学的に行う．

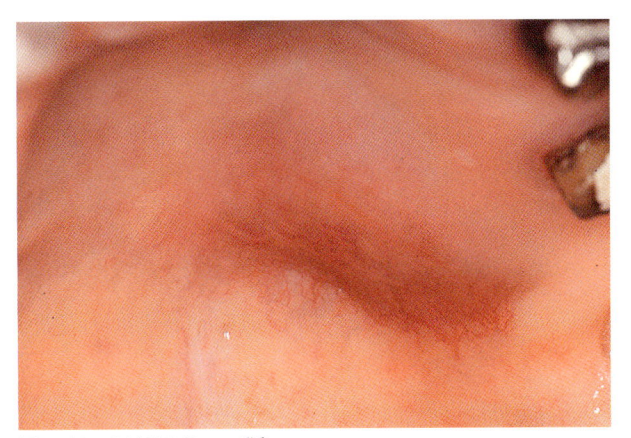

図5-11 MALTリンパ腫.

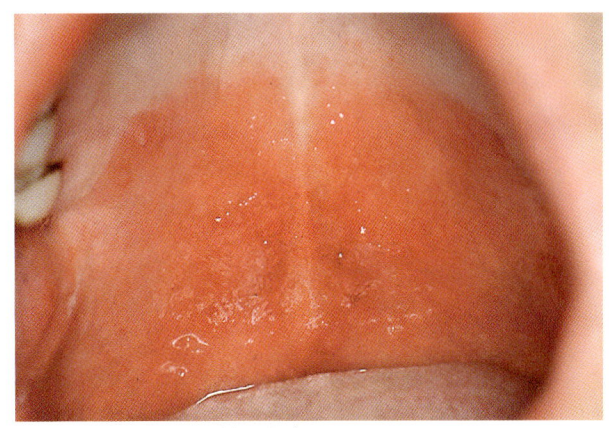

図5-12 アレルギー性口内炎.

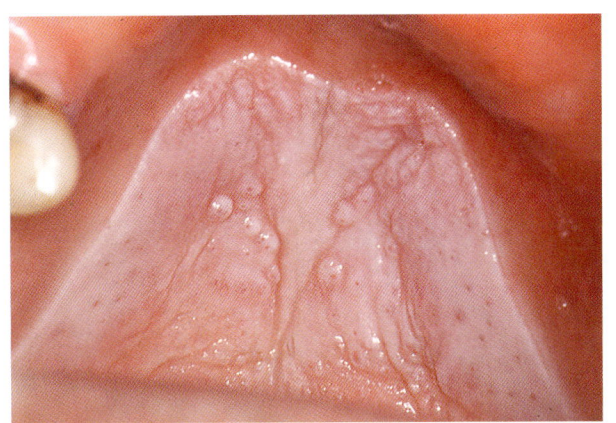

図5-13 ニコチン性口内炎.

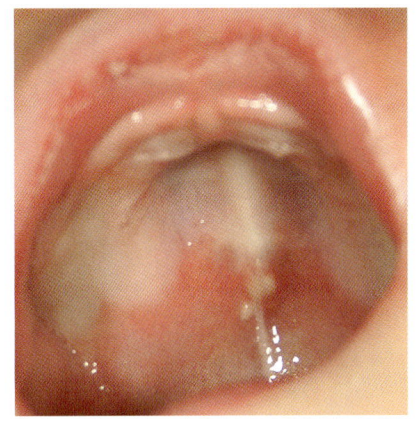

図5-14 エプスタイン真珠.

## 12. アレルギー性口内炎

　口腔粘膜のどの部位にも生じるが，好発部位は口唇，頰粘膜，舌などである．通常は皮膚症状をともなって発症する．

　即時型アレルギーは多形滲出性紅斑型がもっとも多く，発熱などの全身症状や皮膚症状をともなって，口腔粘膜に紅斑，水疱，びらんを生じる．口唇ではびらん部から出血して血痂を形成する．遅延型では，抗原との接触部位に限局した紅斑やびらんを生じるが，全身症状はみられない(図5-12).

　最近では，より限定した病名である薬疹，接触性口唇炎，血管神経性浮腫などを用いることが多い．成因は薬剤(サルファ剤，抗菌薬，消炎鎮痛薬，鎮静薬，局所麻酔薬など)によるものがもっとも多い．

## 13. ニコチン性口内炎

　口蓋粘膜は発赤し，とくに粘液腺開口部に点状発赤を認める(図5-13)．硬口蓋，軟口蓋，舌にみられる．多量の喫煙による口蓋粘膜の角化の亢進が特徴である．口腔内に熱感があり，冷温水がしみることがある．口蓋粘膜の上皮が白板症となったものをニコチン性白色角化症という．禁煙すると数か月以内に軽快する．

## 14. エプスタイン真珠

　出生時，正中口蓋縫線上にケラチンを含んだ白色から帯黄色の小結節として認められる(図5-14)．縫合融合に関した遺残上皮由来と考えられている．歯が萌出すると自然に消失する．先天性歯との鑑別が必要である．

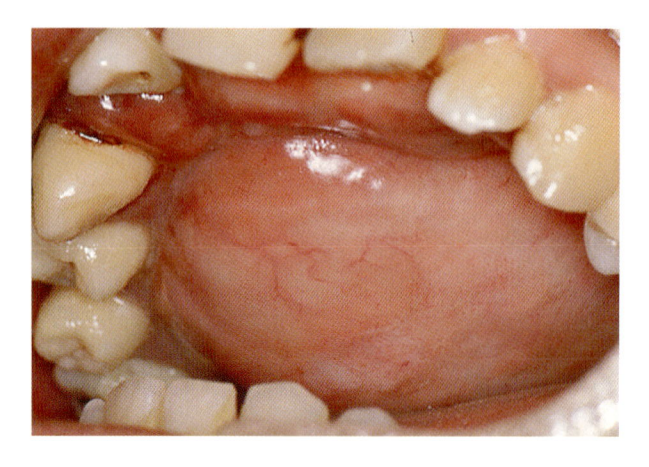

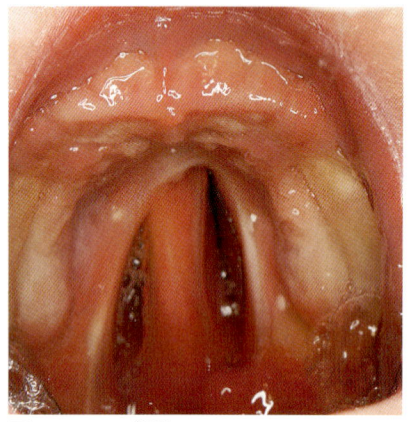

図5-16a 口蓋裂．

図5-15 神経線維腫症．

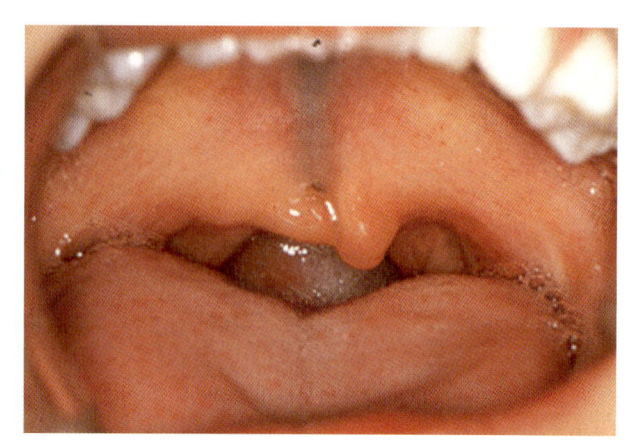

図5-16b 粘膜下口蓋裂．

## 15．神経線維腫症

フォン・レックリングハウゼン病の症状として多発性で軟らかい腫瘍を生じる（図5-15）．

## 16．口蓋裂・粘膜下口蓋裂

口蓋裂では口蓋正中に裂隙が存在し，機能的に鼻咽腔閉鎖不全を呈する（図5-16a）．口蓋帆挙筋とほかの口蓋筋が正中線上で結合せず，硬口蓋後端に停止し，筋の偏位がみられる．

さらに軟口蓋正中部の光の透明帯，硬口蓋後縁のV字型骨欠損，口蓋垂裂を示すが，粘膜下で軟口蓋を横切る筋層が断裂した状態を粘膜下口蓋裂（図5-16b）という．

## 17．上顎体

口蓋や咽頭，またはその近傍から発生した奇形腫または寄生性二重体の総称である（図5-17）．発生頻度は約20万人に1人であり，女児に多い．

発生部位や大きさにより呼吸障害，哺乳障害を認める．また，口蓋裂，唇顎口蓋裂，分葉舌をともなうことがある．鑑別診断として横紋筋肉腫，鼻腔神経膠腫，嚢胞性リンパ管腫および髄膜脳瘤が挙げられる．

## 18．疣贅状黄色腫

口腔粘膜に，正常色あるいは赤色，ときに白色の乳頭状の隆起として認められ，歯肉や口蓋粘膜にみられることが多い（図5-18）．粘膜に多量の脂質を含む泡沫細胞が集簇した病変である．高脂血症に随伴するものと，脂質代謝に関係なく組織球増殖症に由来するものがある．

## 19．血管内皮腫

血管内皮細胞に由来する腫瘍である（図5-19）．良

第5章　口蓋

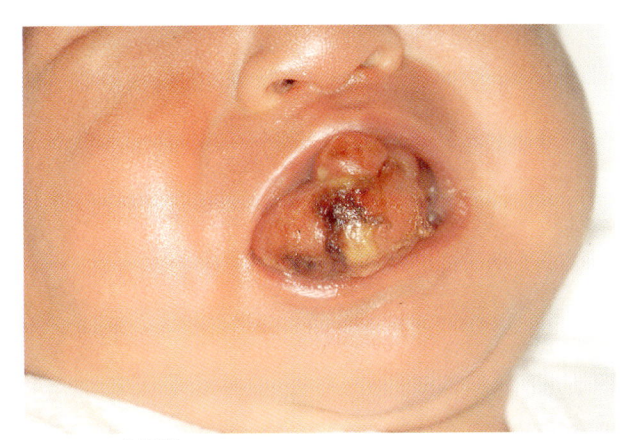

図5-17　上顎体.

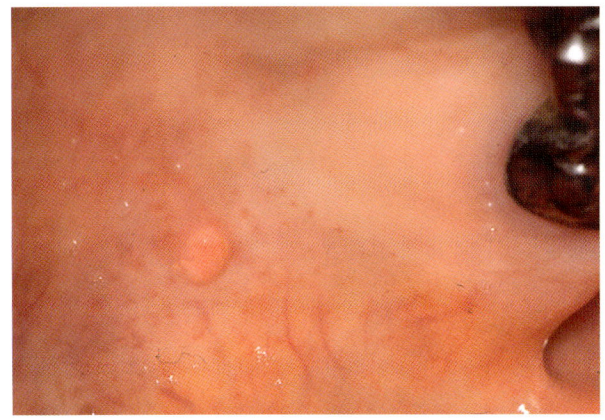

図5-18　疣贅状黄色腫.

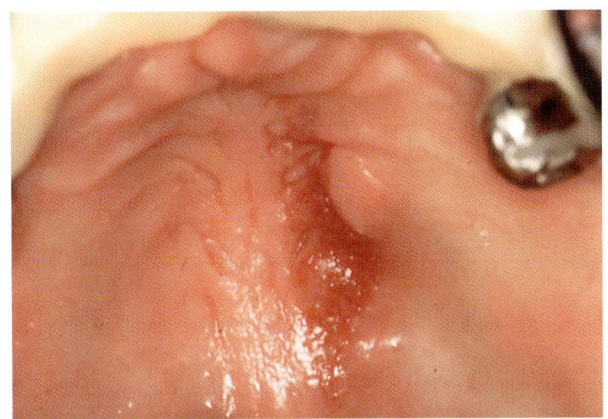

図5-19　血管内皮腫.

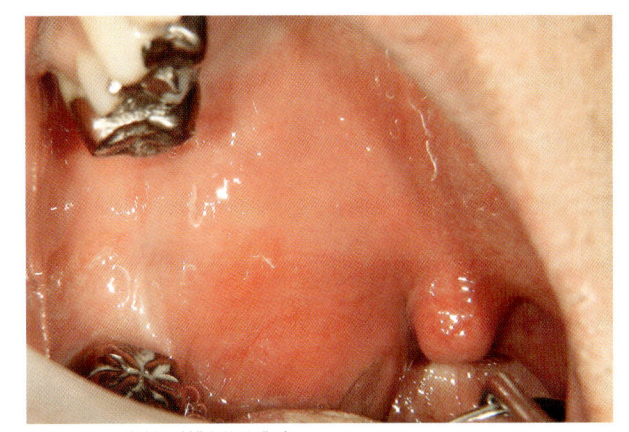

図5-20　歯性扁桃周囲膿瘍.

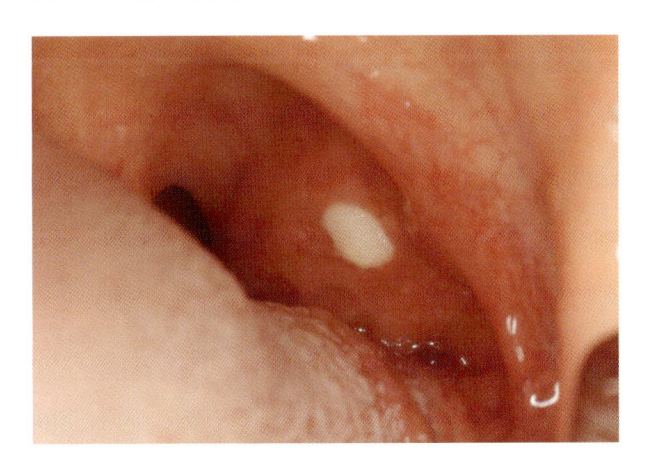

図5-21　扁桃腺炎(膿栓).

性血管内皮腫は，毛細血管内皮細胞の増殖が著しい型の血管腫で，丸みを帯びた内皮細胞が狭小な管腔を囲んで重層ないし多層性に増殖しており，管腔の認められない部分もある．

悪性血管内皮腫は主に皮下，筋肉，内臓，骨などに生じ，口腔内では口唇，歯肉，舌および骨内での発生が報告されている．成人に多く，性差は明らかではない．膨大した異型内皮細胞の増殖からなり，毛細血管を形成する傾向を認める．

## 20. 歯性扁桃周囲膿瘍

扁桃周囲炎から膿瘍を形成した状態を示す

67

（図5-20）．上下顎の急性（化膿性）智歯周囲炎，智歯の抜歯後感染，および下顎孔部伝達麻酔時の感染などから進展する．高度の開口障害をともない，口峡咽頭部に片側性の強度の自発痛と嚥下痛・嚥下障害，さらに発語障害が出現する．

　口蓋扁桃の前方部すなわち翼突下顎ヒダ部，口蓋舌弓，軟口蓋部に強度の腫脹が生じ，口峡部が狭くなり，表面が黄色味を帯びて膿瘍化する．

## 21．扁桃腺炎（膿栓）

　口蓋扁桃の慢性の炎症時に陰窩に膿汁が貯留して認められる（図5-21）．急性扁桃腺炎は，主に溶血性連鎖球菌感染による．急性炎症を繰り返すものを習慣性または反復性扁桃腺炎という．咽頭痛，嚥下痛，および高熱を認める．

　溶連菌感染によって，腎炎や心臓弁膜症の原因になるリウマチ熱を引き起こすことがある．扁桃腺炎が原因で掌蹠膿疱症を引き起こすこともある．

# 第6章 口底

## 1. ラヌーラ（ガマ腫）

無痛性に口底の片側が膨隆し，舌下小丘や舌下ヒダは確認しにくくなる．表面の粘膜は，やや黄赤色あるいは赤紫色を呈する．炎症症状はなく，非常に軟らかく波動を触れる．穿刺すると黄色，透明，粘稠な内容液が吸引される．表面が赤紫色を呈する場合は，必ず穿刺して血管腫と区別する必要がある．

嚢胞が増大して正中を越えると，発音や嚥下の障

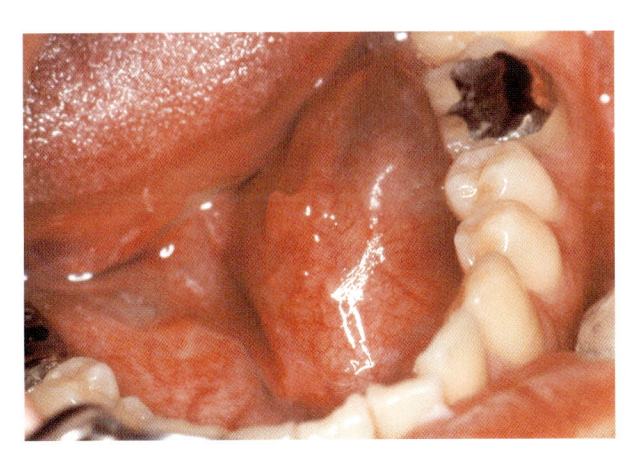

| a | |
|---|---|
| b | c |

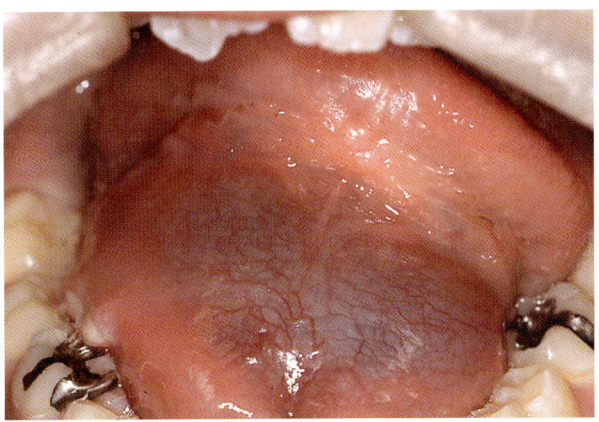

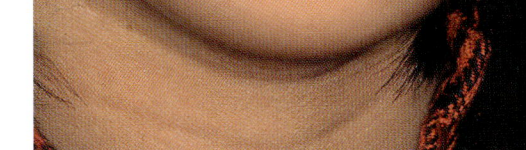

図6-1a 舌下型ラヌーラ．

図6-1b,c 顎舌下型ラヌーラ．

第2部　口腔病変の診断

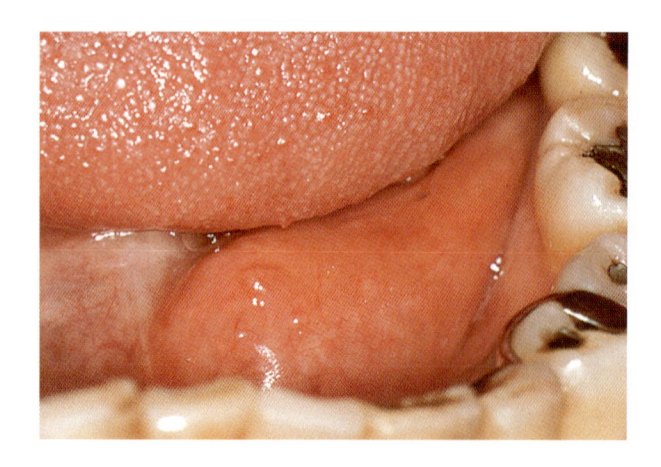

図6-2　脂肪腫.

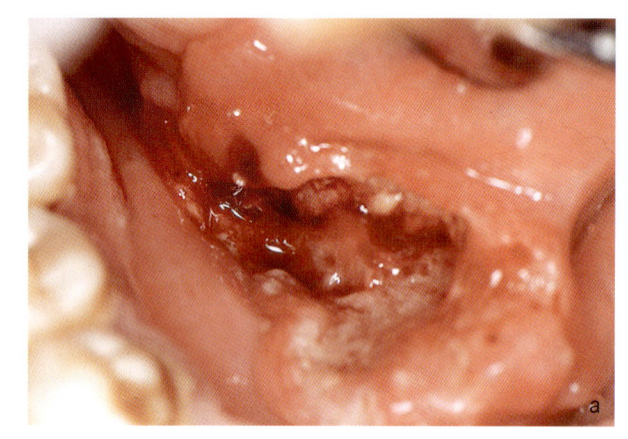

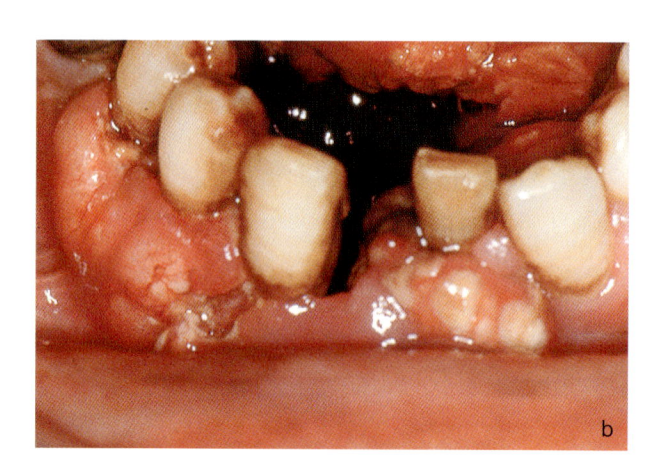

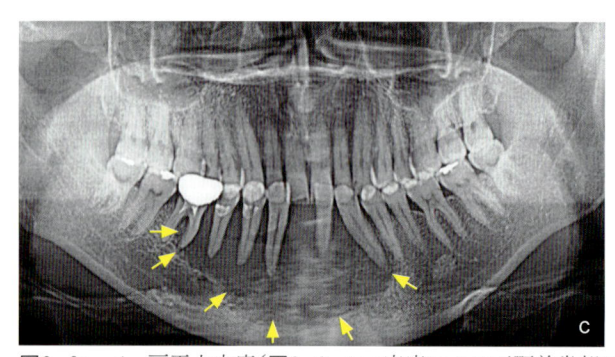

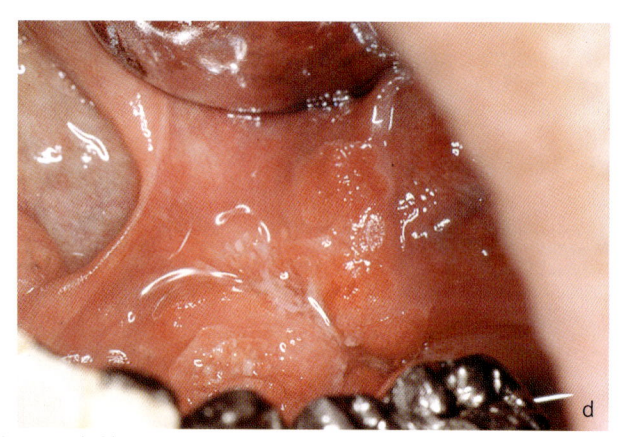

図6-3a〜d　扁平上皮癌（図6-3a：口底癌による下顎前歯部の広範囲な骨破壊）.

害を示す．ときに自壊して，腫脹は縮小あるいは消失するが，短期間で再発する．臨床的には，舌下型（顎舌骨筋と舌下部の間に生じたもの・図6-1a），顎舌下型（舌下部から顎下部に及んだもの・図6-1b, c），顎下型（顎舌骨筋より下方に生じたもの・第11章・図11-7a〜c参照）に分類される．

舌下腺からの唾液の流出障害により生じた囊胞で，通常は囊胞腔内面に上皮成分はみられず，線維性結合組織で覆われている．

舌下型では口底部類表皮（類皮）囊胞，顎下型では顎下腺良性腫瘍や囊胞性リンパ管腫との鑑別が重要である．

70

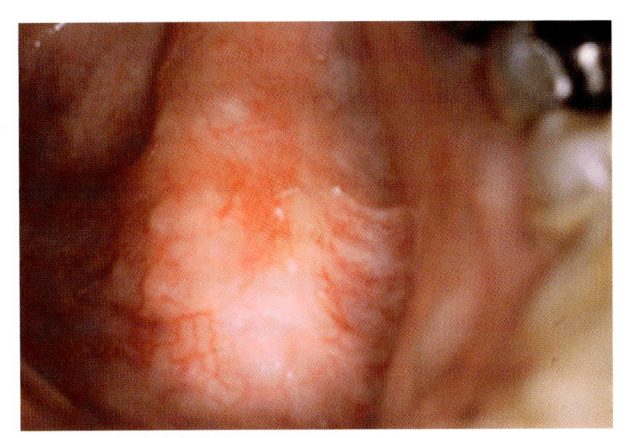

図6-4　腺扁平上皮癌．

図6-5　類表皮嚢胞．

## 2．脂肪腫

　表在性腫瘍では黄色，弾性軟で偽波動を触れる（図6-2）．頬部まれに舌や口底に発生する．特有の軟らかさで，診断は容易であるが，深部の症例では診断が困難なこともある．成熟した脂肪組織の増生からなり，線維性被膜と連続した結合組織で分けられ分葉状を呈する．

　表在性腫瘍は診断は容易であり，深部の場合では画像診断にはMRIが有用で，とくにT1強調像と脂肪抑制MRI-T1を比較することにより鑑別される．

## 3．扁平上皮癌（口底癌）

　腫瘍や潰瘍を形成し，前歯部に多い（図6-3a〜c）．赤いびらん状に，広範囲に進展する場合もある（図6-3d）．比較的小さな病変でも，周辺に硬結や白板をともなった潰瘍で，痛みがあまり強くなく，病変部に接触する補綴物や歯の鋭縁がみつけられない場合には，つねに悪性腫瘍の疑いをもつ必要がある．

　小さく，外向性や有茎性であっても，硬さがある腫瘍では注意が必要である．口腔癌のなかでは比較的予後が悪く，両側頸部リンパ節転移をきたしやすい．

　舌下面に発生した舌癌との区別は必ずしも容易ではない．さらに，唾液腺の排泄管由来の扁平上皮癌でも同様に腫瘍形成が先行し，潰瘍形成が遅れる場合も多い．病理組織診断が行われる．

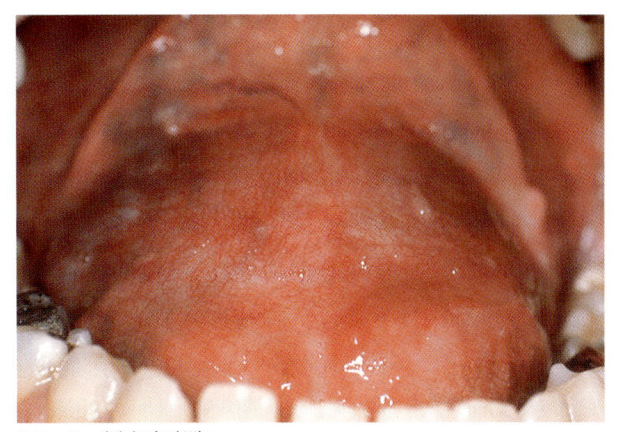

## 4．腺扁平上皮癌

　扁平上皮癌の亜型の1つで，扁平上皮癌と腺癌両者の組織型をともなう高悪性度の癌である（図6-4）．腫瘍や潰瘍を形成し，前歯部に多い．

　比較的小さな潰瘍病変で痛みなどの症状が少なく，白板や周囲に硬結をともなう場合や病変に接する不良補綴物（歯鋭端）がみつけられない場合には悪性腫瘍の疑いをもつ必要性がある．また，病変に接する不良補綴物が存在する場合には，その機械的刺激を解消し2週間程度経過観察しても病変の大きさや硬さの改善がみられないときは非常に悪性腫瘍の可能性が高いので注意が必要である．

　比較的まれな組織型ではあるが，高悪性度の癌であり，早期に両側頸部リンパ節に転移をきたしやすく予後も不良である．硬い腫瘍形成が先行する唾液腺悪性腫瘍との鑑別が問題となるが，表層粘膜が比較的滑沢で腫瘍の大きさに比べ潰瘍形成が乏しく，白板をともなっていない場合は唾液腺悪性腫瘍が疑われる．病理組織診断による確定が必須である．

## 5．類表皮嚢胞（類皮嚢胞）

　無痛性に口腔正中部が腫脹し，被覆粘膜は正常である（図6-5）．ゆで卵の白身を圧するような弾力を触知し，内容は粥状，パテ状，あるいはオカラ状である．正中部に生じることが多いが，片側性（側方性）の場合もあり，発生部位だけでは鑑別できないので

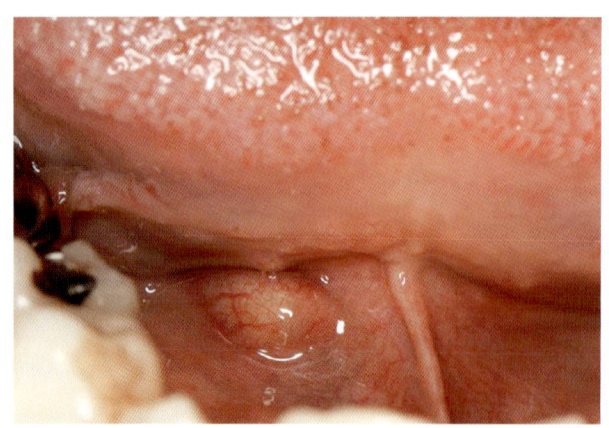

図6-6 口腔リンパ上皮性囊胞.

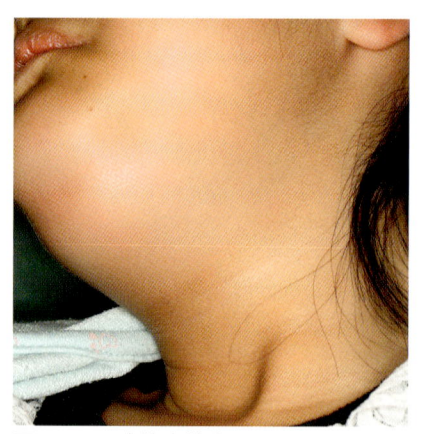

図6-7 口底蜂窩織炎.

注意する．発生頻度としては，類表皮囊胞が多い．
　舌下型ラヌーラとの鑑別が必要であるが，大部分の場合，肉眼的あるいは触診にて可能である．必要な場合には穿刺を行う．囊胞壁における皮膚の付属器の有無により，類皮囊胞か類表皮囊胞かに分けられる．

## 6. 口腔リンパ上皮性囊胞

　10mm以下の半球状で境界明瞭な腫瘤を認める．また，帯黄色で可動性を示す(図6-6)．自覚症状はほとんどなく，歯科治療などで偶然発見されることが多い．30～50歳代の口底，舌腹表面，および舌縁後端部に好発する．

鑑別診断として，粘液囊胞や脂肪腫が挙げられる．

## 7. 口底蜂窩織炎

　口底部に発生した炎症が，舌下，オトガイ下，顎下，および傍咽頭隙へ波及し，咽頭狭窄をともなった状態である(図6-7)．
　全身所見として高度の発熱，倦怠感，および食欲不振などが，局所所見として，口底，咽頭，頸部の腫脹，発赤，開口障害，および呼吸困難を認める．抗菌薬，抗炎症鎮痛薬の投与による感染の制御とともに，気道の確保，安静および栄養補給による全身状態の改善に努めなければならない．

# 第7章 顎骨

## 1. 歯原性線維腫

早期には無症状である（図7-1）が，増大するにつれて顎骨の膨隆を生じる．顎骨内に発生する線維腫である．

病理組織学的には，歯原性上皮を含む線維芽細胞の増殖からなる良性腫瘍である．硬組織形成をともなうことがあるが，腫瘍の基本的構成要素ではない．線維性異形成症や骨形成線維腫との鑑別が必要である．

## 2. 骨内悪性リンパ腫（上顎骨内悪性リンパ腫）

初期は無症状であるが，腫瘍が増大すると顎骨の膨隆が生じる（図7-2a, b）．きわめてまれで，骨内に発生する節外性悪性リンパ腫である．歯原性嚢胞や歯原性腫瘍などとの鑑別診断が必要である．

## 3. 歯根嚢胞

もっとも発生頻度の高い顎骨嚢胞である（図7-3）．う蝕，歯髄壊死を経て生じた歯根肉芽腫のなかにマラッセの上皮残遺が侵入，増殖し，この上皮索，あるいは上皮索によって囲まれた肉芽組織の変性融解によって生じるとされる炎症性嚢胞である．20～30歳代に好発し，上顎では側切歯にもっとも多く，次いで中切歯，下顎では大臼歯に多い．

症状としては，初期には，違和感を認めることもあるが，自覚症状がないことが多い．原因歯は失活している．エックス線所見として，原因歯の歯根を

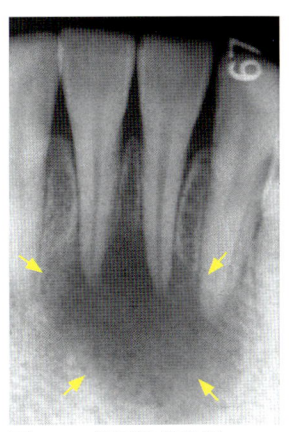

図7-1 歯原性線維腫．

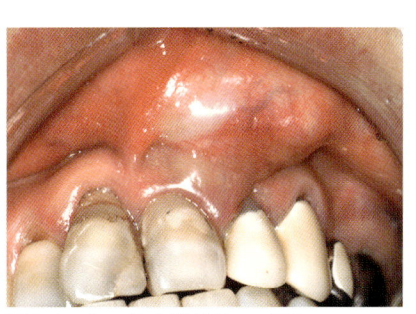

図7-2a, b 骨内悪性リンパ腫．

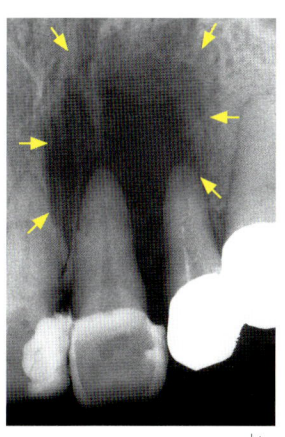

a|b

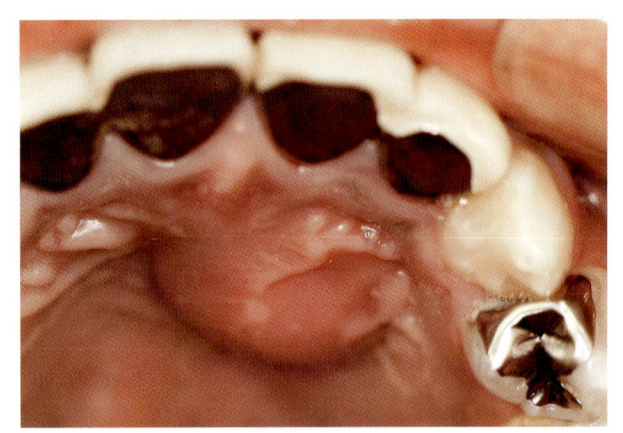

図7-3 歯根嚢胞.

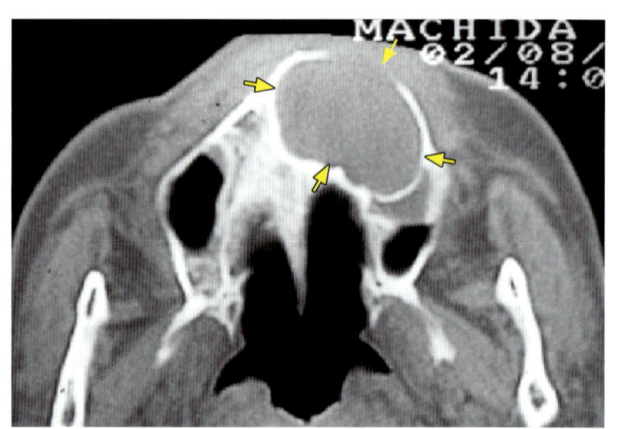

図7-4 残留嚢胞.

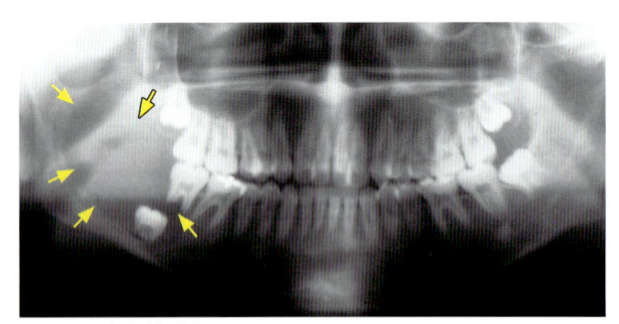

図7-5 含歯性嚢胞.

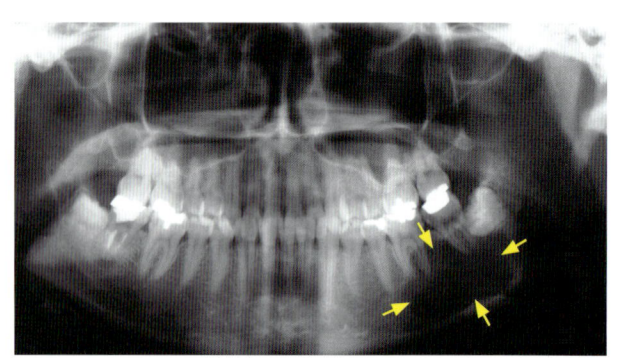

図7-6 角化嚢胞性歯原性腫瘍.

含み，歯根膜腔と連続した境界明瞭な円形，単房性透過像を認める．病理所見として，上皮層，肉芽層，線維性結合組織層の3層構造を認める．

　鑑別診断として，上顎中切歯，側切歯に発生した場合は，鼻口蓋管嚢胞や上顎洞内粘液嚢胞が挙げられる．

## 4. 残留嚢胞

　顎骨内に残留した嚢胞である(図7-4)．多くは，原因歯のみ抜歯されたのちに歯根嚢胞などの顎骨嚢胞が無症状に残存したものである．嚢胞摘出の際に病変の一部が骨内に残り，これがふたたび増大する場合や，抜歯時に歯根肉芽腫を残存させたために，新たに残存した肉芽腫より嚢胞が形成されることもある．

## 5. 含歯性嚢胞

　早期には無症状であるが，増大するにつれて，顎骨の膨隆や近隣の歯の位置異常を起こす．圧迫的に増大するので骨は膨隆し，骨吸収が進行すると羊皮紙様感や波動を触れる．内容液は黄色，透明，漿液性でコレステリン結晶を含むことが多い．また，感染源となり，急性の下顎あるいは上顎骨骨炎の症状を示すこともある．

　好発部位は下顎智歯部がもっとも多く，次いで上顎前歯部である．エックス線写真で境界の明瞭な透過像を示し，そのなかに埋伏歯の歯冠を有する．大部分が単胞性である(図7-5)．単胞性エナメル上皮腫や角化嚢胞性歯原性腫瘍との鑑別が必要である．

## 6. 角化嚢胞性歯原性腫瘍

　顎骨の膨隆や菲薄化を示すことが少なく，臨床的に無症状のことが多い．このため，歯科治療の目的で撮影されたエックス線写真で発見されることが多い．

　比較的境界明瞭なエックス線透過像を示す多胞性の場合が多い(図7-6)．骨膨隆を示すものは少ないが，

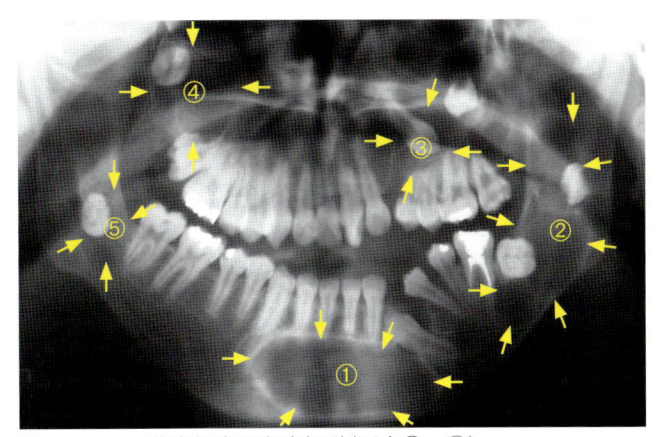

図7-7a～c　基底細胞母斑症候群(図中①～⑤).

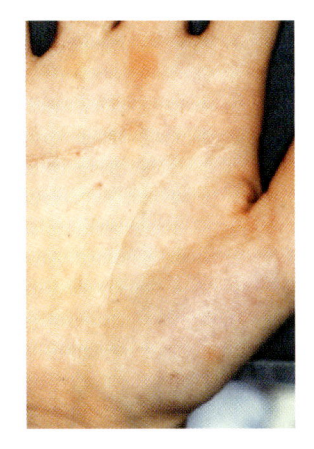

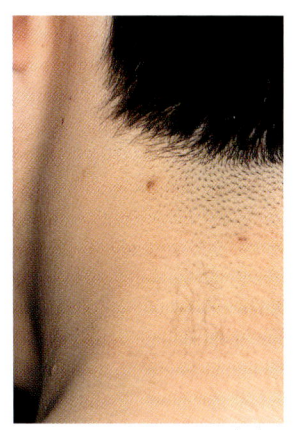

a|b|c

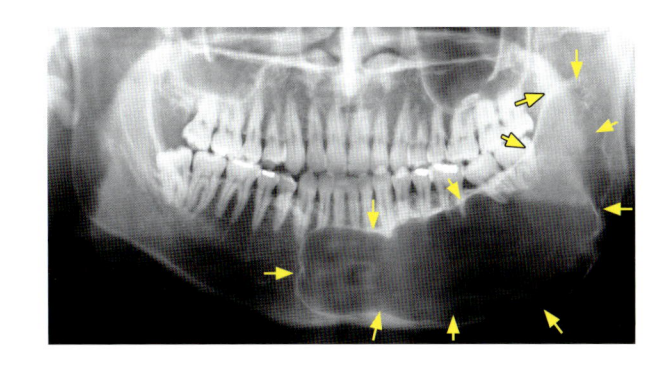

図7-8　正角化性歯原性囊胞.

多発することもある．病変部のエックス線透過性が低い印象を与え，曇った所見や天の川所見とも呼ばれる．内容は上皮の角化変性物質で，パテ状やオカラ状のものが多い．好発部位は下顎智歯部から下顎枝である．多発性の場合は基底細胞母斑症候群の部分症状であることが多い．

　摘出後も再発することがあり，注意が必要である．エナメル上皮腫や顎骨中心性粘液腫と類似したエックス線写真を示すので，鑑別する必要がある．

## 7. 基底細胞母斑症候群(ゴーリン・ゴルツ症候群)

　上下顎の多発性顎嚢胞，肋骨分岐，皮膚の母斑性基底細胞上皮腫，掌蹠の点状小窩，脳硬膜石灰化などを示す症候群である(図7-7a～c)．常染色体異常の優性遺伝性疾患である．

## 8. 正角化性歯原性囊胞

　以前は歯原性角化囊胞の名称で分類されていたが，2005年WHO分類で上皮が正角化したものを正角化性歯原性囊胞の名称で歯原性発育性囊胞として，錯角化したものを角化囊胞性歯原性腫瘍の名称で歯原性良性腫瘍に分類された．正角化性歯原性囊胞(図7-8)は，角化囊胞性歯原性腫瘍と比べて再発傾向が低い．

## 9. 脈瘤性骨囊胞(脈瘤性骨空洞，動脈瘤性骨囊胞)

　顎骨の無痛性膨隆をきたし，腔内には拍動を示さない新鮮な血液が充満し，海綿状を呈する．20歳以下の下顎臼歯部に好発する．エックス線写真上では，単房性ないし多房性の蜂窩状，シャボン玉状の透過像を呈する(図7-9).

　病理組織学的には，真の囊胞と異なり上皮の裏層を欠く．血球の充満した多数の腔の壁には上皮および血管内皮は認められず，周囲腔壁には破骨細胞の出現をみる肉芽組織がみられ，骨新生をともなうこともある．エックス線写真にてエナメル上皮腫や各種の

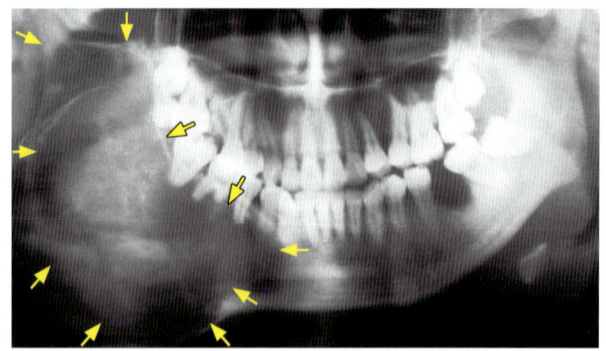

図7-9 脈瘤性骨囊胞.

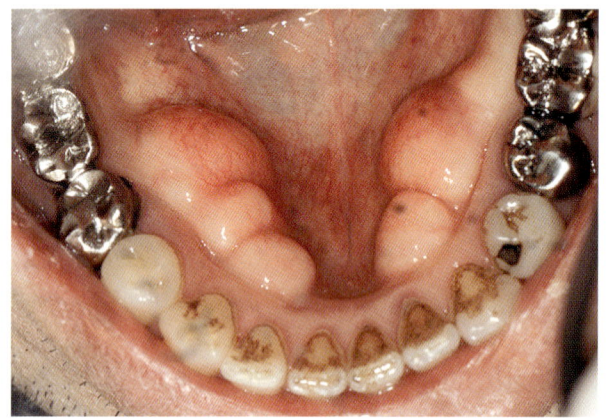

図7-10 骨腫（下顎骨筋突起）.

図7-11a, b 外骨症.

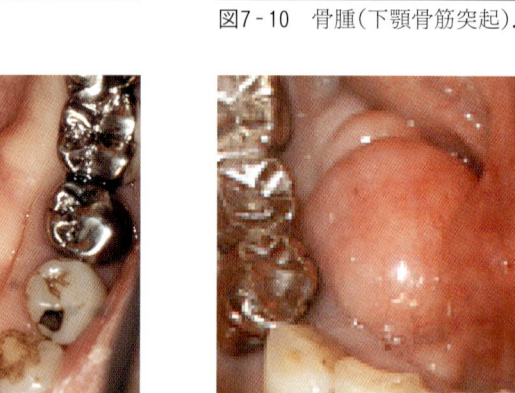

a|b

歯原性腫瘍と類似を示すので，鑑別する必要がある．

## 10. 骨腫

　無症状のことが多いが，外骨膜側に発生した例では腫瘤を形成をする（図7-10）．成熟した層板構造を示す緻密な骨組織よりなる良性腫瘍である．傍骨性に生じる場合と骨島と呼ばれる髄内性骨腫がある．一種の過誤腫と考えられている．ガードナー症候群では多発性髄内骨腫がみられる．

　ガードナー症候群は種々の臨床症状を示す常染色体性優性遺伝疾患である．結腸のポリープ症，表皮性囊胞，骨腫を特徴とする疾患である．患者は10～20歳ごろに，まず過誤腫が現われ，その後15～50歳ごろまでに結腸腺腫が悪性化し，結腸癌のために死亡することが多い．

## 11. 外骨症（下顎隆起・口蓋隆起）

　局所の骨質の過剰発育によって生じる骨膨隆で真の腫瘍ではない（図7-11a, b）．硬口蓋正中部の口蓋隆起と，下顎臼歯部舌側の下顎隆起が代表的なもので，青年期以降に発現することが多い．一般的には骨様硬であり被覆粘膜は健常である．

　大きなものでは粘膜は進展され，蒼白色を呈することがある．また，外傷によりびらんや潰瘍を生じることがある．通常，治療の必要はないが，義歯装着が困難な場合や，構音障害などの機能障害がある場合には切除する．

## 12. 歯原性粘液腫（歯原性粘液線維腫）

　発育は緩慢で，初期は無症状であるが，腫瘍が増大すると顎骨の膨隆が生じる．エックス線写真では，直線的または微細な骨中隔（石けん泡状所見，テニスラケット状）によって仕切られた多胞性の透過像が

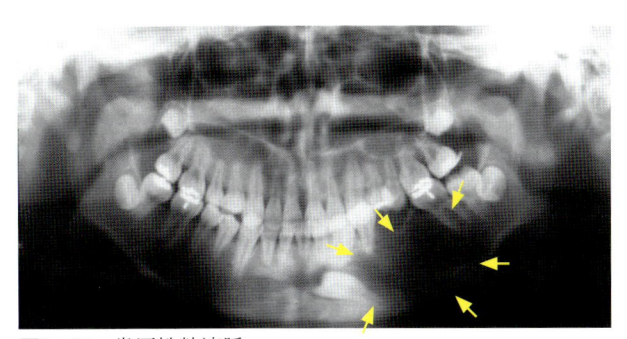

図7-12　歯原性粘液腫．

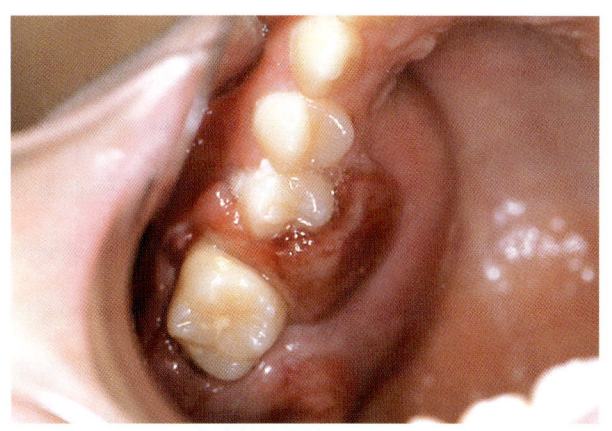

図7-13　エナメル上皮線維肉腫．

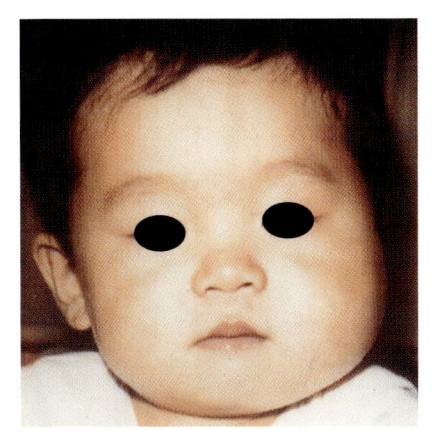

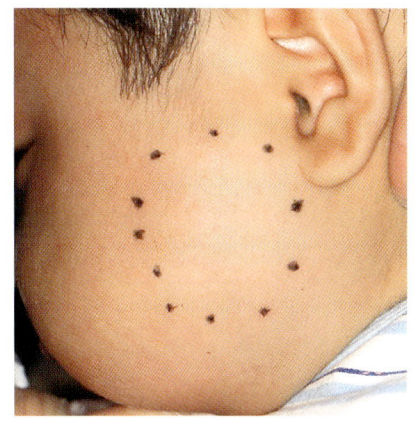

図7-14a, b　骨の好酸球肉芽腫．

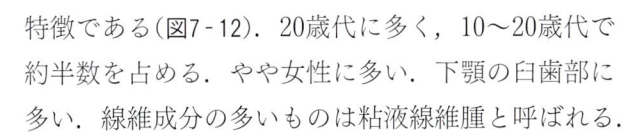

特徴である（図7-12）．20歳代に多く，10～20歳代で約半数を占める．やや女性に多い．下顎の臼歯部に多い．線維成分の多いものは粘液線維腫と呼ばれる．

良性腫瘍であるが，完全切除は困難でしばしば再発する．エックス線写真ではエナメル上皮腫や各種の歯原性腫瘍と類似を示すので，鑑別する必要がある．

## 13．エナメル上皮線維肉腫

無痛性に比較的急速に発育し，被覆粘膜は正常所見や肉芽様を呈することが多い（図7-13）．口腔には多種の肉腫が発生するが，その発生頻度は癌腫に比べ低い．発生年齢は癌腫より若年に多い．

口腔内の肉腫としては，線維肉腫が多い．きわめてまれではあるが，歯原性肉腫も発生する．年齢は10～30歳代に多く，性差は明らかでない．好発部位は下顎臼歯部で上顎は少ない．

初期の段階では典型的な症状を呈しないため，診断に苦慮することが多い．病理組織学的にも診断は必ずしも容易ではない．

## 14．骨の好酸球肉芽腫（ランゲルハンス細胞型組織球腫症）

発育は緩慢で，初期は無症状であるが，腫瘍が増大すると顎骨の膨隆を生じる．ランゲルハンス細胞の増殖を特徴とする細網内皮症の一病型である．肝，脾，骨髄，リンパ節，肺などの細網内皮系への組織球の増殖である．

骨の好酸球肉芽腫（図7-14a, b）は，骨と軟組織に発生するが，多くは骨に孤立性あるいは多発性に生じる．好発年齢は5～16歳の小児期である．骨に生じた場合，疼痛をともない，ときに病的骨折をきたすことがある．

第2部　口腔病変の診断

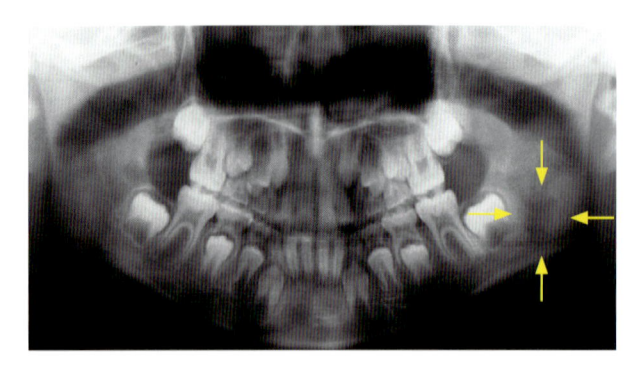

図7-15　巨細胞修復性肉芽腫.

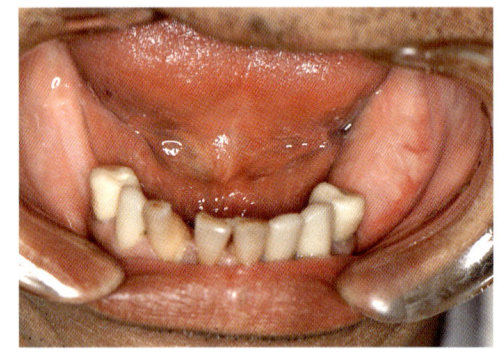

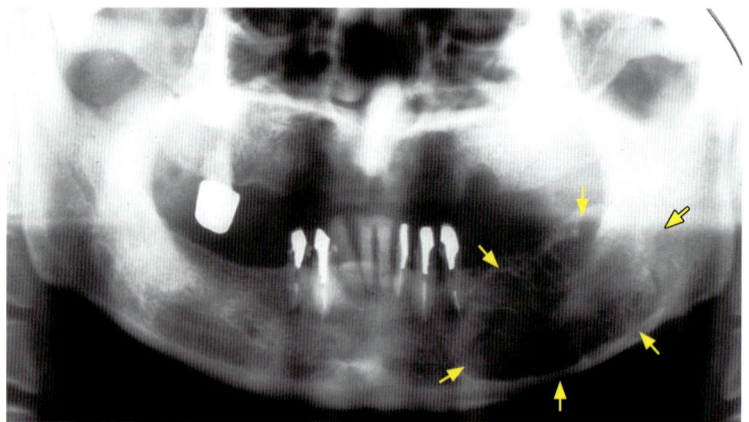

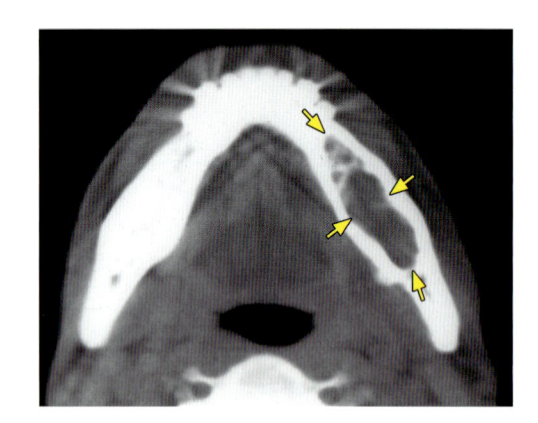

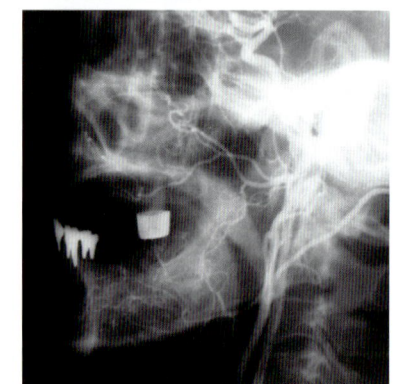

図7-16a〜d　顎骨中心性血管腫.

かつては組織球由来の腫瘍とみなされ，組織球症Xと呼ばれていたが，腫瘍細胞がランゲルハンス細胞に特有のバーベック顆をもつことから，表皮のランゲルハンス細胞に由来する反応増殖と考えられており，現在ではランゲルハンス細胞型組織球腫症と呼ばれている．臨床的にはレッテラー・ジーベ病，ハンド・シューラー・クリスチャン病，好酸球肉芽腫に分類される．

## 15. 巨細胞修復性肉芽腫

発育は緩慢で，初期は無症状であるが，腫瘍が増大すると顎骨の膨隆が生じる(図7-15)．局所循環障害と関連して生じる．病理組織学的に多核巨細胞と単核紡錘形細胞の増殖からなり，出血巣をともなう．

巨細胞は周辺部に分布し，ときに線維芽細胞が散在し，束状の肉芽をなす．巨細胞腫との鑑別のほかに，巨細胞の出現をともなうケルビズムや褐色腫との鑑別が必要となる．

## 16. 顎骨中心性血管腫

発育は緩慢で，初期は無症状であるが(図7-16a)，

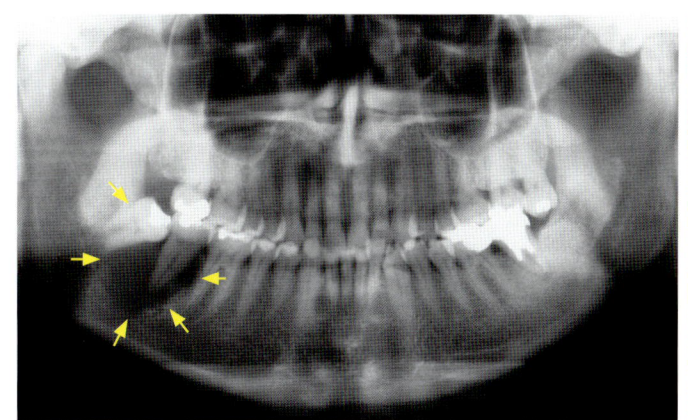

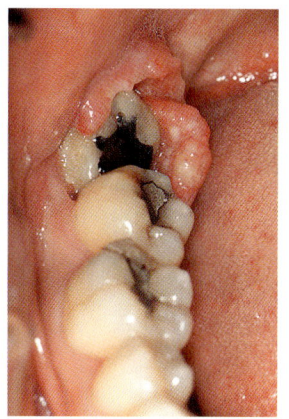

図7-17a, b　原発性骨内癌腫．

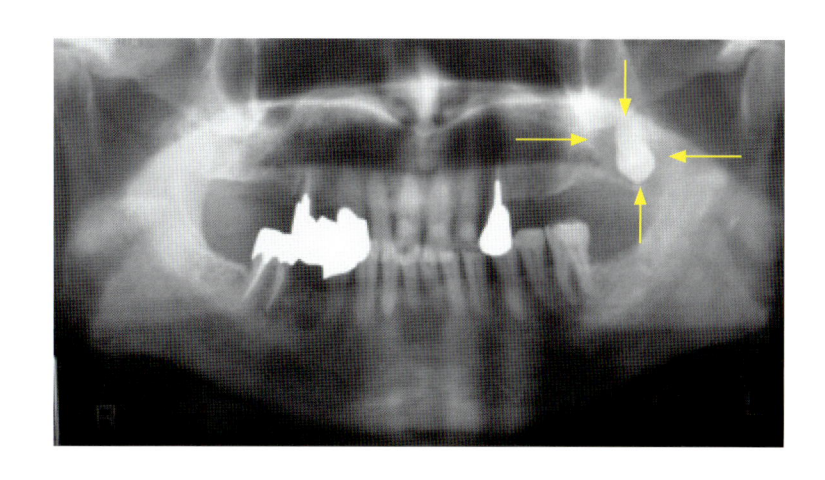

図7-18　含歯性嚢胞由来扁平上皮癌．

腫瘍が増大すると顎骨の膨隆が生じる．肉眼的には診断が困難な場合が多く，抜歯や外傷後の異常出血やエックス線写真で偶然発見される．歯の動揺，位置異常や歯頸部よりの出血があり歯周疾患と誤診される場合がある．また，腫瘍相当部の抜歯により大出血をきたすことがあり，場合によっては致死的となる．顎骨内に発生する血管腫であり，きわめてまれである．上顎骨よりは下顎骨に好発する．

エックス線所見としては，境界が不明瞭なエックス線透過像であり，血管造影にて腫瘍の染色性の増強，血管の蛇行やコイル状の拡大などが認められる（図7-16b～d）．エックス線写真にてエナメル上皮腫や各種の歯原性腫瘍と類似を示すので，鑑別する必要がある．

## 17．原発性骨内癌腫

歯痛や歯の動揺あるいはエックス線写真上に原因不明の陰影として発見される（図7-17a）．進行するにつれて，顎骨を内部から広範に破壊し，やがて顎骨外の軟組織に波及し，粘膜や皮膚に潰瘍を生じる（図7-17b）．さらに進展すると通常の口腔癌との鑑別が困難となる．通常の口腔癌が粘膜癌であるのに対して，顎骨の内部に原発した扁平上皮癌である．

転移性腫瘍を除外すれば，顎骨内には癌腫が発生することはきわめてまれである．歯原性上皮の残遺に由来する．エックス線写真にて進展した下顎歯肉癌，各種の歯原性腫瘍や嚢胞と鑑別する．

## 18．含歯性嚢胞由来扁平上皮癌

歯原性嚢胞の悪性化の発生率は0.31～2％とされており，男性に多く，50歳以降に多い．好発部位は下顎に発生する頻度が高い．発生原因は長期間にわたる炎症によって刺激され，嚢胞壁が癌化するのではないかと考えられている（図7-18）．

第2部　口腔病変の診断

図7-19a〜c　骨肉腫.

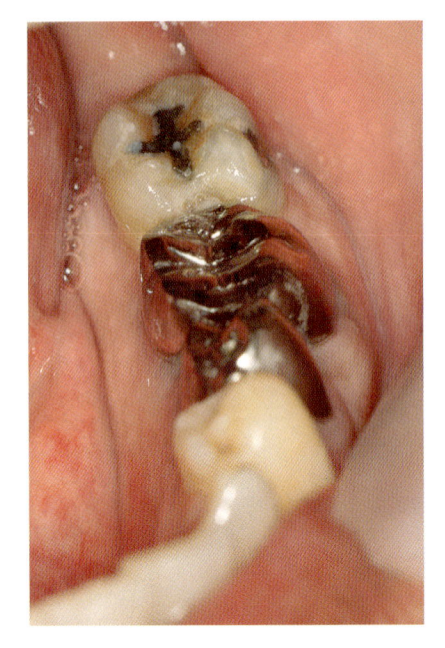

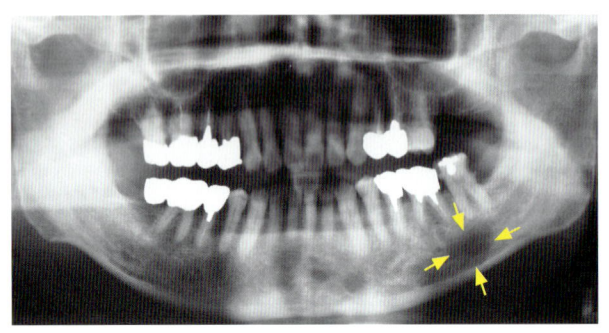

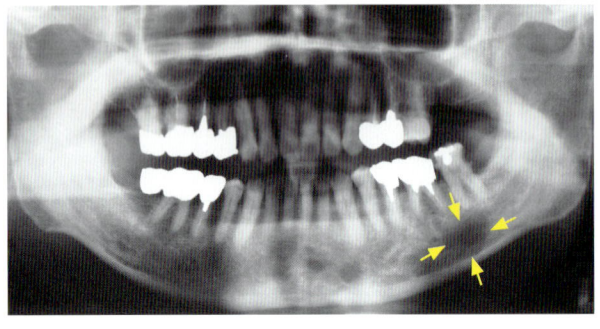

顎骨のなかより発生した癌腫が囊胞の悪性変化であることの確定診断には，①口腔粘膜癌の浸潤でないこと，②転移性や顎骨内原発性の癌でないこと，③囊胞性エナメル上皮腫の癌化でないこと，④病理組織学的診断に正常な囊胞上皮とそれに連続して扁平上皮癌が認められることとされている．

## 19. 骨肉腫

初期では運動時痛を生じるが，次第に自発痛となり，局所の骨様硬の膨隆をともなうようになる（図7-19a, b）．

エックス線写真では骨髄内の境界不明瞭な骨破壊像（図7-19c），もしくは骨硬化像，両者の混在像，骨膜反応として針状骨，コッドマン三角などの所見を示す．進展すると，旭日像または太陽光線像を示す．

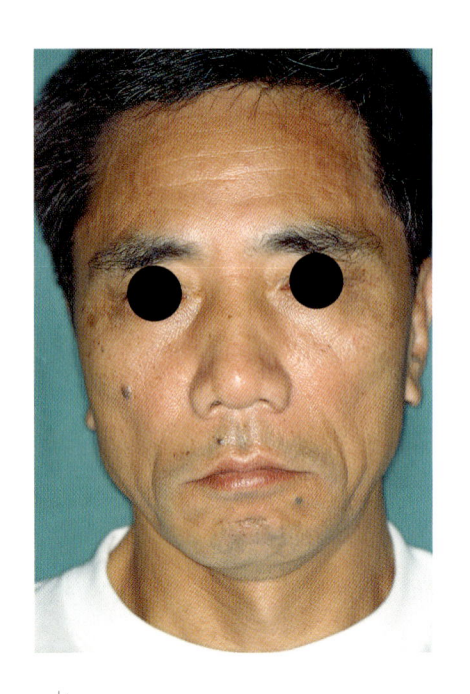

顎口腔領域に発生する頻度は，骨肉腫全体の10％前後で，上顎よりも下顎に多く，臼歯部に多い．男女比では，3：2で男性に多く，好発年齢は10歳代で，とくに15〜19歳ごろに好発する．顎口腔領域では，平均年齢が高いのが特徴で20〜40歳代に好発する．

骨の外側に発生する外骨性と骨のなかに発生する中心性とがある．外骨性は骨の組織をつくる場合（造骨性肉腫または硬化性骨腫）が多く，中心性は骨を破壊吸収する場合（骨破壊性肉腫）が多い．外骨性は幼少者に，中心性は成人に多い．臨床検査にて，アルカリホスファターゼの高値を示す例が多い．

進展症例では，エックス線写真は特徴的ではあるが，初期の段階では典型的な症状を呈しないため，診断に苦慮することが多い．病理組織学的にも診断は必ずしも容易ではない．

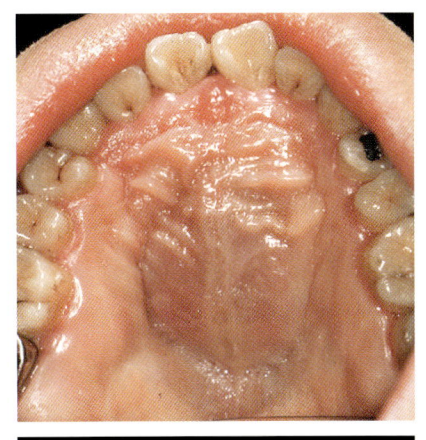

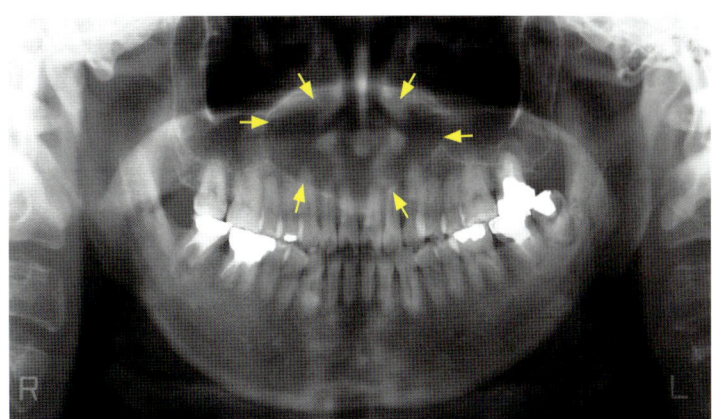

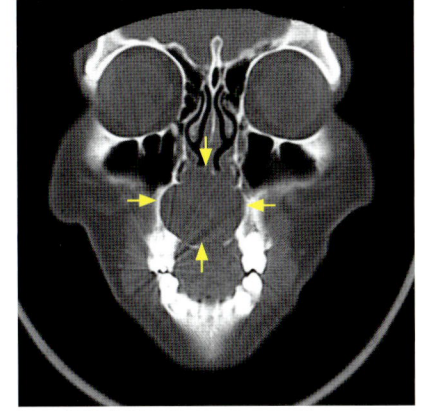

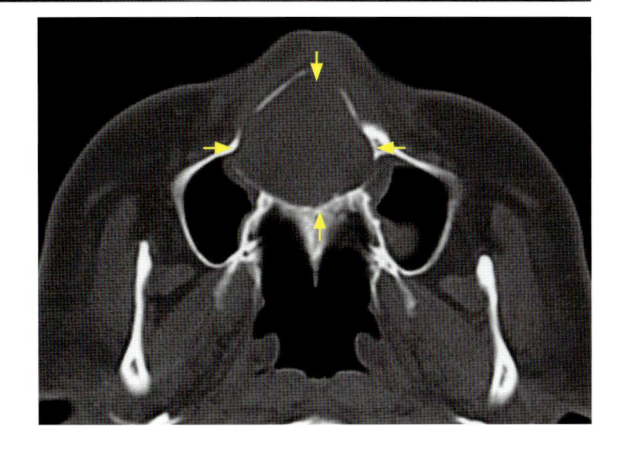

図7-20a〜d 鼻口蓋管囊胞.

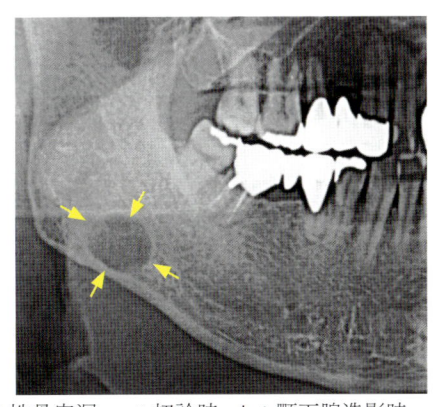

図7-21a,b 静止性骨空洞. a：初診時. b：顎下腺造影時.

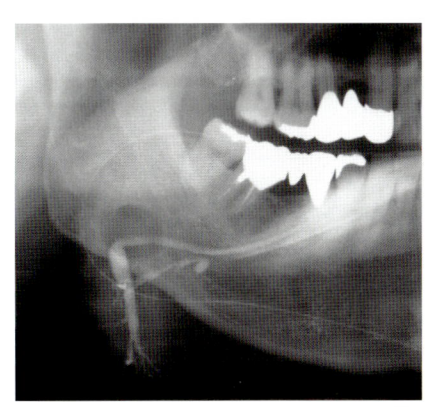

## 20. 鼻口蓋管囊胞

上顎正中部唇側，口蓋前方部の腫脹，羊皮紙様感や波動を認める（図7-20a）．エックス線写真ではハート形または円形の透過像を示す．発生部位は，前者は左右の鼻口蓋管に沿った部位で，後者は左右の鼻口蓋管が合流した部位よりも口蓋粘膜に近い部位である．増大すると，部位にかかわらず，類円形または円形を示す（図7-20b〜d）．

非歯原性囊胞であるので，囊胞に隣接している歯は生活歯である．上顎正中部に発生した歯根囊胞や残留囊胞との鑑別が重要である．

## 21. 静止性骨空洞

無症状であり，エックス線検査で偶然に発見されることが多い．エックス線写真では，下顎管下方で下顎角の前方に，周囲の骨に硬化像をともなった

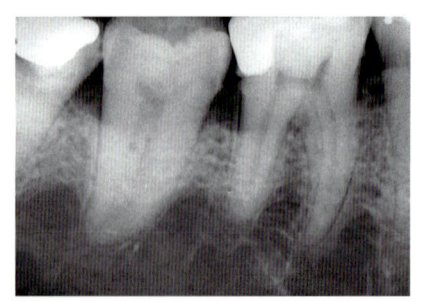

図7-22 単純性骨嚢胞.

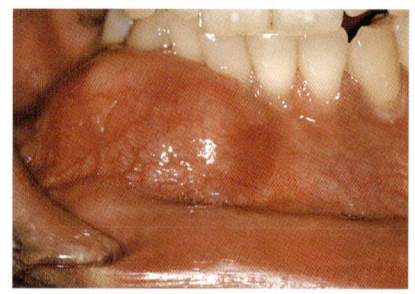

図7-23a,b エナメル上皮腫.

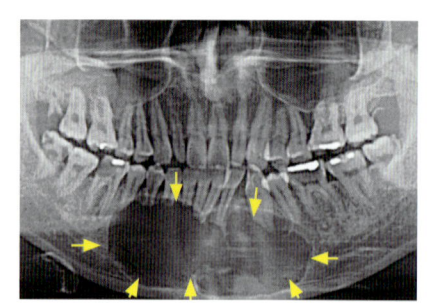

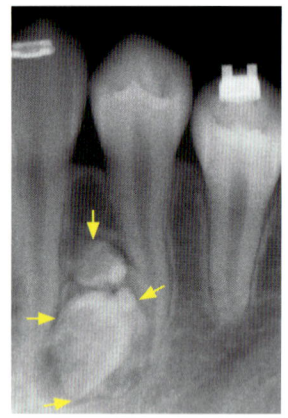

図7-24a 集合性歯牙腫.

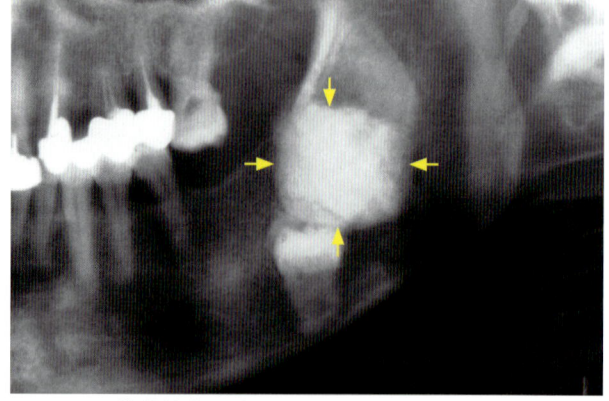

図7-24b 複雑性歯牙腫.

円形または半円形の境界明瞭な透過像を示す（図7-21a）.

下顎骨の舌側皮質が欠損または菲薄化し，その部に顎下腺もしくは脂肪組織などが認められる（図7-21b）. 近年，パノラマエックス線撮影が頻繁に行われている結果，発見されることが多くなった. 唾液腺腫瘍による下顎骨の圧迫吸収との鑑別を必要とする.

## 22. 単純性骨嚢胞（単純性骨空洞，外傷性骨嚢胞）

自覚症状がなく，エックス線検査で偶然に発見されることが多い. エックス線所見では，歯根を包み込むようなホタテ貝殻状の透過像で，歯根の吸収は基本的に認めない（図7-22）. 小さな場合には単胞性透過像を示す. 10歳代の下顎に好発し，嚢胞の内容は空虚であるか，少量の血性ないし漿液性液を含んでいる. 病理組織学的には，嚢胞内壁には裏装上皮がなく，細胞成分に乏しい結合組織が接し，炎症所見は一般にない.

原因は，外傷による骨髄内血腫の器質化障害とされているが，外傷の既往のない症例が多い. エックス線写真にて，エナメル上皮腫，角化嚢胞性歯原性腫瘍やそのほかの歯原性嚢胞との鑑別が重要である.

## 23. エナメル上皮腫

発育は緩慢で，初期は無症状であるが，腫瘍が増大すると顎骨の膨隆が生じる（図7-23a）. 二次感染を起こすと，急性顎炎の症状を呈する. 腫瘍の大きさは，鶏卵大程度が多いが，大きく増大した場合では，骨皮質は薄くなり，羊皮紙様感を呈して，波動を触知する. 歯の動揺や位置異常を示すことも多い. さらに増大して，下顎管を圧迫するとオトガイ神経麻痺を生じる.

エックス線写真では，顎骨内に単胞性あるいは多胞性の境界の明瞭な透過像（図7-23b）を示し，約半数に埋伏歯を認める. 透過像の周囲には辺縁硬化像を示す. また，近接歯では歯根の吸収がみられることが多い. この歯根吸収は，鋭利な場合が多いので

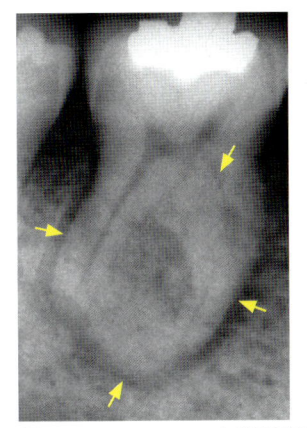

図7-25a, b　セメント芽細胞腫．　　　　　a｜b　　　図7-26　骨形成線維腫．

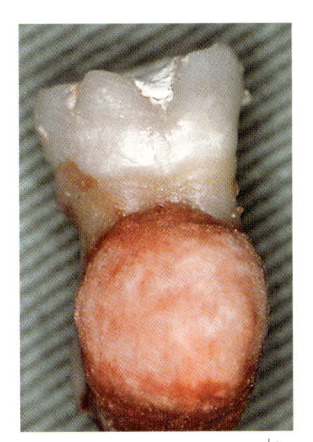

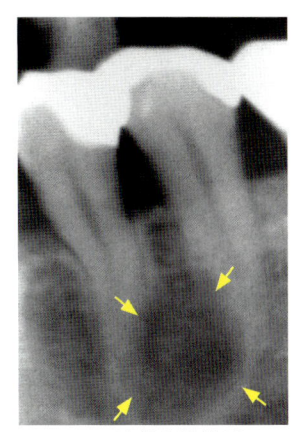

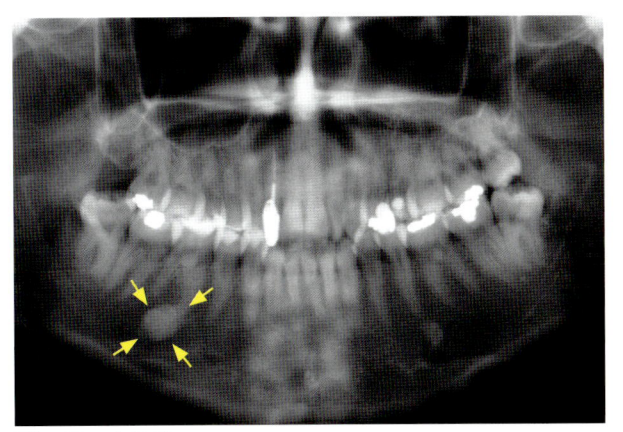

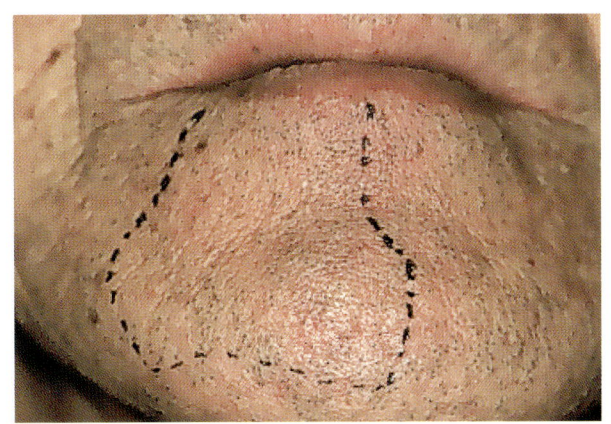

図7-27　内骨症．　　　　　　　　　　図7-28　顎骨中心性転移性癌．

注意して観察する．
　好発部位は，下顎臼歯部から下顎角部で，とくに智歯部が多い．上顎は少ない．性差はなく，10～30歳代で発見されることが多い．単胞性エナメル上皮腫と含歯性囊胞，多胞性エナメル上皮腫と顎骨中心性粘液腫や角化囊胞性歯原性腫瘍などは類似したエックス線写真を呈するので，鑑別が重要である．

## 24．歯牙腫

　臨床的には無症状の場合が多く，エックス線撮影にて発見される．また，歯槽突起部では骨膨隆を示すことがある．大部分の症例が永久歯に関与しており，萌出遅延や歯列不正を生じることもある．エックス線写真では，小さな歯を思わせる不透過像の集合体，あるいは周囲の骨質とは明らかに区別できる塊状の不透過像を示す．

　病理組織学的には，多数の小さな歯牙様構造物がみられ，個々の構造物は線維性組織で分離された集合性歯牙腫（図7-24a）と，形成された歯牙硬組織の配列は不規則であり，歯の形を示さない複雑性歯牙腫（図7-24b）とに分類される．
　集合性歯牙腫は上顎前歯部に，複雑性歯牙腫は下顎大臼歯部に好発する．エックス線写真で，集合性歯牙腫は特徴的であり診断は容易であるが，複雑性歯牙腫は腐骨，骨腫や内骨症との鑑別が重要である．

## 25．セメント芽細胞腫

　発育は緩慢で，増大すると顎骨を膨隆させる．エックス線写真で初めて発見されることが多い．エックス線写真では，周囲の骨組織と一層のエックス線透過像で境界される，歯根部を取り囲む球形の不透過像（ダーツの標的の様）として特徴づけられる（図7-25a, b）．

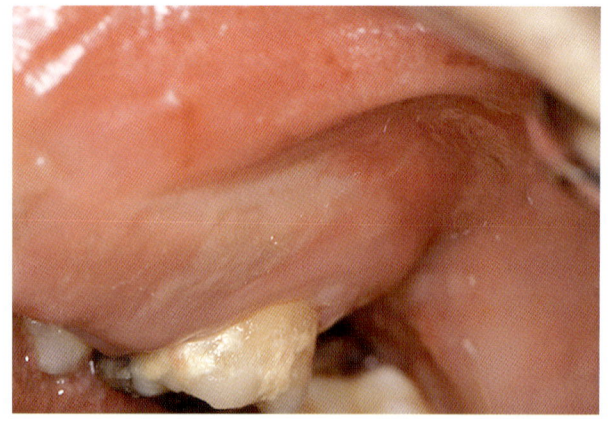

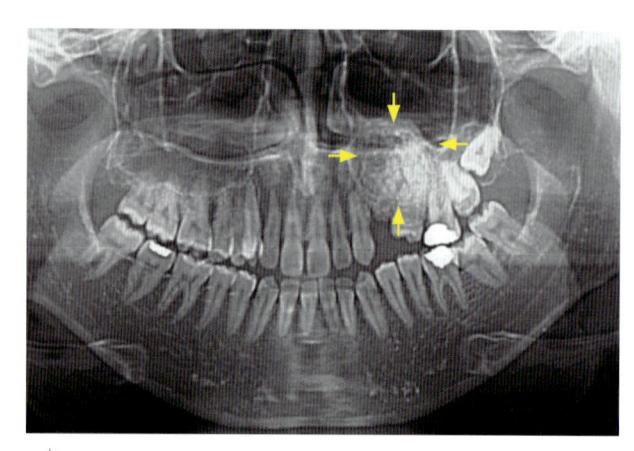

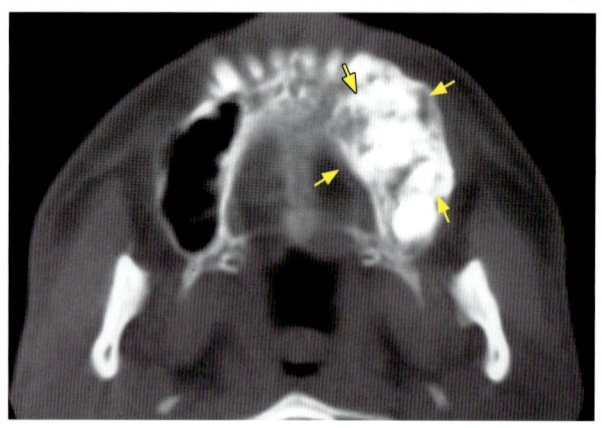

第2部　口腔病変の診断

図7-29a〜c　線維性異形成症.

　発生頻度はきわめてまれで，下顎小臼歯部および大臼歯部に好発する．増大すれば，エックス線写真にて特徴的なため診断は容易である．しかし，小さな場合にはセメント質肥大，セメント質骨異形成症や内骨症との鑑別が重要となる．

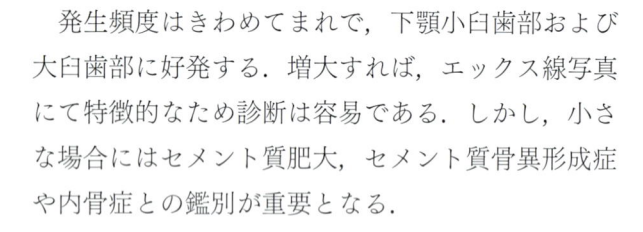

## 26．骨形成線維腫（化骨性線維腫）

　発育は緩慢で無症状なことが多く，腫瘍が増大すれば，顎骨の膨隆が認められる．エックス線写真において，早期では境界明瞭な透過性病変を示し（図7-26），進行すると境界明瞭な透過性病変の内部に不透過像を含む混在病変（霜降り状エックス線像）として認められる．臨床的，エックス線的，病理学的にも，線維性骨異形成症との鑑別が重要である．

## 27．内骨症

　無症状の境界不明瞭なエックス線不透過像である（図7-27）．骨中心性の反応性の骨増生をいう．慢性炎症後に骨皮質の内側に骨質の増殖を示すもので，真の骨腫や過誤腫などとの鑑別が容易でないことが多い．

　エックス線写真では，周囲の骨質とは明らかに区別できる境界不明瞭な塊状の不透過像を示す．内骨腫や慢性硬化性骨炎とは鑑別されるべきであるが，困難な場合が多い．

## 28．顎骨中心性転移性癌

　境界不明瞭なエックス線透過像を示す．下顎骨では，下口唇からオトガイ部にかけての知覚の低下または麻痺が初発症状のことがある（オトガイしびれ症候群，図7-28）．

　口腔への転移性癌は全口腔癌の約1％程度であり，下顎骨臼歯部の骨内に生じることが多い．乳腺，肺，腎，甲状腺，腸管，前立腺，胃，精巣，膀胱，肝，子宮，卵巣から転移する．予後はきわめて悪く，大部分は数か月から1年以内に死亡する．

図7-30a 慢性下顎骨骨髄炎.

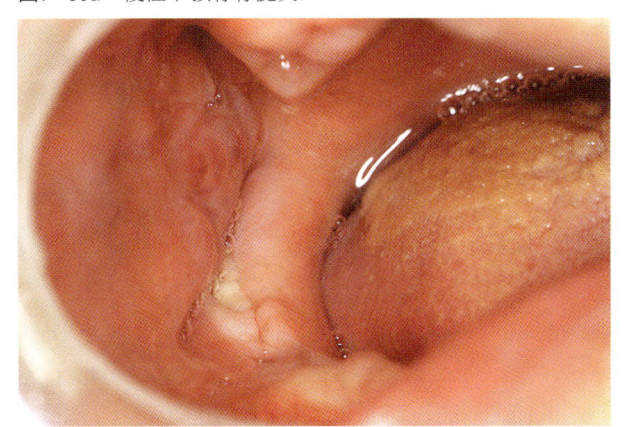

図7-30b 慢性下顎骨骨髄炎(右側下顎枝〜大臼歯部).

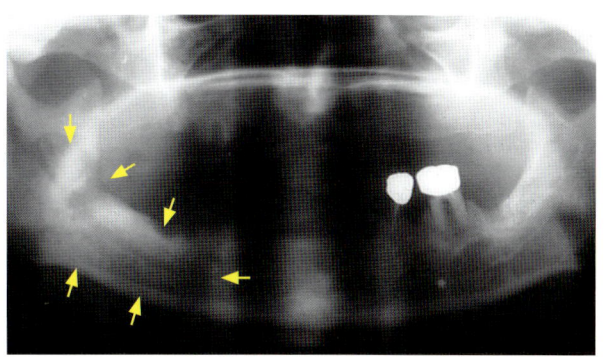

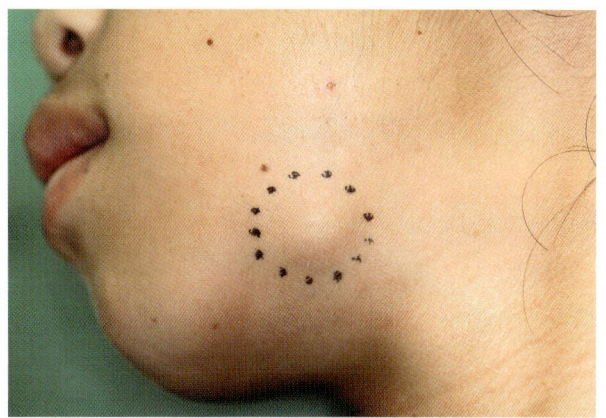

図7-30c ガレの骨髄炎.

エックス線写真で下顎骨骨髄炎，角化嚢胞性歯原性腫瘍や歯原性腫瘍との鑑別が重要であるが，診断は病理組織学的に行われる．

## 29．線維性異形成症

発育は緩慢で，びまん性，無痛性の骨の膨隆を示す(図7-29a)が，骨の発育が完了すると進行は停止する．単発(骨)性と多発(骨)性とに分けられる．単発性は若年者の長管骨に好発するが，顎骨では比較的まれである．エックス線写真では境界不明瞭な点状陰影やスリガラス様の不透過像を呈する(図7-29b, c)．骨を形成する間葉組織の発育異常と考えられる．

多発性はアルブライト症候群と呼ばれ，内分泌異常(とくに性的早熟)と皮膚のカフェ・オーレ斑をともなう．臨床的，エックス線的，病理学的にも，化骨性線維腫との鑑別が重要である．

## 30．顎骨骨髄炎・ガレの骨髄炎

症状により，急性と慢性に分類される．成人に多く，下顎骨に多く，上顎骨に少ない．歯性炎症からの波及，顎嚢胞の二次感染，外傷あるいは抜歯後感染，歯科治療時の感染，薬物による腐食，放射線照射，血行感染によって起こる．

急性化膿性下顎骨骨髄炎の症状および経過はつぎの病期に分けられる．

①初期：原因歯の挺出感，弛緩動揺があり，原因歯を中心に疼痛があり，とくに打診痛が著明となる(弓倉症状)が，腫脹はあまりない．

②進行期：さらに拍動性自発痛は強度になり，悪寒ないし悪寒戦慄をともなう高熱を発する．下歯槽神経の分布領域である下唇の知覚麻痺(ワンサン症候)が現われる．白血球も増加する．

③腐骨形成期：炎症が骨膜下にいたると腫脹は急速に増大し，波動を呈する．自潰や切開により排膿すると，腫脹と疼痛は急速に消退する．エックス線所見は透過性が高まり，病変部は斑紋状や雲状の透過像を呈する．この時期は亜急性期に相当する．

④腐骨分離期：自覚症状と全身状態はほとんど消

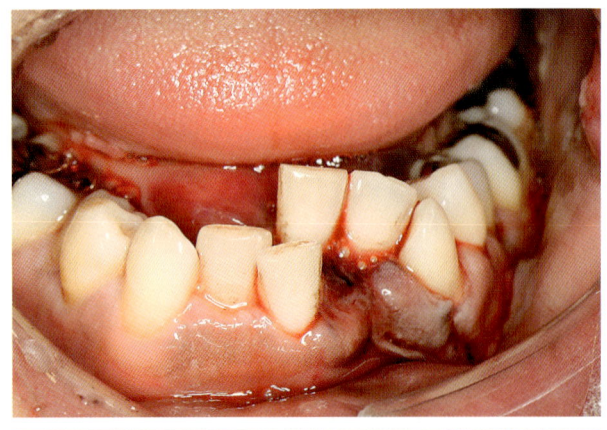

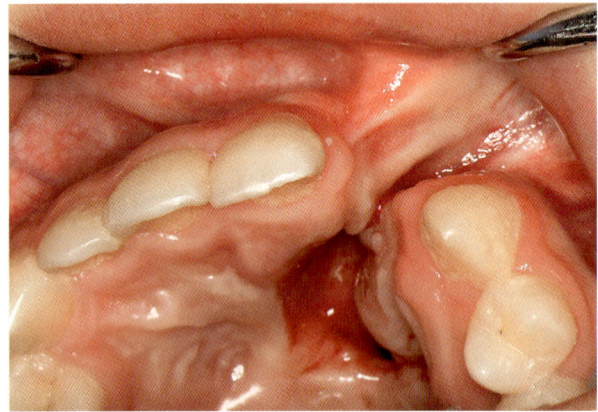

図7-32a 顎裂.

図7-31 下顎骨骨折.

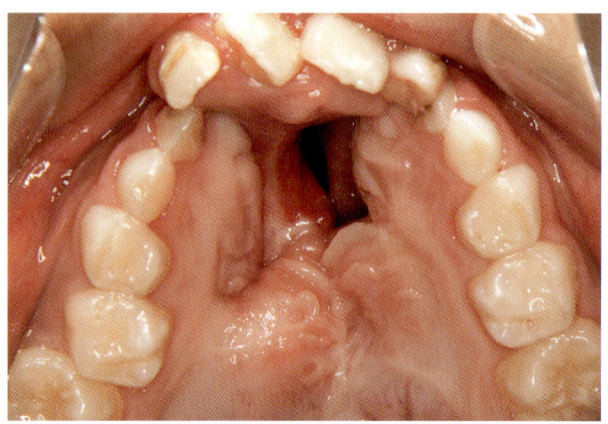

図7-32b 口腔鼻腔瘻.

失する．この時期は慢性期に相当する．
　慢性骨髄炎は急性骨髄炎に継発する慢性化膿性骨髄炎(化膿型)と当初より慢性の経過ではじまる慢性硬化性骨髄炎(硬化型)に分類される．両者の病態はやや異なる．化膿型は骨質の破壊と著明な線維の増殖を認める．
　エックス線写真では，化膿型(図7-30a)では下顎骨骨体に虫食い状の骨破壊像や腐骨分離像を認める．硬化型では下顎枝から下顎角部や下顎体部にかけて不透過像が広がり，その不透過像増強部に透過像が混在する．また，その混在の程度により，スリガラス様，綿花様，斑点状，まだら様，大理石紋様，虫食い状と形容される．さらに，混在の透過像の形と位置が経過により変化する．
　硬化型は，骨硬化の病変の範囲により限局性とびまん性に分類される．化膿型は下顎骨体の臼歯部に多く，硬化型は下顎枝部から臼歯部に多い．
　化膿型は自覚症状が少なく，病変部のわずかな腫脹，硬結，圧痛，瘻孔形成などを認める(図7-30b)．硬化型は慢性期では自覚症状が少なく，鈍痛，違和感，腫瘤形成などを認める．
　若年者には下顎大臼歯部，下顎角，下顎枝に硬い腫脹を認められるガレの骨髄炎が発生する(図7-30c)．非化膿性炎であり，化膿，腐骨，瘻孔形成はともなわない．顎骨の慢性炎(ほとんどは骨髄炎)が骨膜に波及し，骨膜下に骨の新生をきたす．
　緩慢な刺激あるいは感染によって起こり，下顎臼歯部の根尖病巣や抜歯窩からの感染が原因であることが多い．エックス線検査では骨の石灰化が著明で，規則正しい骨梁配列を示す．最外層には，骨膜反応により層状の新生骨添加がみられる．組織学的には，新生骨の骨梁は類骨からなるものが多い．

## 31. 顎骨骨折

　顎骨骨折は，上顎骨骨折，下顎骨骨折，および両者が合併した上下顎骨骨折に分けられる(図7-31)．

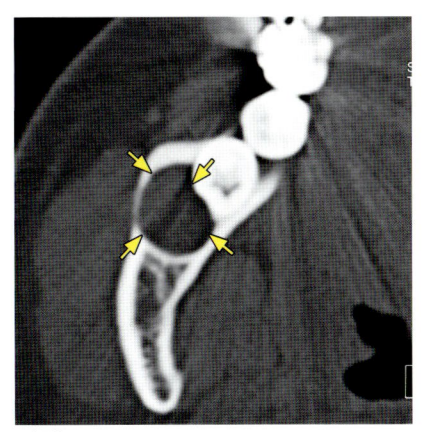

図7-33　ホフラート嚢胞.

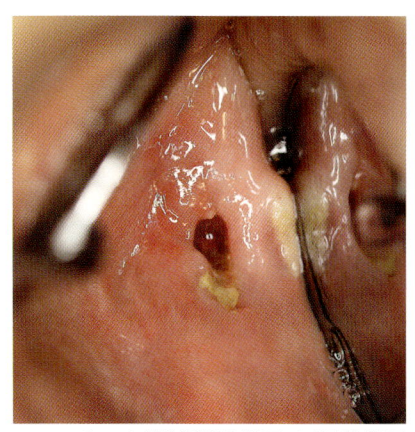

図7-34　ビスフォスフォネート関連顎骨壊死／顎骨壊死（BRONJ／ONJ）.

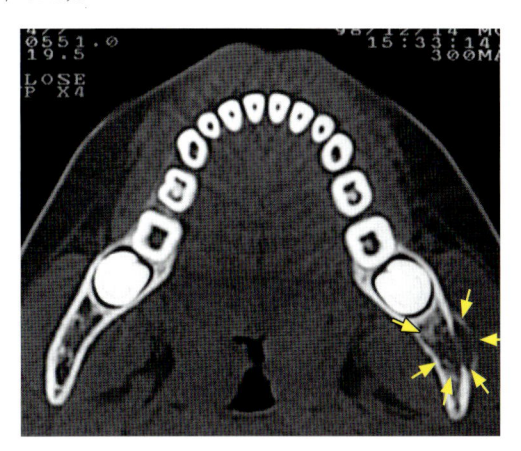

図7-35　巨細胞修復性肉芽腫.

上下顎顎骨折では，歯の損傷，または歯槽骨骨折を合併することが多い．そのほか，顎顔面部の骨折では鼻骨骨折，頬骨および頬骨弓骨折，眼窩骨折，ときに頭蓋骨骨折を合併する．

受傷時の意識消失，頭痛，悪心嘔吐の有無およびそれらの経過を聴取し，頭蓋内損傷の可能性について確認することが重要である．

## 32．顎裂・口腔鼻腔瘻

口腔と鼻腔の交通する穴のことである．顎裂によって生じている場合（図7-32a）と，口唇裂や口蓋裂に対する初回の手術ののちに生じている場合（図7-32b）とがある．口腔鼻腔瘻が大きい場合には鼻咽腔閉鎖不全から，言語障害や摂食障害が生じ，鼻粘膜の炎症を認めることもある．また，口臭の原因となることもある．

## 33．ホフラート嚢胞

エックス線所見として，境界明瞭な単房性，類円形の透過像を認める（図7-33）．下顎智歯の遠心側に形成される炎症性歯周嚢胞である．病理所見としては，歯根嚢胞と同様で上皮層，肉芽層，線維性結合組織層の3層構造を認める．

## 34．ビスフォスフォネート関連顎骨壊死／顎骨壊死（BRONJ／ONJ）

以前は，骨粗鬆症，癌の骨転移，多発性骨髄腫などの疾患の予防と治療に用いられているBP系薬剤が関連して顎骨壊死を起こしたことからBRONJ（bisphosphonate-related osteonecrosis of the jaw／ビスフォスフォネート関連顎骨壊死）と呼ばれていた．最近ではBP系薬剤だけではなく抗RANKリガンド抗体であるデノスマブでも顎骨壊死を起こすことか

図7-36a〜d 術後性上顎嚢胞.

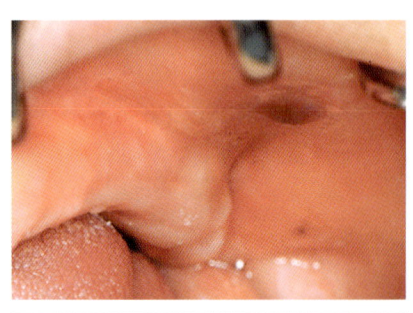

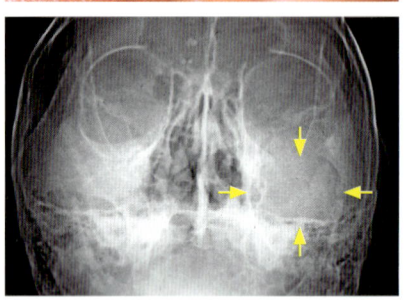

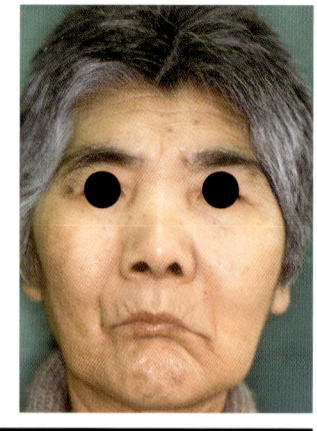

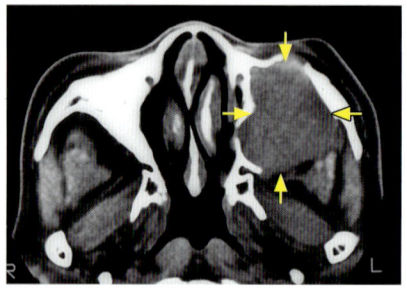

図7-37 鎖骨頭蓋異骨症.

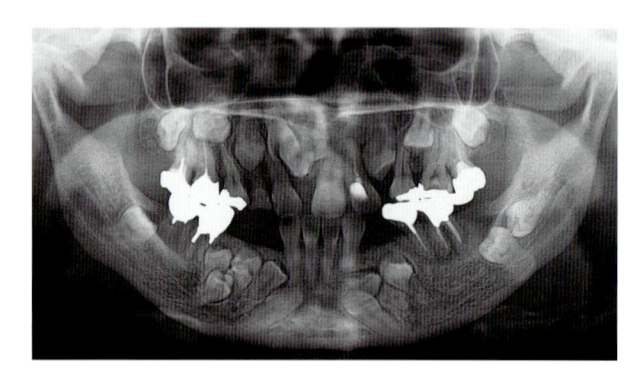

ら ONJ（osteonecrosis of the jaw／顎骨壊死）とも呼ばれるようになった．疼痛，骨の露出，排膿を認める（図7-34）．

　エックス線所見として歯槽骨辺縁の骨硬化，歯槽硬線の肥大やびまん性骨硬化を認め，骨露出した場合は骨の融解を認める．鑑別診断として歯肉炎，歯周炎，および慢性骨髄炎が挙げられる．

## 35．巨細胞修復性肉芽腫

　20〜30歳代の下顎前歯部に好発し，やや女性に多い（図7-35）．骨破壊性に増殖し顎骨を膨隆させるが，皮質骨を破壊することはまれである．腫瘍の増大にともない，歯の位置異常や動揺・脱落をみることがある．エックス線所見では多房性透過像を示すことが多い．破骨細胞と多核巨細胞を含んだ肉芽組織の増生からなる疾患である．局所の外傷に対する異常修復によるものと考えられている．顎骨内部に生じる中心性と，顎骨周辺軟組織に生じる周辺性に分けられる．

## 36．術後性上顎嚢胞（術後性頬部嚢胞）

　上顎大臼歯部の歯肉頬移行部や頬部に腫脹や疼痛を認め，波動を触知する（図7-36a, b）．消炎後には犬歯窩付近に骨欠損を触れ，そこに圧痛を認めることが多い．進展すると複視や眼球上転障害などの眼症状や鼻閉を認める．

上顎洞炎の手術後数年から20年を経過して，上顎洞部に発生する．上顎洞根治術の既往および犬歯窩付近での前回の手術瘢痕を確認する．これらが確認されると診断は比較的容易である．穿刺吸引にて，チョコレート色の粘稠度の高い内容液が認められる．エックス線所見では，輪郭がやや不鮮明な陰影欠損像を示すことが多い(図7-36c, d)．

鑑別診断としては，大臼歯部の比較的大きな歯根嚢胞などがある．口腔症状を呈する場合は洞底型(歯根嚢胞型)がもっとも多い．

上顎腫瘍との鑑別が必要で，骨の圧迫吸収像と破壊像を鑑別する必要がある．

## 37．鎖骨頭蓋異骨症

膜性骨化の化骨障害を特徴とする先天的な骨の系統疾患であり，鎖骨，頭蓋骨正中部，椎骨，骨盤骨など正中線に沿って骨の形成不全がみられる(図7-37)．

口腔所見としては高口蓋がみられ口蓋正中部の溝や下顎の正中縫合不全がみられる．歯の萌出は遅延することが多く，エックス線写真で多数の未萌出歯や埋伏過剰歯を認める．全身所見としては，鎖骨欠損がみられ，首が細長く，肩が下がっている．また，可動域が大きく，前胸部で肩を近接することができる．RUNX2遺伝子に変異がある．

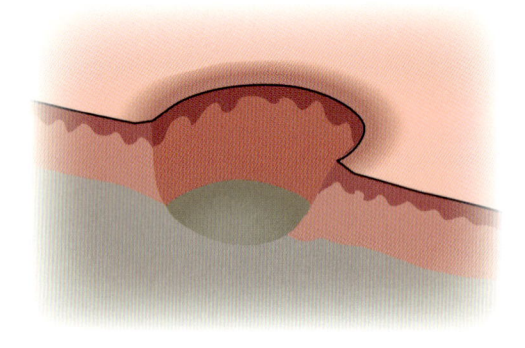

# 第8章 上顎洞

## 1. 上顎洞内異物（インプラント）

インプラント埋入前のエックス線検査で，パノラマエックス線写真でみられる硬口蓋や軟口蓋陰影を上顎骨と見誤って上顎洞下の骨量が少ないにもかかわらず，同部にインプラント埋入した場合に発生することが多い（図8-1）．上顎洞内にインプラントなど異物が迷入すると上顎洞炎を惹起する．

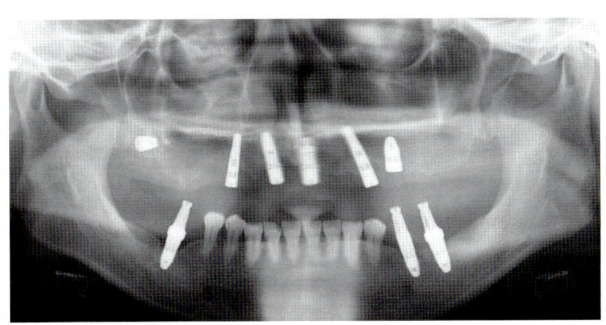

図8-1　上顎洞内異物．

## 2. 口腔上顎洞瘻

上顎洞は歯根尖と近接しており，とくに，上顎第一，第二大臼歯および第二小臼歯などは根尖が上顎洞に突出していることもある．このため，抜歯術における偶発症として上顎洞への穿孔が生じることがある．また，上顎洞と連絡していた顎囊胞摘出後や上顎洞炎の手術後などで口腔との間に瘻孔が形成される．

通常，抜歯時に単に上顎洞と交通した5mm程度の穿孔では保存的に治癒することが多いが，歯性上顎洞炎では，上顎洞からの排膿が続き，瘻孔が残存することが多い．疑わしい場合にはゾンデにて診査する（図8-2a, b）．まれに，上顎洞粘膜の脱出が起こる（図8-2c）．

## 3. 上顎洞内迷入歯

上顎の抜歯でもっとも注意を必要とするのは，抜歯時の上顎洞穿孔と歯の迷入である（図8-3a～e）．

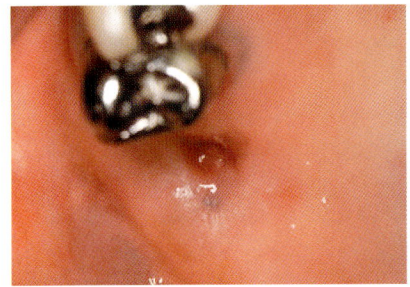

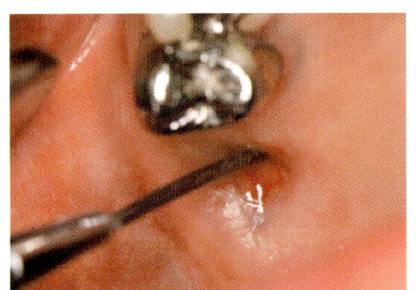

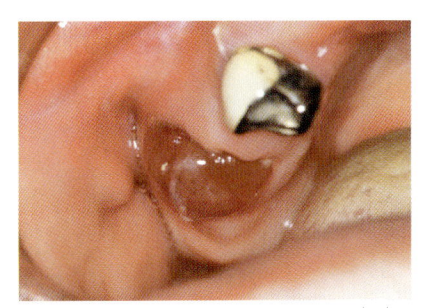

図8-2a～c　a, b：口腔上顎洞瘻．c：口腔上顎洞瘻からの上顎洞粘膜の脱出．

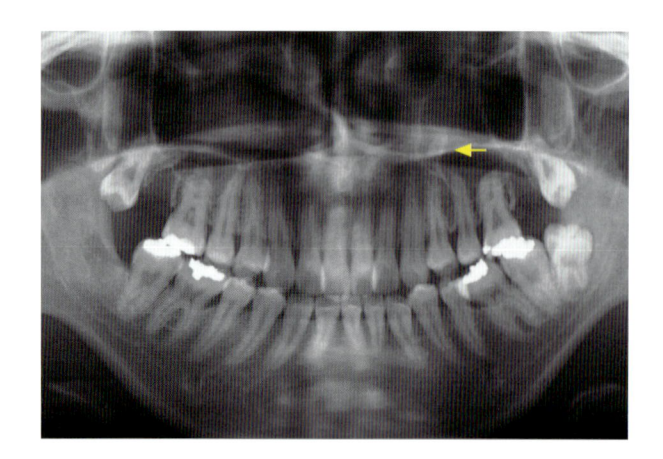

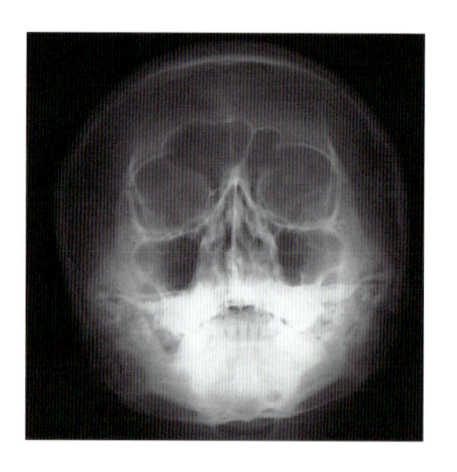

図8-3a〜e　上顎洞内迷入歯．

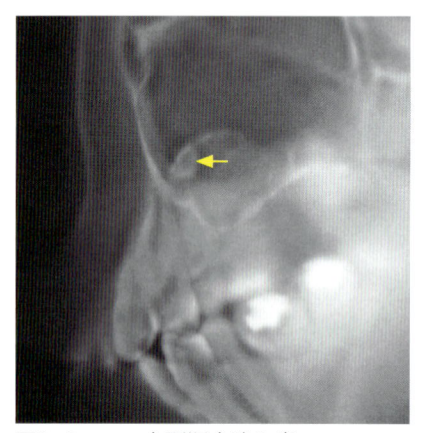

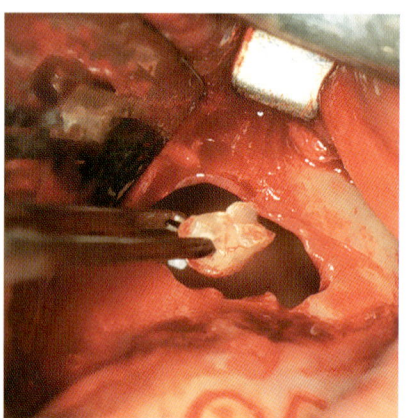

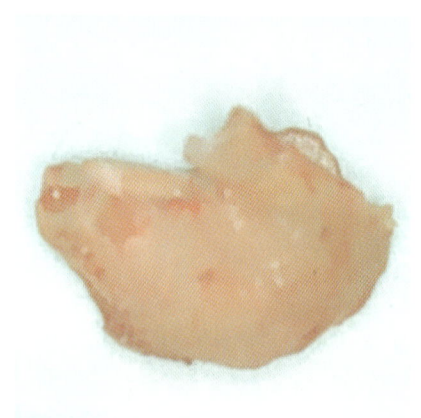

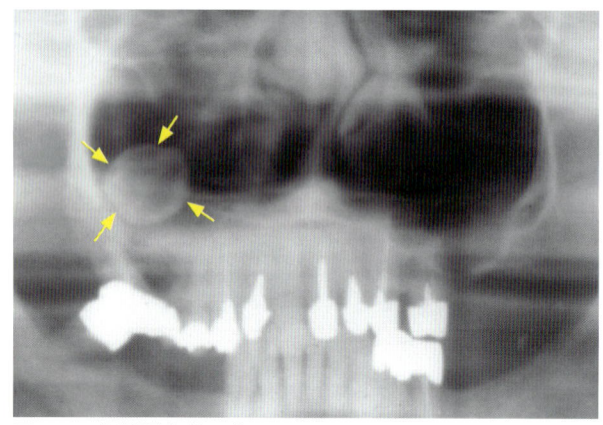

図8-4　上顎洞内結石症．

歯種別では第一大臼歯がもっとも多く，第二大臼歯がこれに次ぐ．この2本で大多数を占める．以下，第三大臼歯，第二小臼歯，犬歯，第一小臼歯と続いている．

歯根別では，第一大臼歯の口蓋根がもっとも多い．さらに，迷入歯は残根が多い．その理由は，洞底に近接している根尖部の骨性支持がない残根をエレベーターで抜去する際に，洞内へ押し込んでしまうからである．

左側に多いがその理由として，右利きの術者にとって上顎左側大臼歯は抜歯しにくいため，操作を誤って迷入させてしまう可能性が高い．患者には性差はない．

上顎洞内迷入歯が疑われたら，ゾンデにて抜歯窩を診査する．深く挿入できれば穿孔と判断し，歯が上顎洞内に迷入したと判断する．つぎにエックス線写真で，迷入歯根の位置を確認し，大きさ，可動性，破折骨片の有無，上顎洞粘膜の状態などを診断する必要がある．

## 4．上顎洞内結石症

患側の鼻閉，鼻漏や顔面痛などの鼻症状を訴える．エックス線写真では，単発性（図8-4）または多発性

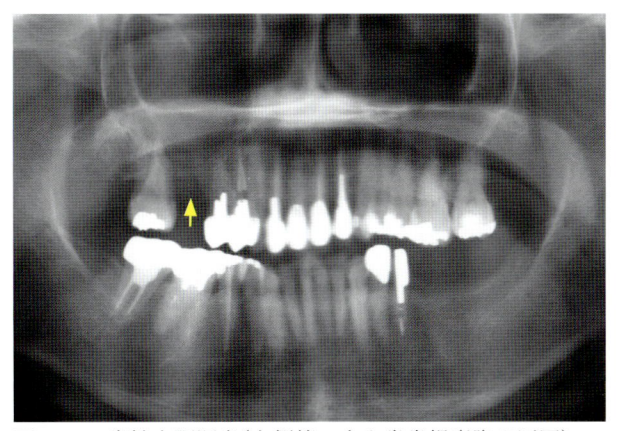

第8章　上顎洞

図8-5a　歯性上顎洞炎(右側第一大臼歯歯根嚢胞が原因).

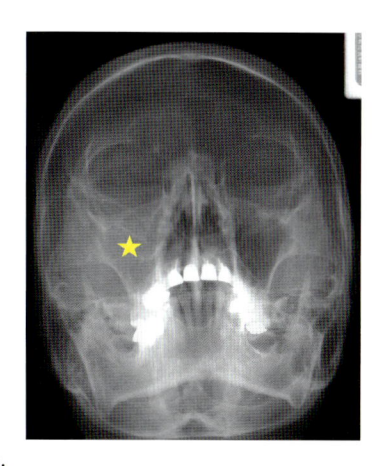

図8-5b　歯性上顎洞炎.

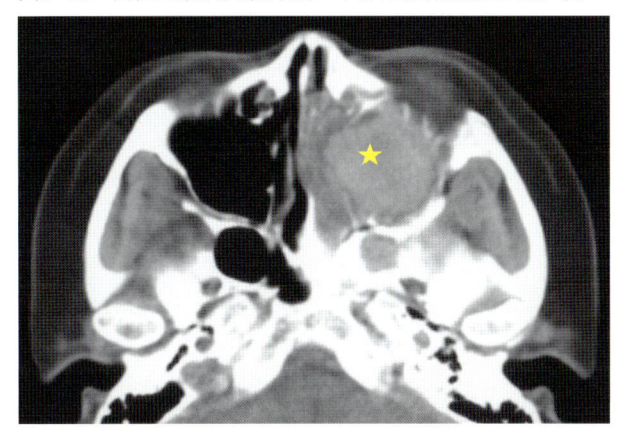

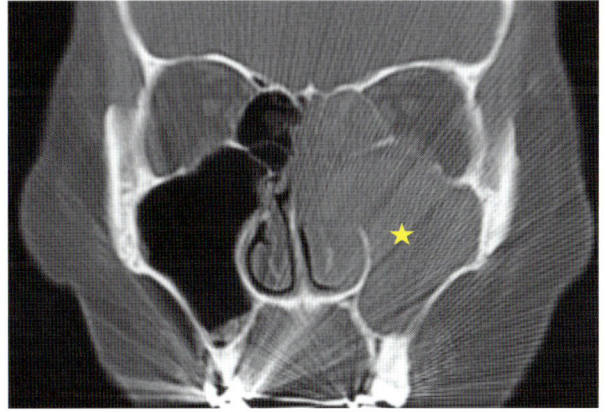

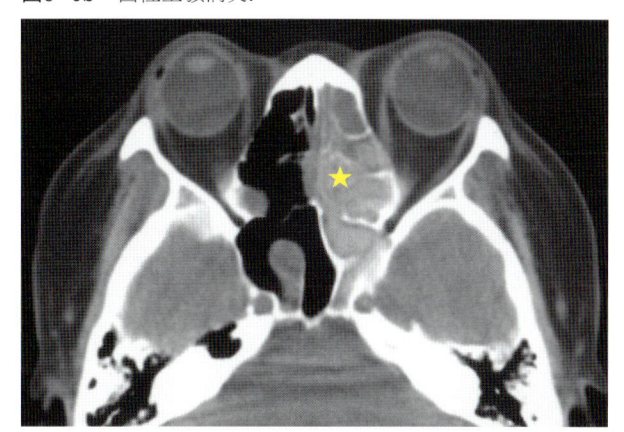

図8-5c〜f　副鼻腔炎.

| c | d |
| e | f |

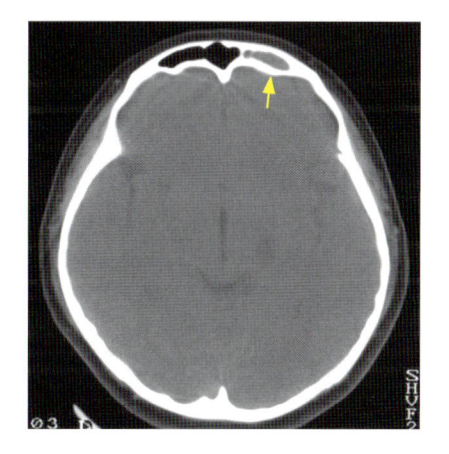

の不透過像が上顎洞内に認められる．エックス線撮影によって偶然に発見されることもある．女性に好発する．好発年齢は20〜30歳代である．右側が約2倍である．

　エックス線写真にて骨腫や上顎洞内遊離骨片との鑑別が重要である．いずれにしても確定診断には病理診断が必要である．

## 5. 歯性上顎洞炎・副鼻腔炎

　歯根肉芽腫，歯根嚢胞，骨吸収が進行した辺縁性歯周炎，抜歯時の上顎洞穿孔，歯根迷入など，歯が原因となって上顎洞炎が生じる(図8-5a, b)．これを歯性上顎洞炎と呼ぶ．さらに，副鼻腔に炎症が拡大すると副鼻腔炎と呼ぶ(図8-5c〜f)．

　片側性に発生することが多く，頰部の違和感，鈍

93

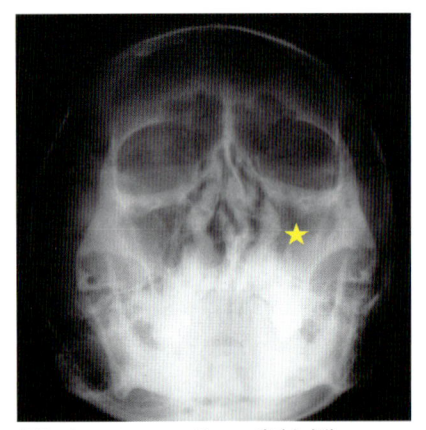

図8-6 アスペルギルス症（左側）.

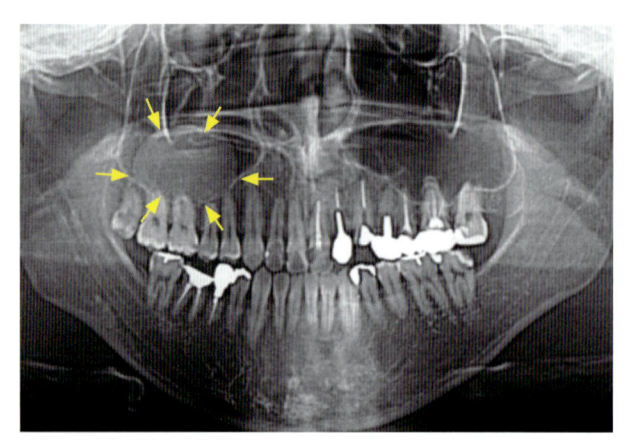

図8-7 上顎洞内粘液囊胞.

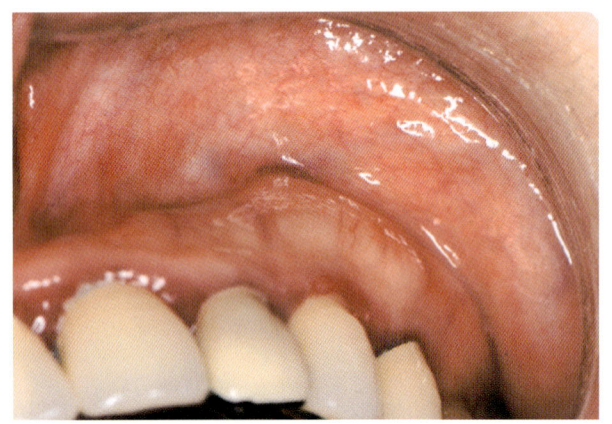

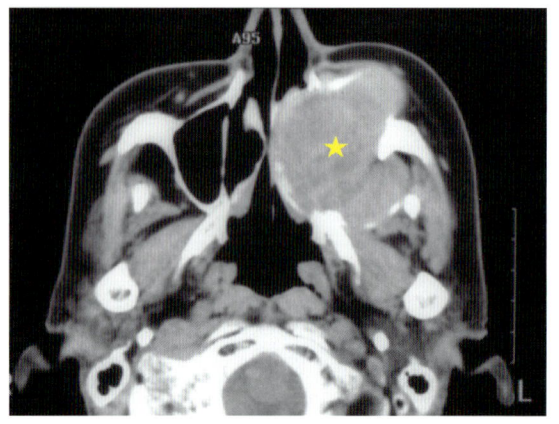

図8-8a, b 血瘤腫.

痛，偏頭痛などを訴える．後鼻漏や鼻汁の悪臭が主訴のこともある．原因歯は打診痛を有し，弛緩や動揺していることが多いが，感染根管を有する以外は著明な症状を呈さないこともある．

エックス線写真では，患側上顎洞の不透過性の増強像や液面形成を認める．原因歯の根尖周囲の洞底線は消失していることが多い．上顎洞貯留囊胞，アスペルギルス症および上顎洞癌と鑑別する．

## 6．アスペルギルス症

片側性で，鼻閉感，鼻，鼻出血，激しいくしゃみ様発作など上顎洞炎の症状と類似しているが，歯痛や歯肉の圧痛などの症状を呈する．エックス線写真では，片側性の上顎洞陰影を呈する（図8-6）.

アスペルギルスはグラム陽性糸状真菌で，土壌，空中，穀物など自然界に分布する菌で，健康人体には存在しない．その病原性は一般に弱く日和見感染である．また，アスペルギルス症は外因性真菌症で続発性真菌症に分類される．

副鼻腔アスペルギルス症は，骨破壊をともなわない寄生型，破壊像をともない頰部や眼窩まで浸潤する浸潤型および骨破壊や周囲への浸潤をともなって急速に進行する電撃型に分類される．

術前診断は困難であるが，とくに骨破壊像が認められる場合には，悪性腫瘍との鑑別が重要である．しかし，近年の画像診断の進歩により，真菌塊や壊死物の判断が可能となる症例が増加している．診断は臨床所見，病理組織学的診断，真菌培養によって行う．さらに，特異抗原または抗体を検出する血清診断も有用である．

## 7．上顎洞内粘液囊胞

小さいうちはほとんど無症状であるが，拡大すると上顎洞部の違和感，患側の頭重感，片頭痛などを

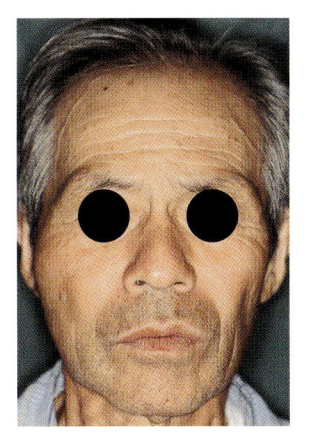

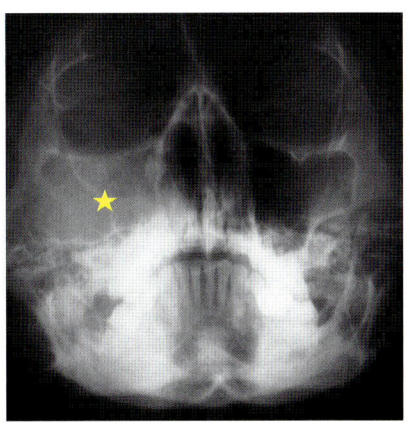

図8-9a〜d 扁平上皮癌.

訴える．エックス線写真で，上顎洞底にドーム状の膨隆を認め，かすかな不透過像を呈する（図8-7）．術後性頬部囊胞，上顎洞癌，上顎洞炎との鑑別が必要であるが，診断は容易である．

## 8. 血瘤腫

鼻閉，鼻出血，頬部腫脹，および口腔内腫脹が症状である（図8-8a）．エックス線写真において，上顎洞にびまん性陰影（図8-8b）を認めるが，骨破壊像はまれである．

上顎洞内に原因不明の血腫を生じる疾患である．20〜40歳代が好発年齢である．上顎洞に発生する悪性リンパ腫，悪性黒色腫やそのほかの悪性腫瘍との鑑別が重要である．

## 9. 扁平上皮癌（上顎洞癌）

初期はほとんど無症状である．腫瘍が上顎洞壁を破壊して，歯肉頬移行部や口蓋に腫脹を生じ，歯槽骨が吸収され，歯の動揺，原因不明の歯痛あるいは歯肉腫脹などの症状を呈する（図8-9a〜d）．鼻症状としては，鼻閉，鼻漏，鼻出血などがある．

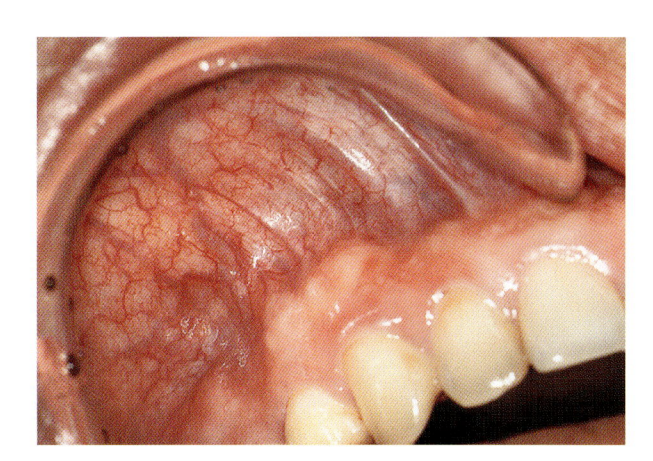

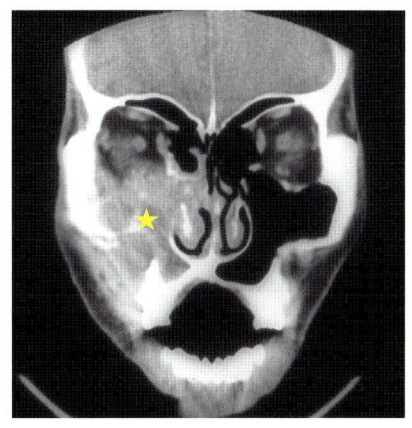

歯周疾患の診断で抜歯されたのちの治癒不全，義歯の不適合や口腔内腫瘍の急激な増殖により，発見されることが多い（図8-9e〜h）．上顎洞粘膜より原発した癌であり，上顎歯肉癌とは区別される．

進行例では，エックス線写真にて，上顎洞底，側壁あるいは鼻腔側壁などの骨破壊像が認められる．また，上顎結節部の骨皮質の輪郭線（TM線）の消失が認められる．腫瘍の浸潤範囲や骨破壊の状況の把握にはCTやMRIが有効である．

エックス線写真による歯槽骨の吸収像は，歯周病による骨吸収と誤診されることも多い．骨吸収の範囲，骨皮質，骨梁の残存状態と歯肉の炎症や排膿の有無にて診断することが重要である．とくに，片側のみの著明な歯の動揺が認められる場合には注意が必要である．術後性上顎嚢胞や歯性上顎洞炎などと

第2部　口腔病変の診断

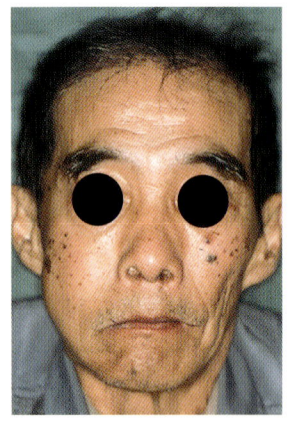

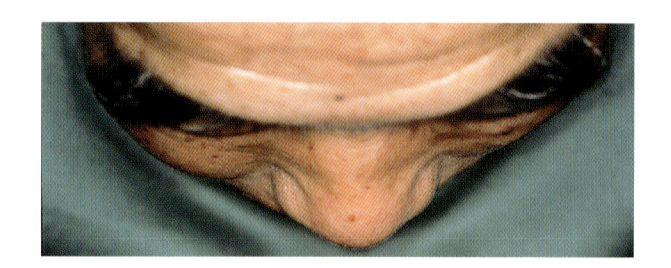

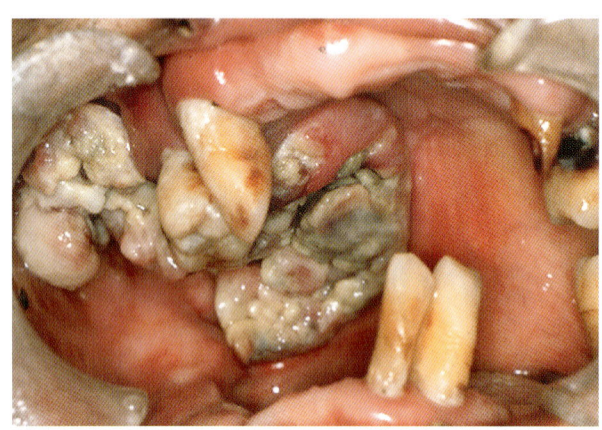

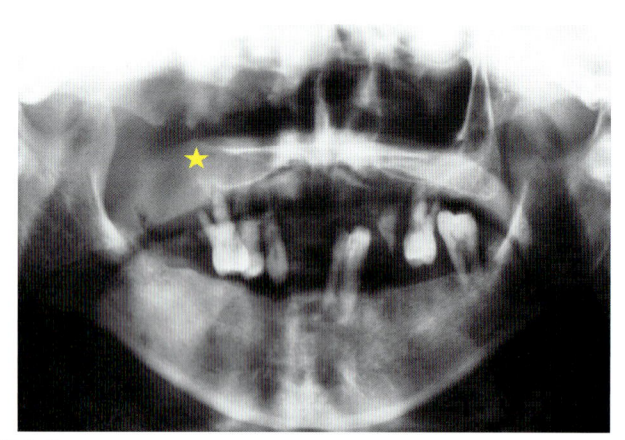

図8-9e〜g　扁平上皮癌．h：パノラマにて右側上顎骨の破壊像を認める．

図8-10　悪性リンパ腫．

鑑別しなければならない．

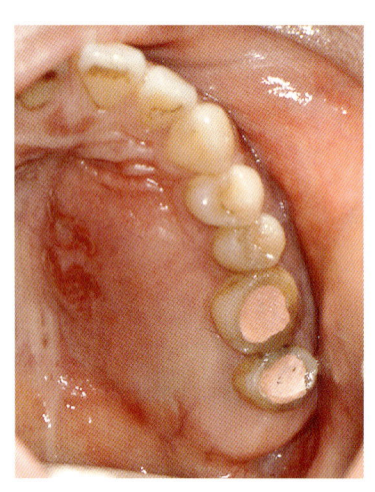

## 10. 悪性リンパ腫

　節外性悪性リンパ腫(図8-10)の発生頻度は，非ホジキンリンパ腫では約25〜50％とされ，ホジキン病ではまれで数％前後とされている．頭頸部領域の悪性リンパ腫は，ワルダイエル咽頭輪および頸部リンパ節からの発生が全体の75％以上となっている．鼻腔，副鼻腔悪性腫瘍のなかで占める頻度では，癌腫も含めると2.3％，非上皮性悪性腫瘍のなかでは36％を占めるとの報告がある．

　臨床症状は鼻閉，頬部腫脹を初発症状とするものが多く，ときに鼻出血をきたす．しかし局所症状は特異性に乏しく癌腫との鑑別が困難である．

# 第9章

# 唾液腺

## 1. 顎下腺唾石症

　食事時の顎下腺の腫脹（唾腫，図9-1a）や疼痛であり，ときには放散性の激痛が生じる（唾仙痛）．化膿性炎が生じた場合には，顎下腺炎や口底炎が生じる．さらに炎症が波及した場合には，口底蜂窩織炎となる．一方，まったく無症状であるが歯科治療のためのエックス線写真で偶然発見される場合（サイレントストーン，図9-1b）や軽度の症状で初発した症状が消失した場合もある．まれには，唾石が自然排出される．
　唾液腺あるいはその導管内の結石によって生じた症状を唾石症と呼ぶ．唾石の発生は，80％以上が腺体内（図9-1c, d），あるいは顎下腺の導管であるワルトン管（図9-1e～h）であり，耳下腺，舌下腺および小唾液腺はまれである．
　通常は片側性に生じ，1個のことが大部分であるが，多発性もある．大きさは米粒大からピーナッツ大が多い．表面は黄白色で，顆粒状を呈する．
　エックス線写真により唾石を確認する．炎症症状が強く，顎下腺炎，口底炎，口底蜂窩織炎を併発している場合には，消炎後に双指診にて，唾石を確認する．また，造影エックス線撮影で，唾石の位置，個数，大きさなどを確認する．症状より触診やエックス線撮影にて診断は容易である．
　複数個の唾石を認める症例は20％前後あるとされ，ワルトン管内と腺体内に同時に生じることもある．大きさはさまざまであるが，一般に，大きくなると導管内のものは棒状，腺体内のものは球状を呈することが多い（図9-1i, j）．

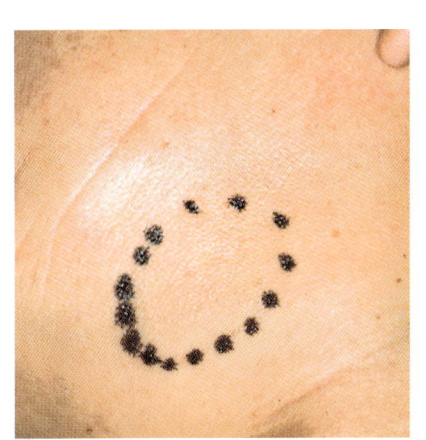

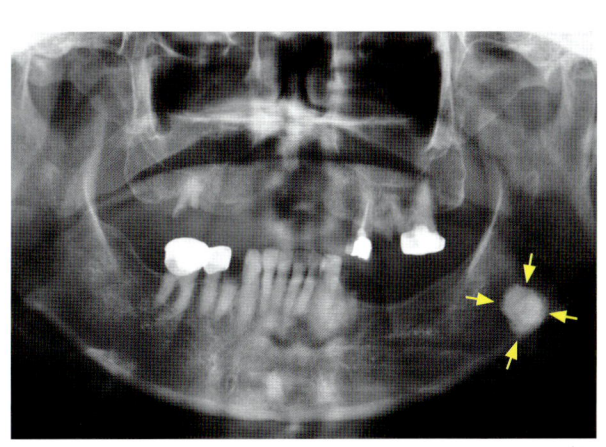

図9-1a, b　顎下腺腺体内唾石症．

a|b

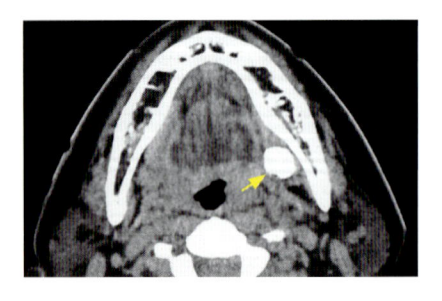

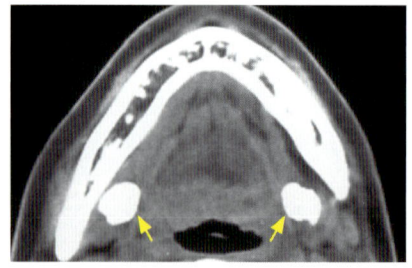

図9-1c, d　顎下腺腺体内唾石症．c：片側．d：両側．

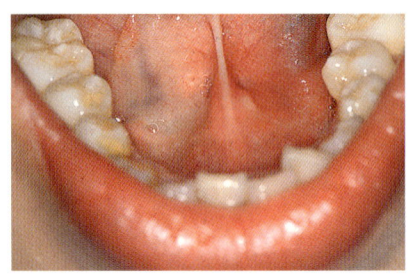

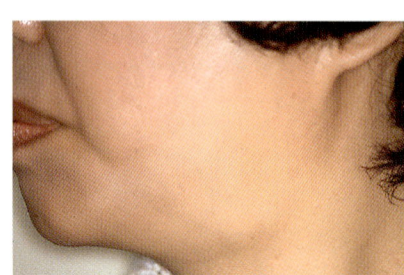

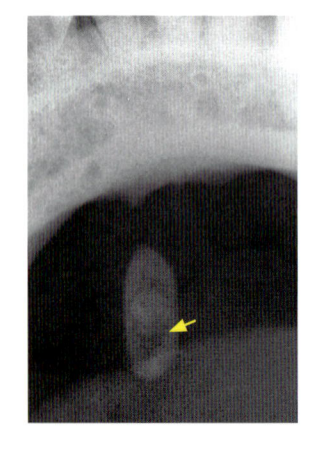

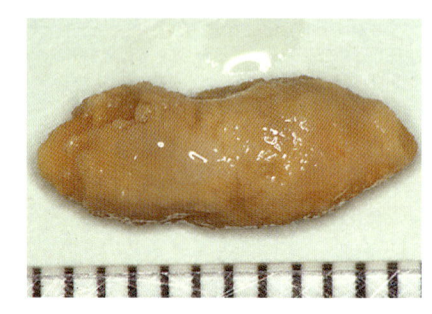

図9-1e〜h　顎下腺導管内唾石症．

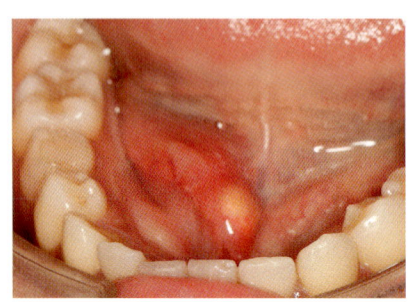

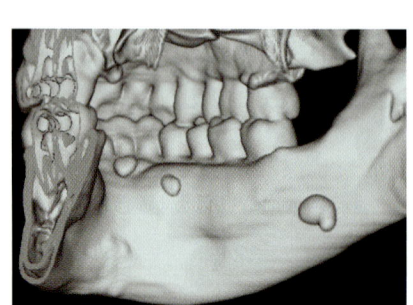

図9-1i, j　顎下腺唾石症（導管内および腺体内）．

## 2．耳下腺唾石症

　食事時の耳下腺の腫脹（唾腫），ときには疼痛（唾仙痛）が生じる（図9-2a〜d）．二次的に化膿性耳下腺炎を生じる．唾石症は耳下腺に発症することはまれである．耳下腺唾石の生じやすい部位は，ステノン管が咬筋前縁で直角に曲がり頬筋に入り込む部位である．導管内と腺体内の順に多い．耳下腺唾石は導管内に多発する傾向があり，男性に好発する．
　診断には臨床症状や触診が重要であるが，確定診断には画像診断が決め手になる．しかし，耳下腺唾石症はカルシウムの沈着が不十分な場合があり，このような場合には唾液腺造影法を行って診断する．

図9-2a〜d　耳下腺唾石症．

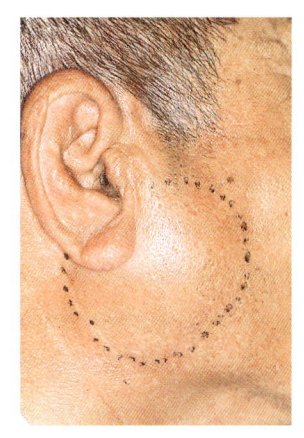

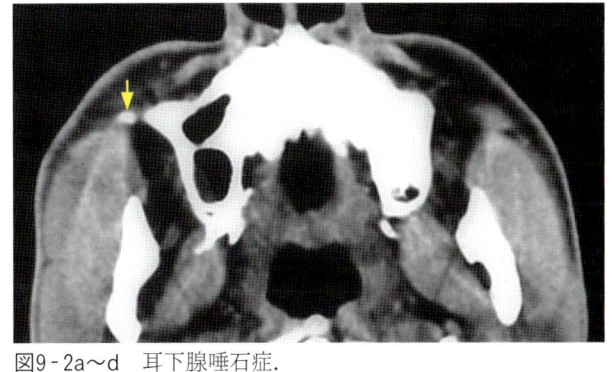

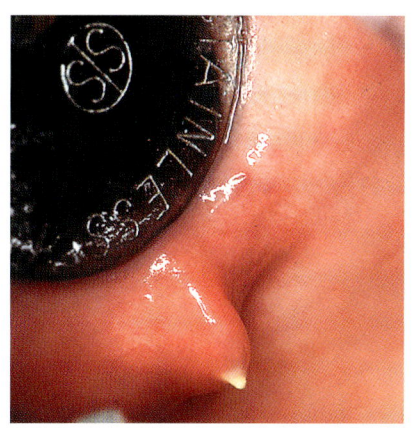

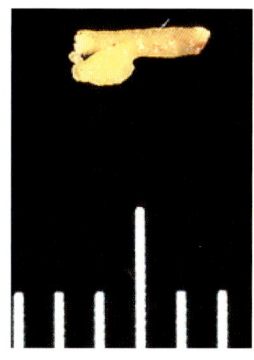

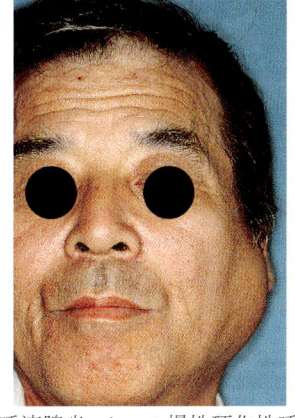

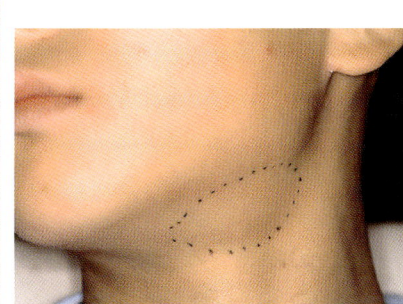

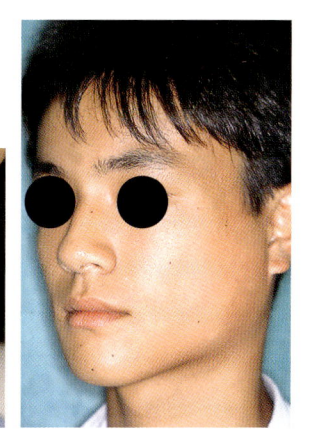

図9-3a〜d　a：急性化膿性唾液腺炎．b, c：慢性硬化性唾液腺炎．

## 3．唾液腺炎

### a．急性化膿性唾液腺炎

　患側の耳下腺部の発赤，腫脹，圧痛や熱感をともなう（図9-3a）．とくに摂食時に症状は増強し，開口困難となる．口腔内所見ではステノン管開口部粘膜の発赤，腫脹をともない，耳下腺の圧迫で開口部より膿粘性分泌物の排出をみる．さらに，炎症が周辺組織にまで波及すると蜂窩織炎となる．また耳下腺膿瘍が皮膚を自壊させ，排膿にいたることもある．起炎菌は主としてブドウ球菌や連鎖球菌による細菌感染である．

　ステノン管開口部からの逆行性感染によるものが多い．原因として，局所的には口腔内の不衛生，唾液の分泌減少，唾石がある．全身的には高齢者・膠原病（シェーグレン症候群）・免疫力不全・糖尿病・腎不全ならびに唾液分泌減少をともなう薬剤（抗コ

第2部　口腔病変の診断

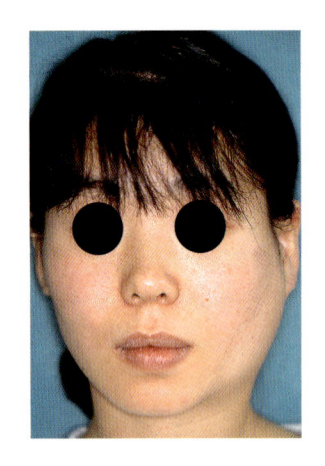

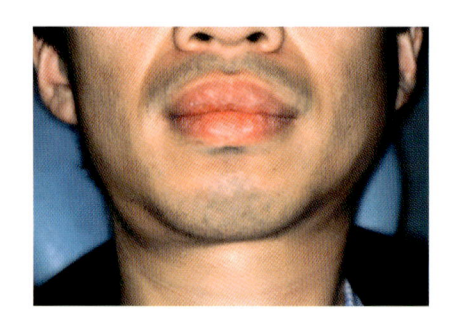

図9-4a　流行性耳下腺炎.
図9-4b　流行性耳下腺炎による下顎腺腫脹.

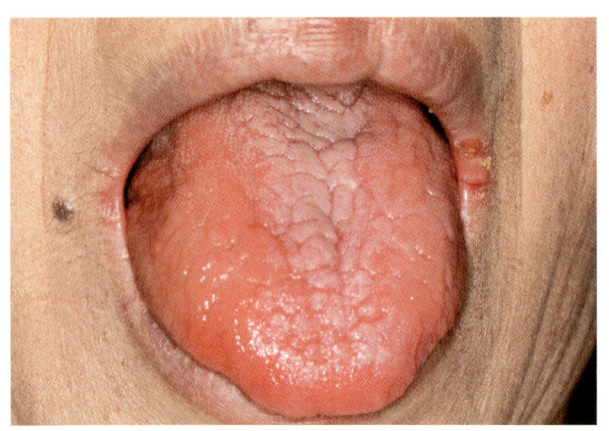

図9-5a, b　シェーグレン症候群.

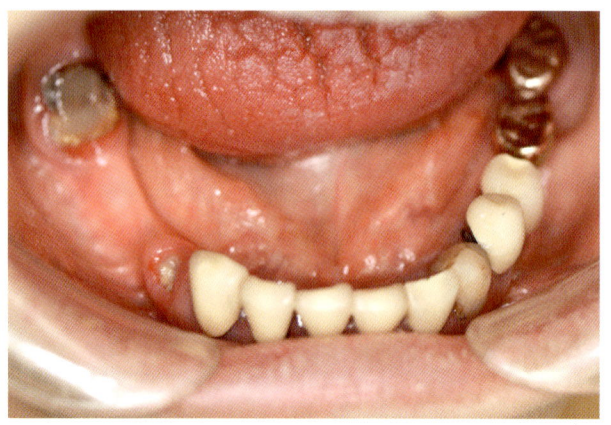

リン薬・降圧薬・抗うつ薬など）の内服も原因となる．また，他部位の大手術後に発症することがある（術後性耳下腺炎）．触診やエックス線撮影にて唾石の有無を確認して診断する．

#### b. 慢性硬化性唾液腺炎（キュットナー腫瘍）

顎下腺の無痛性で硬い腫脹であり（図9-3b, c），周囲のリンパ節腫脹をともなう場合もある．顎下腺の慢性炎症であるが，悪性腫瘍との鑑別が難しい．

造影像でワルトン管の拡大など慢性炎症所見を呈する．MRI，組織検査，超音波検査，血液検査など総合的に診断する．また，確定診断のためには顎下腺全摘術を行う．

### 4. 流行性耳下腺炎（ムンプス）

多くは数日の発熱をともなう両側または片側の耳下腺腫脹である（図9-4a）．腫脹は有痛性で，圧痛，自発痛があり，境界不鮮明で軟らかく耳朶を中心として起こる．ときに，ほかの唾液腺の腫脹を認める（図9-4b）．耳下腺開口部の発赤があるものの，膿汁の排泄はない．

RNAウイルスのムンプスウイルスの感染によるが，上気道を介する飛沫感染である．好発年齢は乳児・学童である．潜伏期は2〜3週である．ムンプスウイルス感染症は全身感染症で，全身の臓器を侵し睾丸炎，卵巣炎，膵炎，髄膜脳炎，発熱，悪心・嘔吐，上腹部痛などが生じる．

睾丸炎は成人男性にみられ，多くは片側性で，両側が侵されることは少ない．後遺症としての男性不妊は非常にまれである．卵巣炎が成人女子にみられるが，頻度は低い．耳下腺炎以外の臨床像は耳下腺腫脹をともなう場合と，これをともなわない場合がある．前者では，診断はムンプスウイルス分離や血清抗体値の測定による．

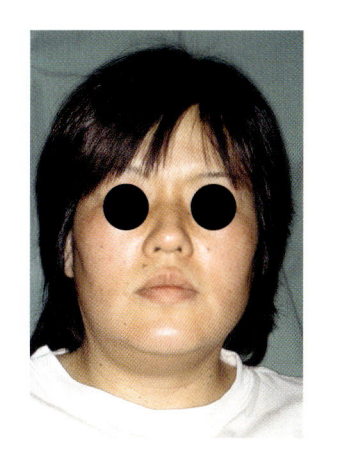

図9-6　ミクリッツ病．

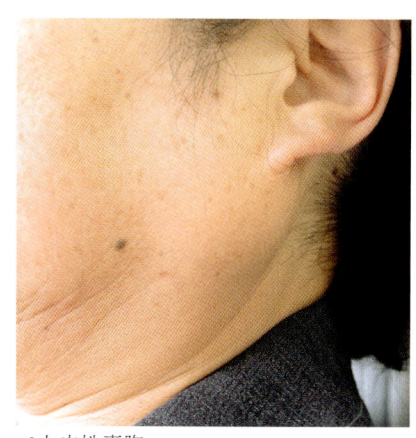

図9-7　耳下腺リンパ上皮性嚢胞．

## 5. シェーグレン症候群

中年女性に好発し，口腔乾燥を主訴として来院することが多い（図9-5a, b）．唾液腺機能低下とともに涙腺の分泌障害から眼症状（異物感，易疲労感，赤発など）をともなう．

唾液腺の検査としてはガムテスト（ガムを10分間噛んで排出唾液10ml以下は機能低下）や唾液腺シンチグラフィーが一般的であり，涙腺の検査としてはシルマー試験やローズベンガル試験がある．

## 6. ミクリッツ病

本症はシェーグレン症候群の一亜型（不完全型）とする考えがあったが，近年，IgG4が関連する全身疾患の1つである可能性が示唆されている（図9-6）．

シェーグレン症候群で認められる抗Ro/SS-A抗体や抗La/SS-B抗体はほとんど陰性で，血清中の抗IgG4が高値を示すことが多い．

## 7. 耳下腺リンパ上皮性嚢胞

頸部リンパ節が発生途中に耳下腺組織に迷入し，その上皮が嚢胞化するために生じると考えられている（図9-7）．本嚢胞は発育緩慢，波動を触れる腫脹性病変であり，大きさは拇指頭大から鶏卵大，境界は比較的明瞭である．

鑑別すべき疾患として，嚢胞性リンパ管腫，顎下型ガマ腫，ワルチン腫瘍，脂肪腫，悪性リンパ腫，リンパ節転移性癌などが重要である．本疾患そのものは，完全摘出で再発はないが，まれに癌化することが知られている．

## 8. 大唾液腺良性腫瘍

### a. 耳下腺（浅葉腫瘍，深葉腫瘍）

#### ①多形腺腫

耳下腺の良性腫瘍の大半は多形腺腫であり70〜80％を占めるとする報告が多い（図9-8a）．好発年齢は20〜50歳代で，やや女性に好発する．多くは浅葉に発生し（図9-8b），深葉での発生（図9-8c）はまれである．

側咽頭隙へ進展するとダンベル型を呈し，かなり大きくなるまで気づかれないことがある．多形腺腫の皮膜は不完全とされ，手術にあたっては葉切除術が適応される．

耳下腺腫瘍の手術にあたっては，顔面神経麻痺，フライ症候群，唾液瘻などの後遺障害について術前説明が必要である．

#### ②筋上皮腫

耳下腺に好発する．発生頻度は全唾液腺腫瘍の1％以下とされる．可動性のある無痛性腫瘤で，多形腺腫に比較してやや軟らかい（図9-8d, e）．

2005年WHOでは，多形腺腫より侵襲性が強く，再発および悪性化しやすいことから独立して分類された．筋上皮成分からなる腫瘍であり，病理組織学的に多形腺腫との鑑別が必要である．

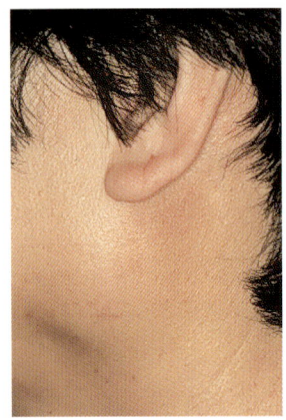

図9-8a　耳下腺多形腺腫.

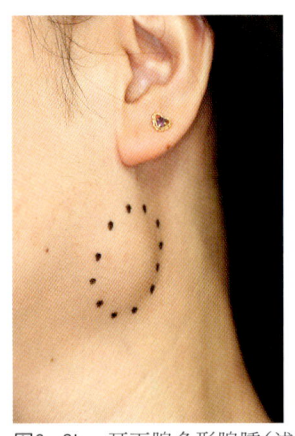

図9-8b　耳下腺多形腺腫（浅葉）.

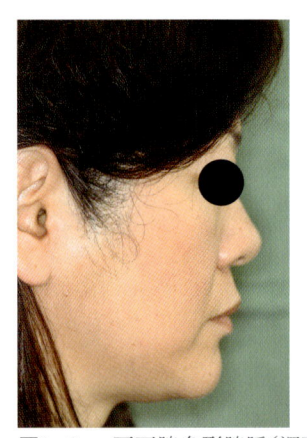

図9-8c　耳下腺多形腺腫（深葉）.

図9-8d, e　耳下腺筋上皮腫.

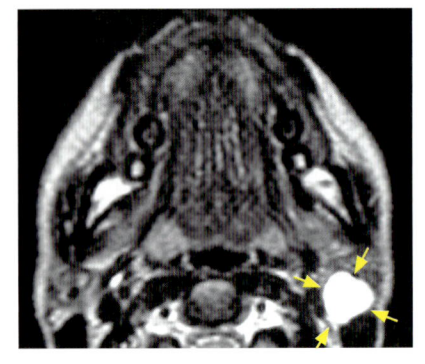

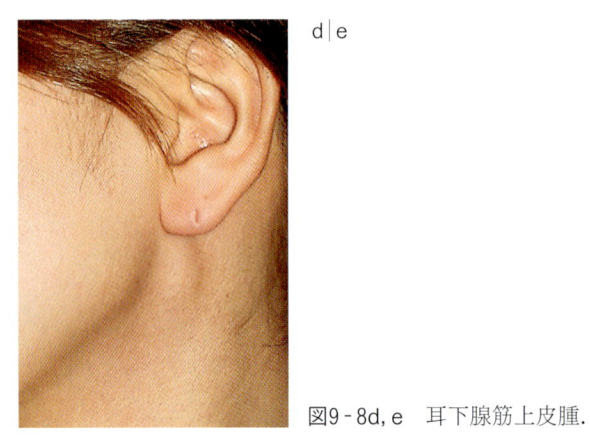

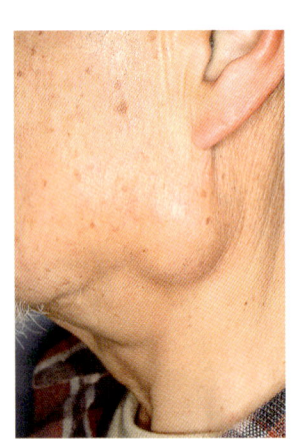

図9-8f　耳下腺ワルチン腫瘍.

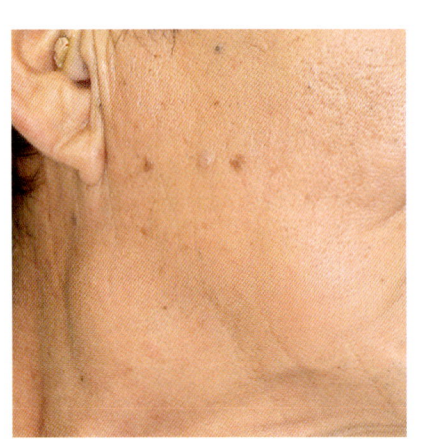

図9-8g, h　耳下腺ワルチン腫瘍（両側性）.

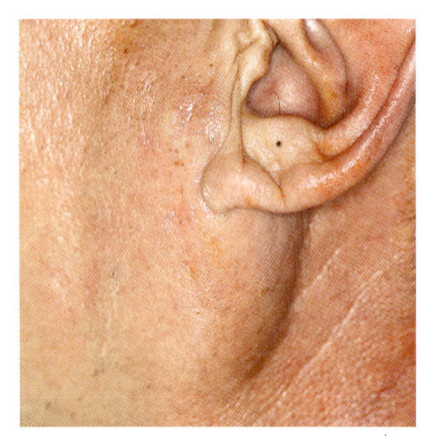

③ワルチン腫瘍（片側性・両側性）

　耳下腺では本腫瘍が15％程度を占める．本腫瘍は中年男性に好発し，耳下腺浅葉の下極部に発生する（図9-8f）．画像診断ではテクネシウムによる核医学診断が有用とされる．

　注意点として多発傾向があり，両側性の発生（7〜10％）も知られている（図9-8g, h）．したがって，本腫瘍を疑う場合には対側にも注意して画像診断を行う必要がある．

④そのほかの病変

　耳下腺には，脂肪腫（図9-8i），基底細胞腺腫（図9-

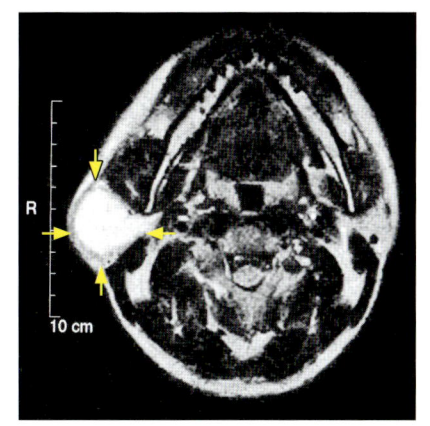

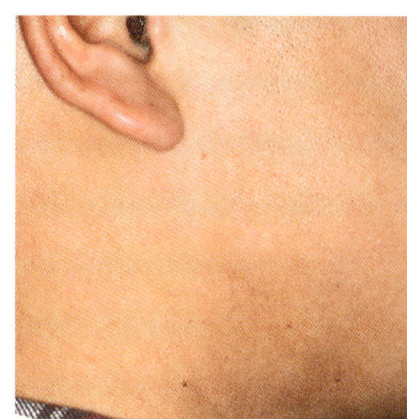

図9-8i　耳下腺深葉脂肪腫.
図9-8j　基底細胞腺腫.

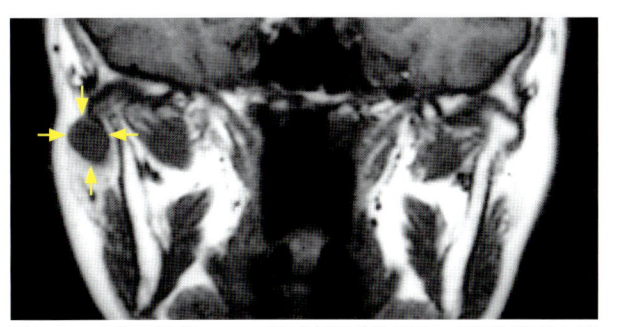

図9-8k　耳下腺グロムス腫瘍(有痛性腫瘍で顎関節症と診断).

図9-8l　顎下腺多形腺腫.

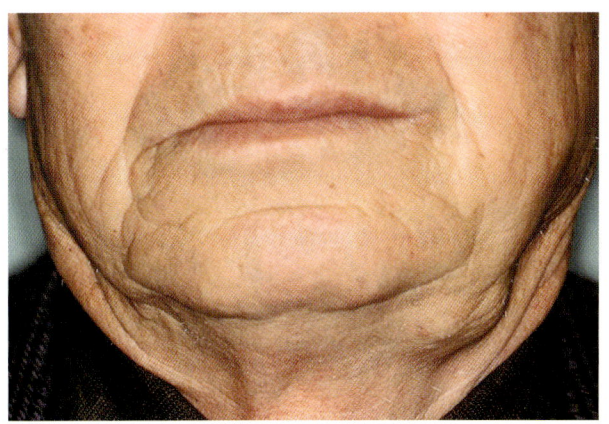

図9-8m　顎下腺筋上皮腫.

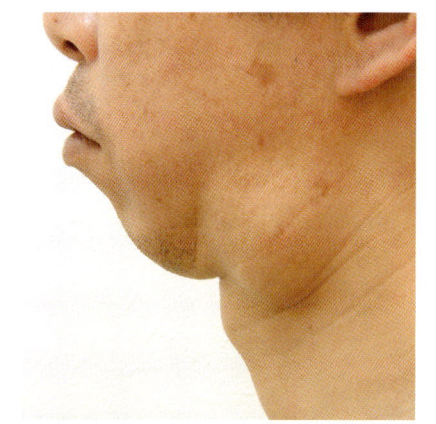

図9-8n　再発性顎下腺多形腺腫.

8j),グロムス腫瘍(図9-8k)などさまざまな病変が発生する.診断にはMRIが有効であり,T2強調像では脂肪腫を除く良性腫瘍や囊胞性疾患では境界明瞭な高信号の病変として捉えられる.

なお,脂肪腫はT1強調像でも高信号を示し,T1強調脂肪抑制像でその信号強度が抑制される.

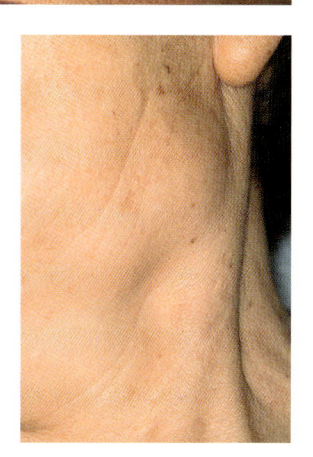

b. 顎下腺

①多形腺腫

顎下腺多形腺腫特有の所見があるわけではない.緩徐に発育する無痛性・弾性硬の腫瘤性病変である(図9-8l).唾石症との鑑別では,触診やエックス線検査にて唾石の有無を確認する.

第2部 口腔病変の診断

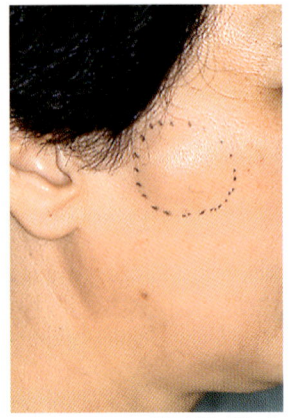

図9-9a 耳下腺腺様嚢胞癌.

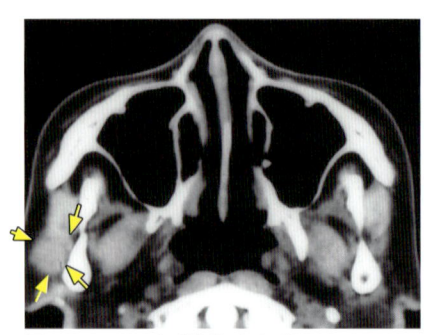

図9-9b, c 耳下腺粘表皮癌.

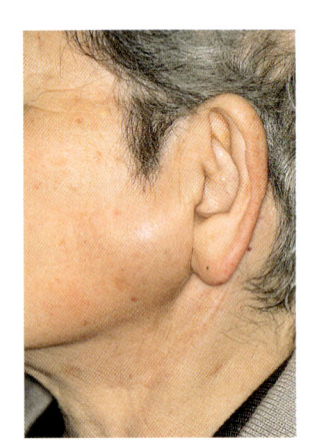

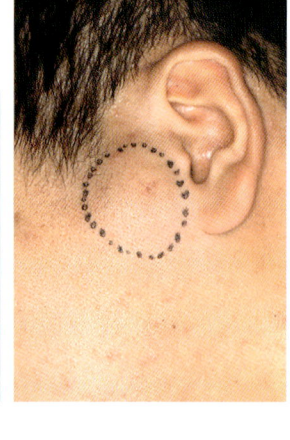

図9-9d 耳下腺浅葉 MALT.

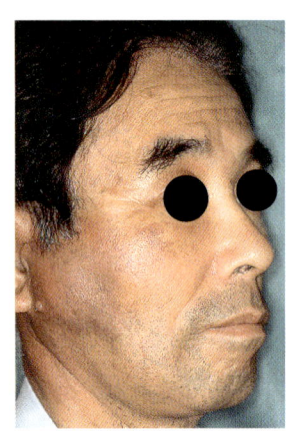

図9-9e 血管肉腫.

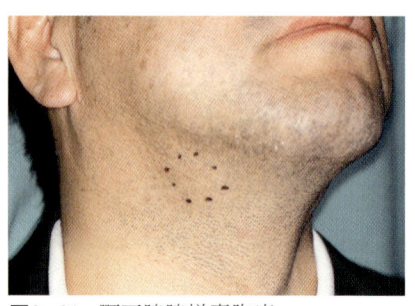

図9-9f 顎下腺腺様嚢胞癌.

　顎下腺では，悪性唾液腺腫瘍(腺様嚢胞癌，粘表皮癌)の占める割合も低くないことから，注意を要する．また，長期に放置されたものでは悪性化することが知られている(多形腺腫由来癌)．

　多形腺腫の手術は顎下腺とともに切除することにより再発はないが，舌の知覚麻痺や味覚障害などの後遺障害に配慮が必要である．

②筋上皮腫

　顎下腺での発生は比較的まれであるが，発育緩慢な無痛性の腫瘤として認められる．耳下腺における筋上皮腫と同様，多形腺腫より侵襲性が高く，悪性化に注意を要する(図9-8m)．確定診断は病理組織学的に行う必要がある．

③再発性多形腺腫

　再発症例では多結節を示す場合があり，問診を注意深く行い，悪性腫瘍との鑑別にはとくに注意が必要である(図9-8n)．

　再発症例にかぎらず，顎下腺や耳下腺の腫瘍では，臨床症状のみから診断を下すことは困難であり，術前の FNA(Fine needle aspiration biopsy)や術中病理診断などの対応が必要である．

## 9. 大唾液腺悪性腫瘍

### a. 耳下腺

①腺様嚢胞癌

　全耳下腺腫瘍の4％，また，副耳下腺は耳下腺の前角より離れてステノン管の上方に存在するが，この腺より発生する腫瘍の約半数は悪性腫瘍である(図9-9a)．

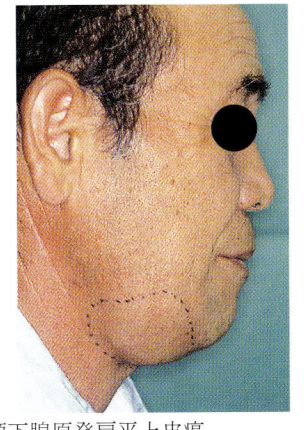

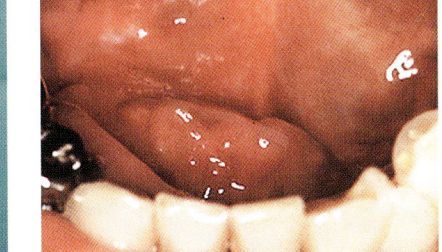

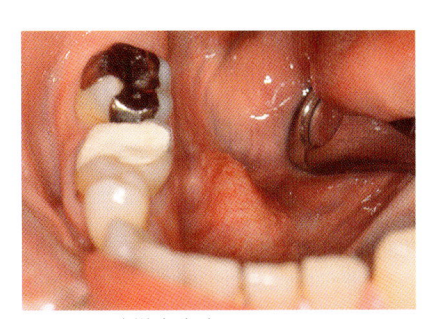

図9-9g　顎下腺原発扁平上皮癌．　　図9-9h　舌下腺腺癌．　　図9-9i　腺様囊胞癌．

本腫瘍は緩慢な発育と著明な浸潤性増殖，神経親和性を特徴とする唾液腺悪性腫瘍であり，痛みは25％に顔面神経麻痺は20％程度に認められる．

②粘表皮癌

弾性硬の無痛性腫脹で，可動性が乏しいことが多い（図9-9b, c）．顔面神経麻痺が出現することがある．耳下腺悪性腫瘍中では比較的発生頻度の多い腫瘍であり，病理組織学的には粘液産生細胞，扁平上皮様細胞（類表皮細胞），さらに中間細胞よりなる．

粘液産生細胞への高度なものを高分化型，粘液産生細胞が少なく中間細胞や扁平上皮様細胞が大部分を占めるものを低分化型，それらの中間に位置するものを中分化型とし，低分化型は扁平上皮癌との鑑別が困難な場合がある．

比較的悪性度は低いが，低分化型では扁平上皮癌に近い経過をたどる症例もある．多形腺腫との鑑別が重要であるが，病理組織学的に診断される．

③そのほかの耳下腺非上皮性悪性腫瘍
●粘膜関連リンパ組織リンパ腫

唾液腺では，これらの唾液腺上皮性腫瘍のほか，リンパ腫などの非上皮性腫瘍の発生が問題となる．悪性リンパ腫は，原発部位により節性リンパ腫と節外性リンパ腫に分けられる．

唾液腺では特殊なリンパ腫として MALT（mucosa-associated lymphoid tissue）リンパ腫が挙げられる．

これは胃や腸のほか，唾液腺や粘膜上皮に接した扁桃などのリンパ組織に発生するリンパ腫であり，わが国では全悪性リンパ腫の5〜16％を占めるとされている．

とくに，耳下腺は，解剖学的にリンパ節組織の混在が認められることから，悪性リンパ腫の発生に注意する必要がある（図9-9d）．

●血管肉腫

暗赤色，場合によっては暗紫色を呈する比較的軟らかい無痛性の軟部腫瘤である（図9-9e）．境界はきわめて不明瞭で可動性はない．易出血性である．

血管原性の悪性腫瘍で，軟部腫瘍では比較的まれなものである．成人男性に好発する．頭頸部皮膚は好発部位の1つである．きわめて予後は悪い．肉眼所見より，血管腫との鑑別が必要であるが，病理組織学的に診断される．

b．顎下腺

①腺様囊胞癌

全顎下腺腫瘍の15〜20％を占める（図9-9f）．局所再発や肺などへの遠隔転移をみる．転移病巣での発育も緩慢であることから5年生存率は50％程度であるが，15年以上の長期的予後はきわめて不良である．

②そのほかの顎下腺上皮性悪性腫瘍

顎下腺悪性腫瘍の組織型は，腺様囊胞癌37.9％，腺癌18.7％，粘表皮癌15％，そして扁平上皮癌9.8％

第2部　口腔病変の診断

図9-10a〜c　多形腺腫.

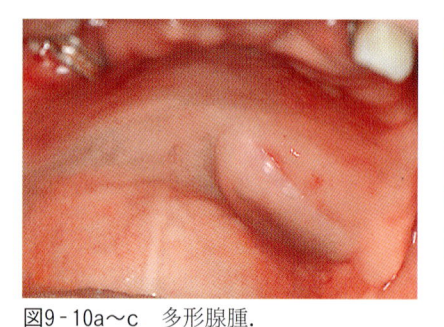

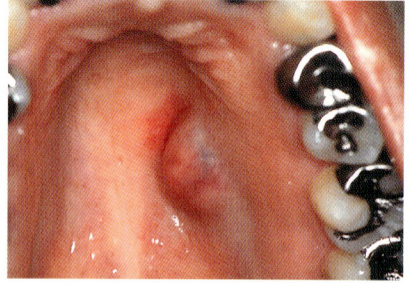

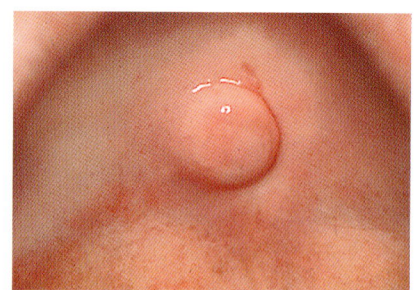

a|b|c

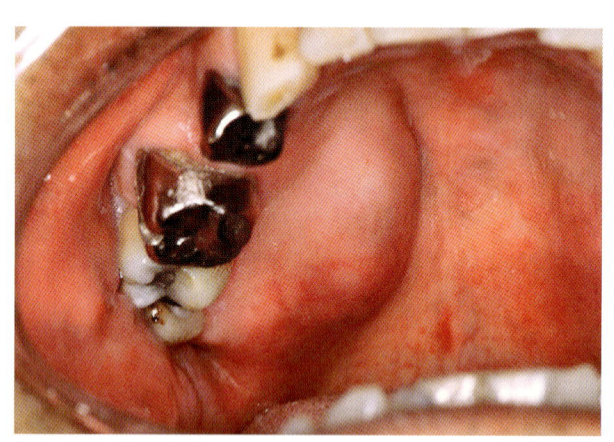

図9-10d　筋上皮腫.

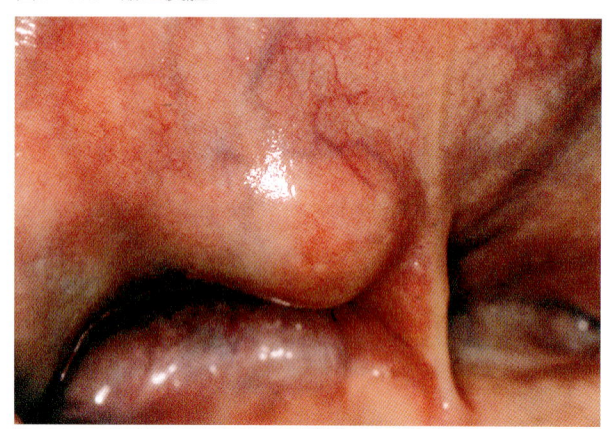

図9-10e　乳頭状嚢胞腺腫.

図9-10f　上唇部多形腺腫.

などである．

　顎下腺原発扁平上皮癌(図9-9g)は，男性に多く，急速に増大する顎下腺部の硬く可動性に乏しい無痛性腫脹としてみられることが多く，各種唾液腺悪性腫瘍との鑑別が重要である．鑑別は病理組織学的に行われる．

c．舌下腺

　大唾液腺悪性腫瘍のなかで舌下腺腫瘍の占める割合は4.4％ともっとも低い．舌下腺悪性腫瘍の組織型は61％が腺様嚢胞癌であり，そのほか，粘表皮癌が37.9％，腺癌(図9-9h)が13.8％である．したがって，口底部・顎下部に腫瘤性病変を認める場合には腺様嚢胞癌に対する注意が必要である．

　口底部の腺様嚢胞癌は硬い無痛性腫瘤を主症状とする(図9-9i)．また，口底部では唾液腺上皮性悪性腫瘍のほか，MALTリンパ腫も鑑別診断の1つとして念頭におく必要がある．

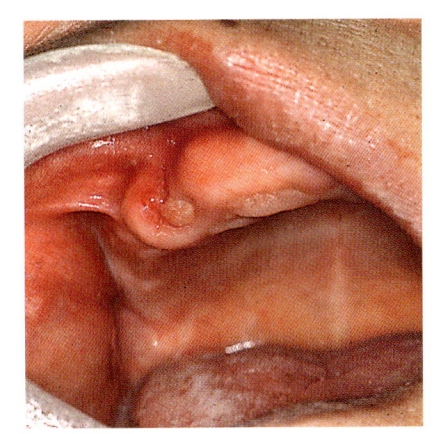

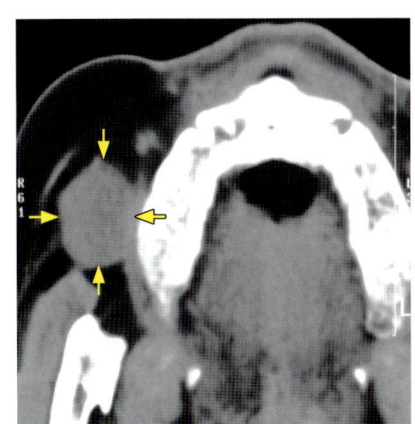

図9-10g, h　g：頬粘膜部多形腺腫．h：CT像．

## 10. 小唾液腺良性腫瘍

### a. 口蓋部

#### ①多形腺腫

小唾液腺腫瘍の65〜70％が多形腺腫（図9-10a〜c）である．部位別では口蓋が最大の好発部位であり，60％近くを占める．被覆粘膜は正常で，外的刺激がないかぎり，自壊して潰瘍を形成することはない．

周囲骨との境界は明瞭で，弾性硬の腫瘤を形成する．硬口蓋では腫瘍の圧迫による骨の吸収をみることがある．粘膜下良性腫瘍や各種の唾液腺腫瘍との鑑別は病理組織学的診断による．とくに，腺様嚢胞癌との鑑別には注意を要する．

#### ②そのほかの良性唾液腺腫瘍（筋上皮腫，乳頭状嚢腺腫）

多形腺腫のほかの良性唾液腺腫瘍では，筋上皮腫や嚢胞腺腫などが知られており，口蓋での発生が多いとされる．筋上皮腫（図9-10d）の臨床像は多形腺腫に類似するが，本腫瘍は，2005年のWHO分類から，多形腺腫に比較して増殖能が高く悪性化率も高いことから，独立した疾患群として記載されるようになっている．

なお，嚢胞腺腫のうち，嚢胞腔内に乳頭状の増殖を示すものは，従来から乳頭状嚢胞腺腫（図9-10e）と呼ばれ，ワルチン腫瘍ときわめて類似した上皮組織構造をとることで知られている．

### b. 口唇・頬粘膜部（多形腺腫）

多形腺腫は口唇（図9-10f）や頬粘膜部（図9-10g, h）にも発生する．発育緩慢で無痛性の卵円形または分葉状の腫瘤として触知し，被覆粘膜には異常を認めない．なお口唇での多形腺腫は上唇部に多く，下唇での発生はきわめてまれである．

病理組織像では腫瘍を構成する組織が多様な像を示す．周囲に結合組織性の被膜を有するが，不完全な被膜構造であり茸状突起や娘腫瘍を有する．

実質は腺管状構造とそれを取り囲む筋上皮細胞の増殖により，2層性構造を示し，間質は線維性あるいは粘液腫様構造や軟骨様組織が混在した像を示す．管腔内は好酸性の粘液様分泌物で満たされていることが多い．また，実質が間質にあたかも溶け込むようなメルティングパターンを呈する．摘出時に被膜を破り腫瘍を残すと再発は必至である．

## 11. 小唾液腺悪性腫瘍

### a. 口蓋部（腺様嚢胞癌，多形性低悪性度腺癌）

口蓋部に発生する小唾液腺悪性腫瘍では，粘表皮癌や腺様嚢胞癌（図9-11a）をはじめとして，さまざまな唾液腺腫瘍が発生するが，臨床的には発育緩慢な無痛性腫脹が多く，特記すべき所見に乏しい．

比較的予後良好な粘表皮癌や多形性低悪性度腺癌（図9-11b）などから長期的にはきわめて予後不良な腺様嚢胞癌までさまざまであり，手術法決定の前に

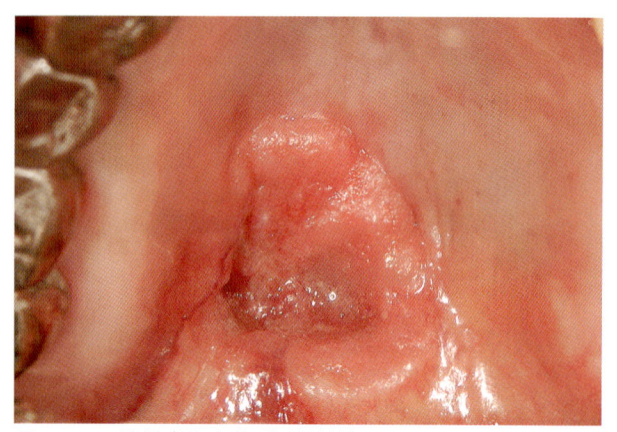

図9-11a　腺様嚢胞癌(細胞診陰性).

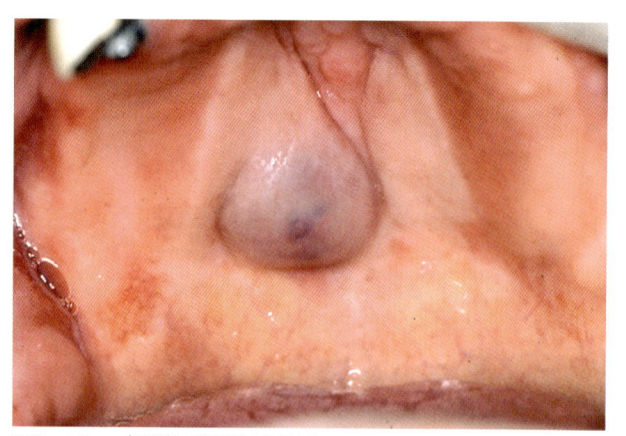

図9-11b　多形性低悪性度腺癌.

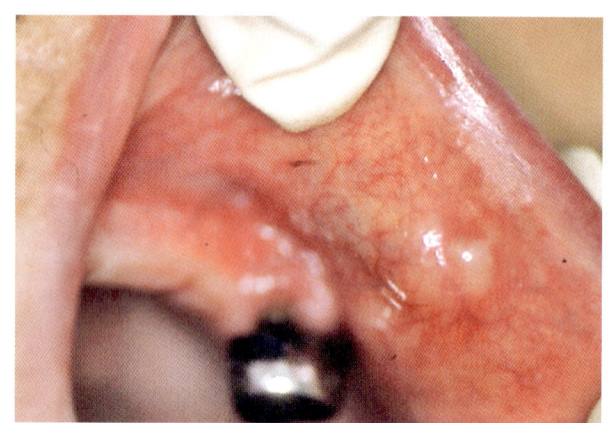

図9-11c　粘液腺癌.

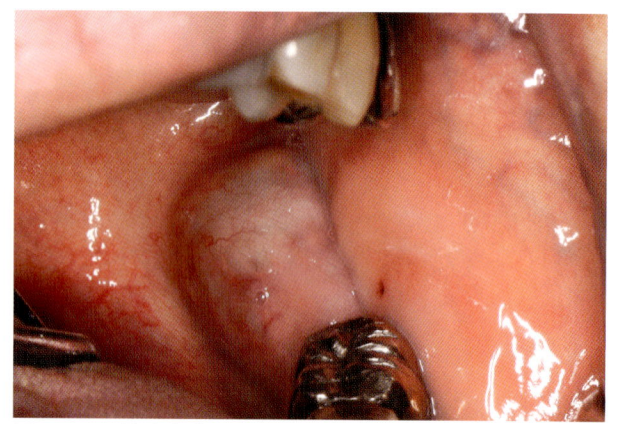

図9-11d　粘表皮癌.

生検による病理組織学的な鑑別が重要である．なお，多形腺腫由来癌など，切除病変全体を組織学的に検査後，確定診断が下されることもあり，注意を要する．

## b. 口唇・頬粘膜部

### ①粘液腺癌

本腫瘍(図9-11c)は多量の粘液を産生するにもかかわらず，弾性硬を示す．本腫瘍特有の臨床所見を呈するわけではない．

胃癌や乳癌の1～2％を占めるが，唾液腺ではきわめてまれであり，病理組織学的に本腫瘍が示唆される場合には，その部位における原発性腫瘍かその部位への転移性腫瘍かの鑑別が，治療法の選択や予後を判定するうえでとくに重要となる．

### ②粘表皮癌

小唾液腺では口蓋についで頬粘膜部(図9-11d)に好発する．初発症状は無痛性腫脹であり，表在性の場合には粘液嚢胞や血管腫との鑑別に注意する．

発症は全年齢層にみられるが，40歳前後がもっとも多い．男女比2：3で女性にやや好発する．健康部を含めた切除で比較的予後は良い．

### ③腺様嚢胞癌

小唾液腺では口蓋，口底のほか，頬粘膜部(図9-11e)や舌にも認められることがある．病理組織学的には篩状の蜂巣形成を特徴とし，その浸潤増殖は神経，血管，結合組織など周囲軟組織に対して著明であり，疼痛や麻痺などの神経症状を引き起こす．

本腫瘍はリンパ行性にも血行性にも転移を生じ，肺転移の頻度は口腔扁平上皮癌よりも高い．

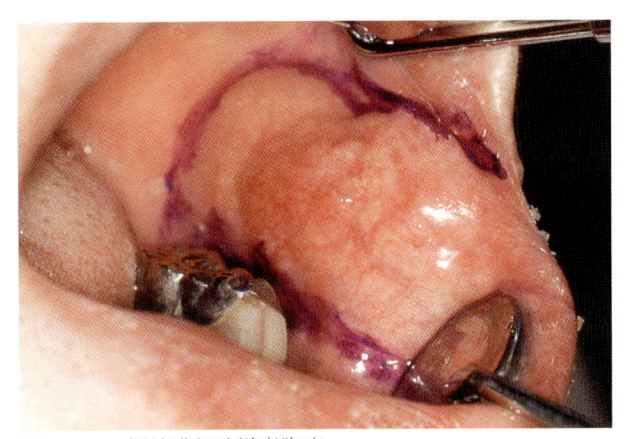

図9-11e 頬粘膜部腺様嚢胞癌.

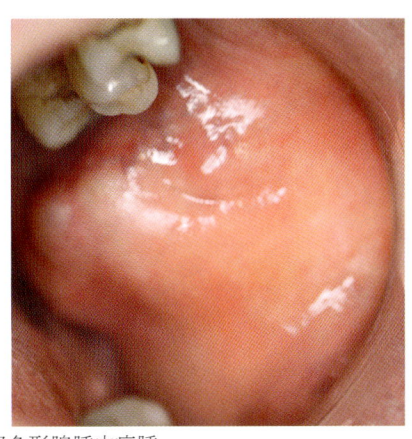

図9-11f 頬粘膜部多形腺腫内癌腫.

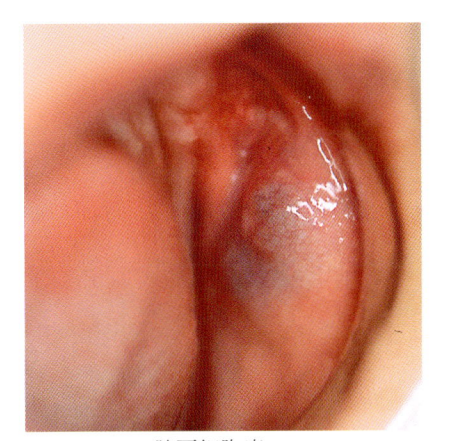

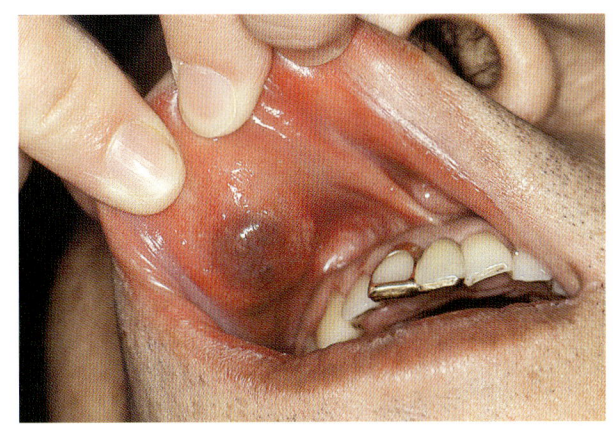

図9-11g, h 腺房細胞癌.

g|h

④多形腺腫由来癌

　本腫瘍は多形腺腫と異なり，速やかで浸潤性の増殖を示すため，進行にともない疼痛や神経麻痺などの神経症状がみられるようになる(図9-11f).

　また，周囲皮膚や粘膜との癒着，潰瘍形成は悪性を強く疑う所見である．とくに小唾液腺原発のものでは早期に被覆粘膜の潰瘍形成がみられる．

⑤腺房細胞癌

　粘膜下の無痛性腫瘤であり，比較的可動性のことが多い．大部分は耳下腺に生じるが(図9-11g)，頬粘膜部(図9-11h)にも生じる．

　40歳以降の女性に多く(男性の約2倍)，良性唾液腺腫瘍に類似した経過をとることが多い．しかし，まれに肺や骨へ転移する．

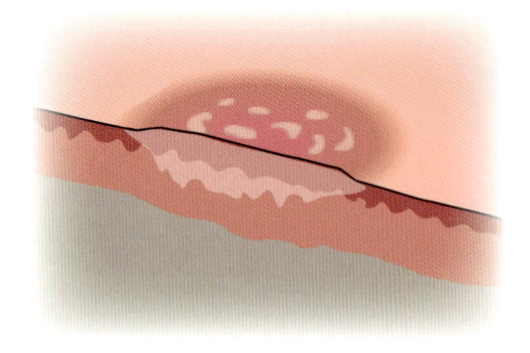

# 第10章 顎関節部

## 1. 顎関節脱臼

両側性前方脱臼では，開口状態のままで閉口不能，下顎の前方突出，関節窩相当部皮膚の陥凹，嚥下・発音障害，流涎などの症状を呈する．片側性前方脱臼では，下顎が健側に偏位し，交叉性開咬を示す．

顎関節頭が正常な運動範囲を超えて，下顎窩との相対的位置関係を失った状態である（図10-1）．顎関節頭が関節面の一部になお接触しているものを不完全脱臼と呼ぶ．顎関節脱臼はその脱臼方向により，前方，側方，後方に区別される．また，そのそれぞれに片側性と両側性とがある．大部分は，前方脱臼であり，過度の開口，外傷などにより起こる．

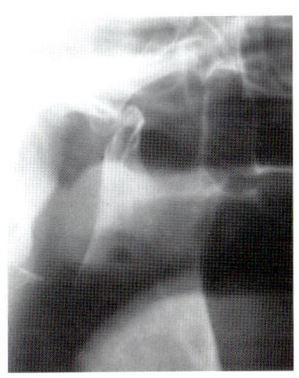

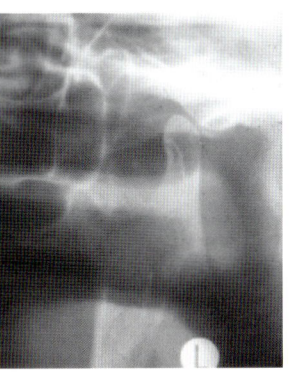

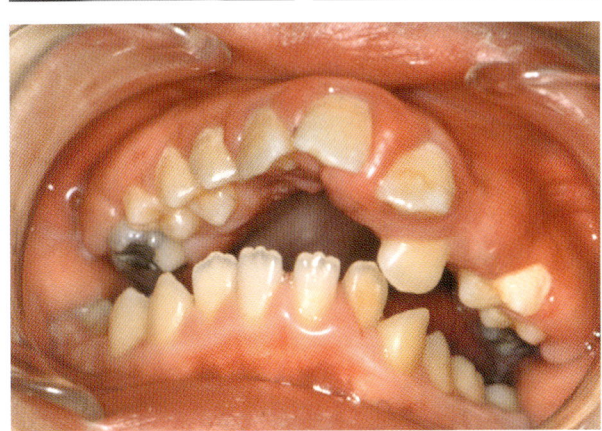

図10-1 両側習慣性脱臼．

図10-2a, b 顎関節強直症．

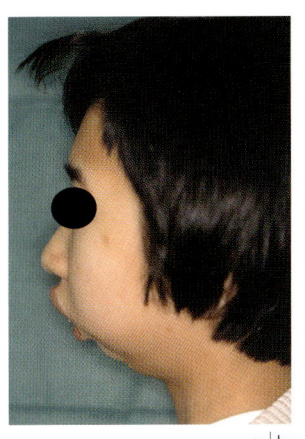

a | b

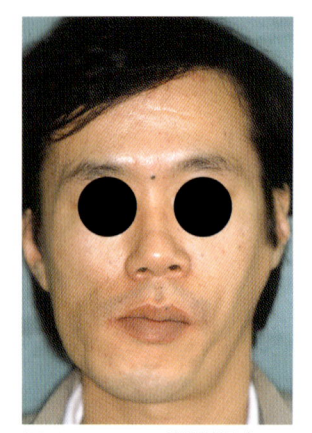

図10-3a, b　下顎頭肥大.

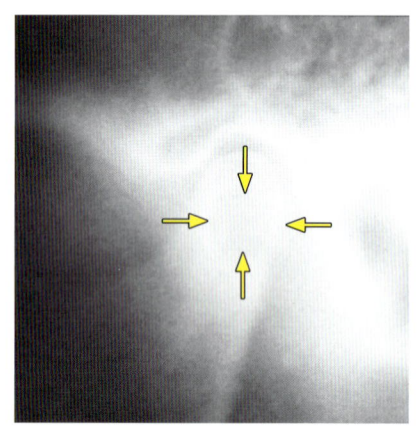

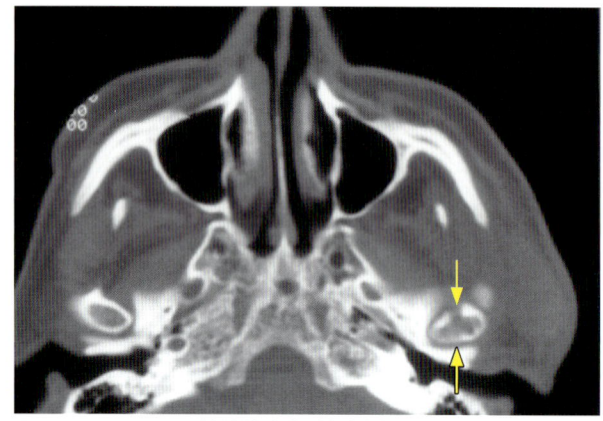

図10-4a～d　下顎骨骨髄炎(関節突起).

## 2. 顎関節強直症

下顎頭と下顎窩が癒着し，顎運動の制限をきたした状態である(図10-2a)．先天性のものと後天性のものがある．

先天性のものは関節突起の形成不全や無形成にともなうものがあり，後天性のものは下顎骨骨髄炎，顎骨周囲炎，中耳炎，耳下腺炎，扁桃炎などが波及したり，血行性感染などによる化膿性顎関節炎，顎関節突起骨折などの外傷や手術に後遺して発症する．

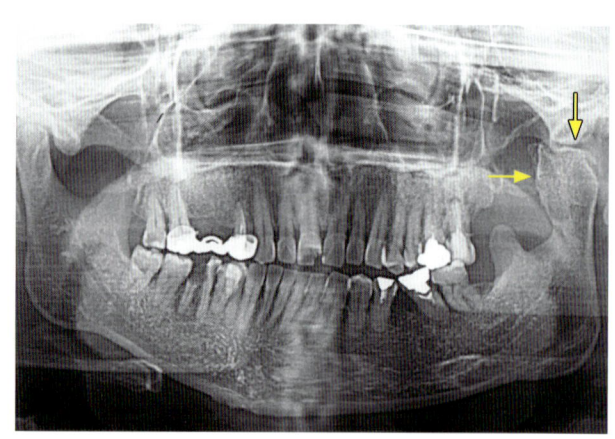

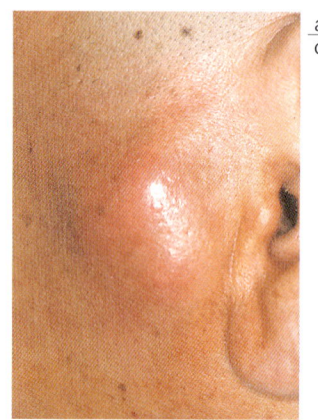

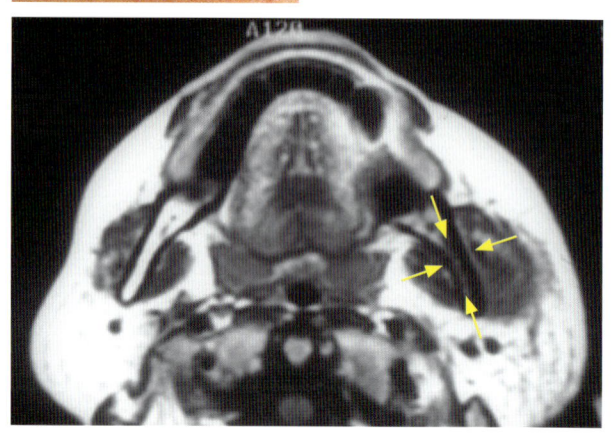

癒着の程度から，線維性癒着，軟骨性癒着および骨性癒着に分類する．若年者に発症すると，そののちの下顎の成長が障害され，オトガイの後退をきたし鳥貌を呈する(図10-2b)．

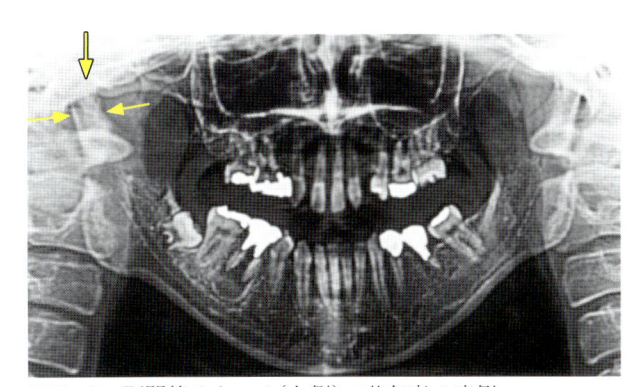

図10-5　顎関節リウマチ(左側)：若年者の症例.

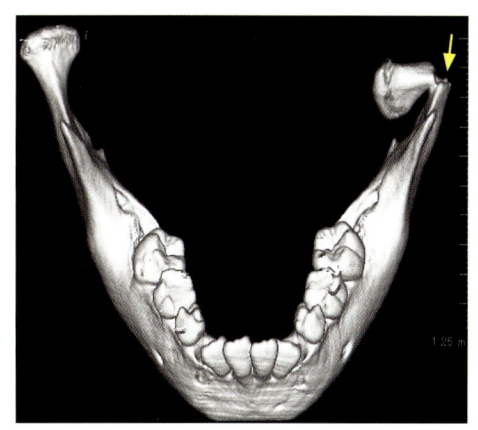

図10-6　関節突起骨折.

## 3. 下顎頭肥大

　初期には自覚症状を欠くが，増大すると顔面非対称，咬合異常，開口障害，患側顎関節疼痛などの症状を示す(図10-3a)．エックス線写真では下顎頭の形態を保った肥大像が多い(図10-3b)．20〜30歳代の女性に多い．

　下顎頭の過剰形成した状態である．原因は明確でないが，軽度の外傷・炎症，外側翼突筋付着部の刺激などが考えられる．病理組織学的にも，骨軟骨性外骨腫，骨腫などとの鑑別が困難なことが少なくない．

## 4. 急性化膿性骨髄炎(下顎骨関節突起)

　罹患部周辺の腫脹，疼痛，硬結や開口障害などを認める(図10-4a〜d)．発熱，白血球数の増加や血沈の亢進を示す．下顎骨関節突起の感染原因は，周囲組織からの感染の波及または血行感染である．

## 5. 顎関節リウマチ

　関節リウマチにおける顎関節症状は，最盛期以降から認められ，とくに罹患年数が10年以上のものに多い．また，一般に関節の変形が認められるのは，後期において多い．顎関節の変形は，ポケット状骨欠損，関節面の骨びらんおよび辺縁性骨形成などの特異的な形態を示す(図10-5)．

　原因不明の慢性関節炎を特徴とする疾患で，男女比は1：4，好発年齢は30〜50歳代である．関節炎はすべての滑膜関節に起こり，多発性で対称性の傾向を示す．初期には滑膜の炎症のみであるが，進行すると軟骨や骨の破壊が起こり，関節は変形し脱臼する．また，骨性強直により可動性を失う．朝起床時に関節が動きにくい，こわばった感じは，「朝のこわばり」といって診断上も，治療効果を判定するうえでも重要な症状である．

　本症は経過が長いため，初期，最盛期，後期の3段階に区別される．初期は初発症状のみが認められ，エックス線的にもとくに変化は認められない時期であり，朝の関節のこわばりも，数分ないし数時間にて軽減する．このため，この時期での診断は困難である．

　最盛期は臨床症状が出そろう時期である．朝の関節のこわばりも持続的となる．この時期にいたると慢性関節リウマチの診断は比較的容易となる．後期は経過と予後の観察する時期である．

　診断においては臨床検査が有用である．赤沈値亢進，CRP陽性，軽度の貧血，血小板増加，血清補体価高値，リウマチ因子陽性(70〜80％)などが基準となる．さらに，朝のこわばり，多発性対称性関節炎，皮下結節，手の関節エックス線所見などの7項目の診断基準があり，4項目以上あれば確定される．

## 6. 関節突起骨折

　下顎骨骨折の20〜30％を占める(図10-6)．外力の直達による骨折は少なく，80％以上が介達骨折である．

顎関節部の腫脹，疼痛，下顎の運動障害を認め，片側性骨折では患側下顎枝は短縮し，後方へ偏位するため，顔貌非対称，下顎正中線の患側への偏りがみられる．

両側性では前歯部の開咬が著明となる．骨折部に一致した圧痛点（マルゲインの圧痛点），開閉口時に顎関節の動きを触知しないことなどが特徴所見である．また，縦骨折をきたした場合，単純エックス線写真のみでは診断が困難なので注意が必要である．

# 第11章
# 頸部・顎下部

## 1. 歯性扁桃周囲膿瘍

歯性炎症に続発して，扁桃上部の結合組織に炎症が及んだ場合が歯性扁桃周囲炎であり，しばしば膿瘍を形成する（図11-1a, b）．

普通は片側に生じ，両側の場合も一側が先行する．咽頭痛とくに嚥下痛が強く，耳部および頸部に放散する．口蓋扁桃周囲の発赤や腫脹や前口蓋弓部の膨隆により，診断は容易である．

## 2. 悪性リンパ腫

頭頸部に初発する場合が多く，とくに頸部リンパ節やワルダイエル咽頭輪に多い．リンパ節に発生する節性悪性リンパ腫は，深頸リンパ節や顎下リンパ節の大きな腫瘤を主体として，近在のリンパ節群から浅頸リンパ節にかけて比較的小さなリンパ節腫脹を示す場合（図11-2）と，側頸リンパ節群を中心に比較的小さな粒のそろった多数のリンパ節腫脹を示す場合がある．これらのリンパ節には圧痛はほとんどなく，節の周辺にはわずかに浮腫の存在を感じさせることが多い．

抗菌薬の投与に完全ではないが，反応する症例があるので，安易な抗菌薬投与で長期に経過観察を続けないことが重要である．厳密な発生母細胞の確定には腫瘍細胞の表面マーカーの検索が欠かせない．

## 3. 結核性頸部リンパ節炎

頸部リンパ節に多く，腺塊を形成し自潰して瘻孔をつくることがある．以前は高頻度でみられたが，現在では激減している．一般に若年者に多いが，高齢者でもまれではない．

結核菌の侵入門戸は不明なことが多いが，口腔や咽頭粘膜などから侵入する経路と，肺胸膜から上行

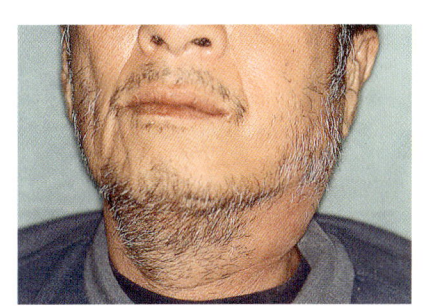

図11-1a, b　a：歯性扁桃周囲膿瘍．b：扁桃周囲膿瘍の自潰．　　図11-2　悪性リンパ腫．

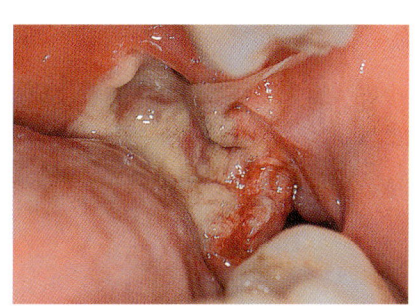

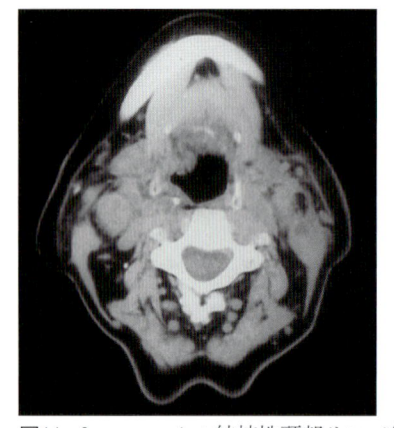

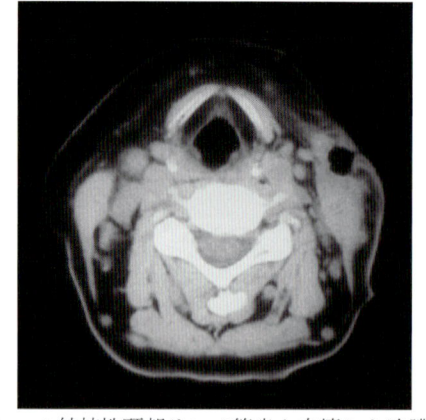

図11-3a〜c　a,b：結核性頸部リンパ節炎．c：結核性頸部リンパ節炎と自壊した冷膿瘍．

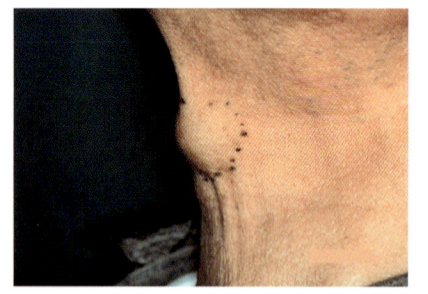

図11-4　甲状舌管囊胞．

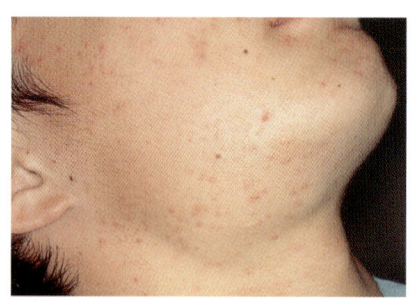

図11-5　静脈性血管腫．

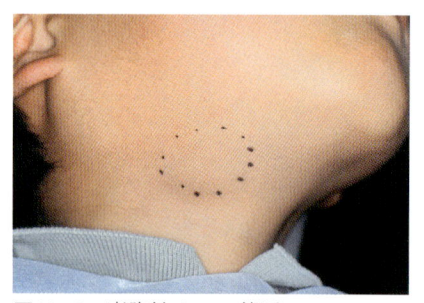

図11-6　囊胞性リンパ管腫．

性に鎖骨上窩へと向かう経路がある．進行すればリンパ節は乾酪化し，リンパ節周囲炎を起こす．さらに隣接のリンパ節は癒着して腺塊を形成し，化膿して自潰し皮下に冷膿瘍をきたし，次いで難治性の瘻孔を形成して排膿する(図11-3a〜c)．

診断には局所所見が重要で，大小さまざまのリンパ節が多数腫脹し，腺塊を形成すれば容易である．また，ツベルクリン反応は参考となるが，単発あるいは腺塊形成のない場合にはサルコイドーシス，悪性リンパ腫，転移性癌などとの鑑別が必要である．

## 4. 甲状舌管囊胞（正中頸囊胞）

頸部正中で，オトガイ下部の舌骨付近にみられる無痛性腫瘤である(図11-4)．正中よりやや左側に存在することもある．舌根部や口底に発生することもある．嚥下時に，腫瘤と舌骨が同時に動くことが特徴である．

胎生期にみられる甲状腺と舌盲孔を結ぶ甲状舌管の遺残に由来する囊胞で，直径10cmまでの大きさから2〜3cmのものが多い．内容液は淡黄粘液性で，頸部外皮に瘻孔(甲状舌管瘻，正中頸瘻)を形成することもある．

病理組織学的に，囊胞壁は扁平上皮，円柱上皮または線毛上皮に覆われ，一部に甲状腺組織を認めることもある．まれに被覆上皮より癌腫が発生する．発生部位と症状により，診断は容易である．

## 5. 静脈性血管腫

無痛性で弾性軟の腫瘤である(図11-5)．頭頸部皮膚を最好発部位とする過誤腫である．小児と若年者に好発し，先天性であることも多い．

顎下型ラヌーラや囊胞性リンパ管腫と鑑別するが，深部血管腫の診断は困難なことがあり，総合画像診断を必要とする．

## 6. 囊胞性リンパ管腫

無痛性で弾性軟の腫瘤である(図11-6)．大きな囊胞腔を形成するリンパ管腫で，周囲が脂肪組織の場

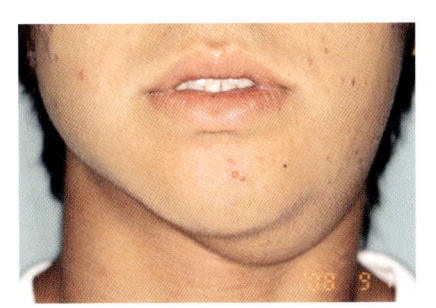

図11-7a〜c　顎下型ラヌーラ．

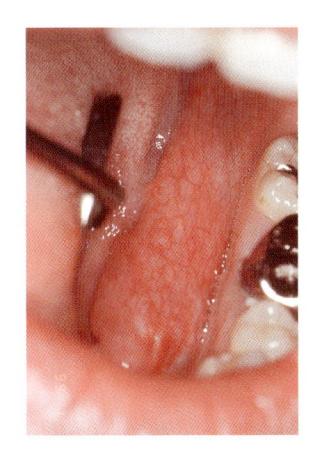

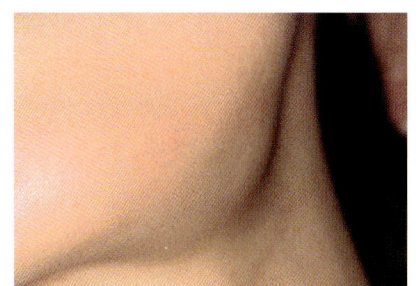

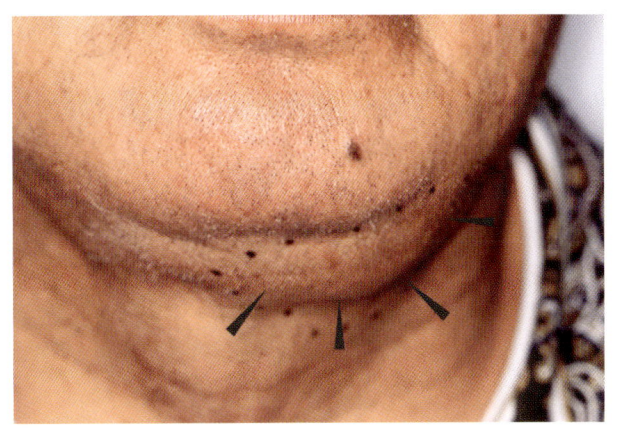

図11-8　顎下部異所性甲状腺．

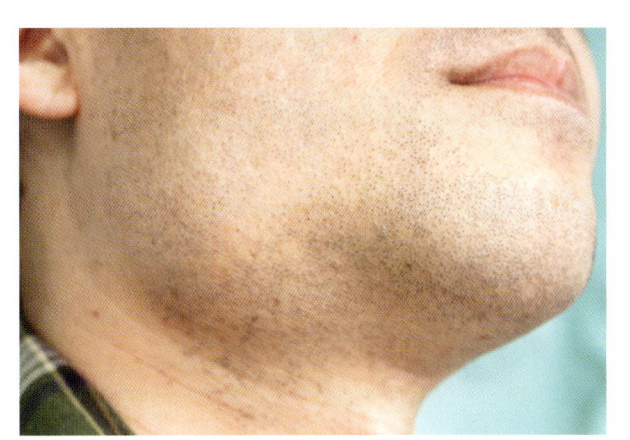

図11-9　壊死性リンパ節炎．

合に生じる．顎下型ラヌーラとの鑑別が必要である．

## 7. 顎下型ラヌーラ（ガマ腫）

　顎下腺良性腫瘍や囊胞性リンパ管腫との鑑別が重要である（図11-7a〜c）．なお，詳細については，第6章「1．ラヌーラ（ガマ腫）」を参照されたい．

## 8. 顎下部異所性甲状腺

　異所性甲状腺の発生原因として甲状腺原基の下方への移動の障害によるものと迷入によるものとがある（図11-8）．前者の場合，そのほとんどが頸部正中に位置し，75％の例では正常甲状腺を欠くとされる．
　後者によるものでは正常位置の甲状腺のほかに喉頭，気管，食道，頸部リンパ節内への迷入が起こるとされている．異所性甲状腺については多数の報告例があるが，頸部正中から外れて顎下部にみられた

例は少ない．

## 9. 壊死性リンパ節炎

　菊池病とも呼ばれる良性のリンパ節炎である（図11-9）．原因は不明だが，なんらかの感染が契機となり発症するといわれている．菊池病で特異的な病原体が検出されるわけではなく，原因となりうる微生物は多岐に及ぶと考えられている（EBV，HHV-6，HHV-8，HIV，parvovirus B19，Yersinia enterocolitica，toxoplasma など）．
　40歳未満の女性に多くみられる．発熱，自発痛または圧痛をともなう頸部リンパ節腫脹，白血球数減少を主要徴候とする．
　そのほか倦怠感，関節痛，皮疹などもみられる．1〜2か月以内に治療に関係なく治癒する．また，少数例は再発する．

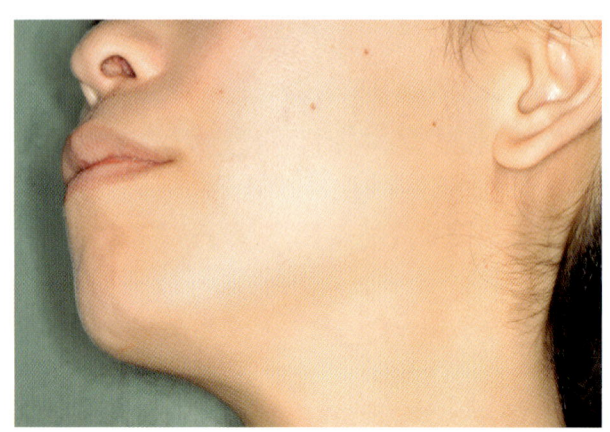

図11-10　導管内唾石(開口部)による顎下腺腫脹.

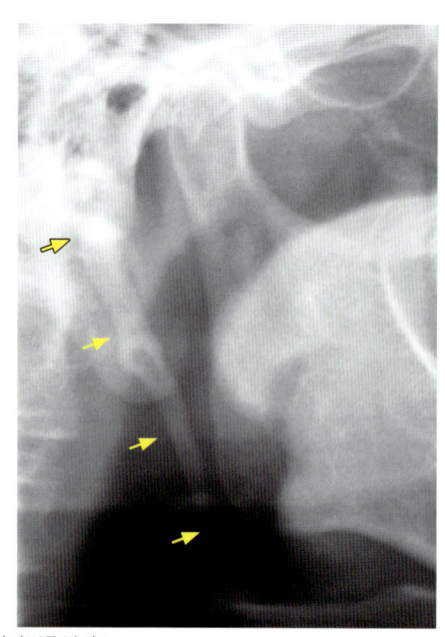

図11-11　茎状突起過長症.

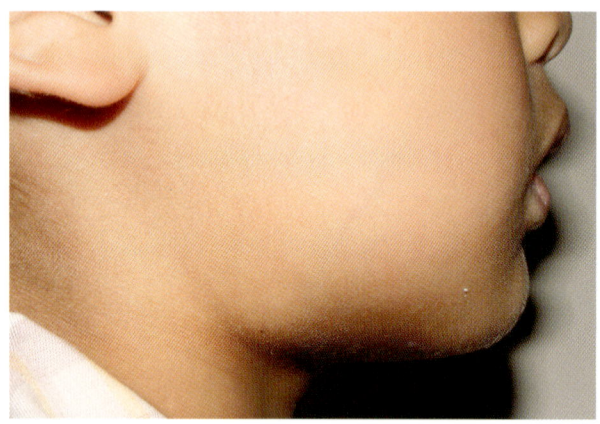

図11-12　ネコひっかき病.

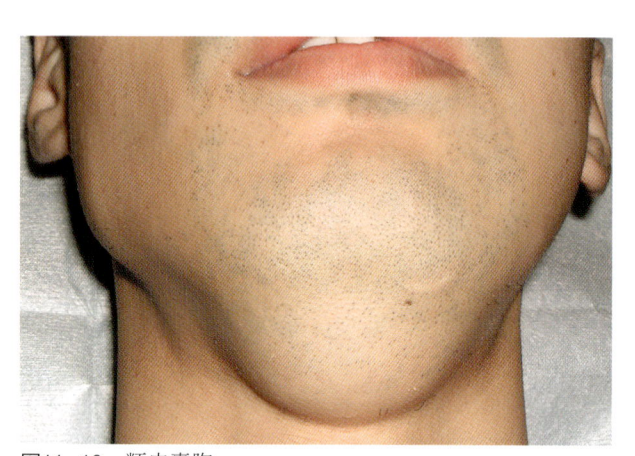

図11-13　類皮囊胞.

## 10. 導管内唾石による顎下腺腫脹

　唾液腺のなかや導管のなかに結石(唾石)ができることによって生じる病気で，ほとんどは顎下腺に生じる(図11-10)．唾石は砂粒大の小さなものから数cmに及ぶものまでみられる．

　唾石の原因は導管の炎症や唾液の停滞，さらに唾液の性状の変化など．摂食時や，あるいは食事中に，顎下部が腫れて(唾腫)激しい痛み(唾仙痛)が起こり，しばらくすると徐々に症状が消退するのが特徴である．

## 11. 茎状突起過長症(イーグル症候群)

　茎状突起が異常発育または形態異常のために通常よりも長く，ときには舌骨にまで達していることがある(図11-11)．このため主に咽喉頭および頭頸部などに不快な症状を訴えることがあり，茎状突起過長症あるいは過長茎状突起症と称される．

　イーグルが1937年に報告したのでイーグル症候群とも呼ばれる．また，近年注目を集めている咽喉頭異常感症は，その発症因子として全身的・局所的・精神的な因子があるとされ，これらが単独あるいは絡み合って発症する．

茎状突起過長は，そのなかの因子の1つとして含まれている．

## 12. ネコひっかき病

ネコに引っかかれたり，噛まれたり，あるいは傷のある部分をなめられたりしたのちに発病することから，この名前がついた（図11-12）．原因菌は，1992年にグラム陰性桿菌である *Bartonella henselae* と同定された．

症状は主にリンパ節炎で，ネコに引っかかれたのち10日ごろから傷が発赤し，所属リンパ節が腫脹し，ときには鶏卵大程度になる．微熱が長く続き，全身倦怠感，関節痛，嘔気などがある．自然治癒することが多いが，治るまで数週間から場合によっては数か月かかることもある．

免疫不全の人や免疫能力の落ちた高齢者では同症状を起こすことも考えられる．重症例では脊髄障害の例も報告されている．

## 13. 類皮嚢胞

嚢胞壁に，毛根や皮脂腺，汗腺などの皮膚付属器を含んでいるものを類皮嚢胞（図11-13）といい，単に表皮のみからなるものを類表皮嚢胞という．

両者とも，胎生期に皮膚の原基が組織内に迷入することによって生じる．オカラ状の内容物を認める．多くは口底の正中部に発生し，大きくなると舌が後方に押され，発音や嚥下を障害することがある．顎下部の腫脹もきたす．

## 14. 伝染性単核症

思春期から若年青年層に好発し，大部分がエプスタインバーウイルス（EBV）の初感染で発症する（図

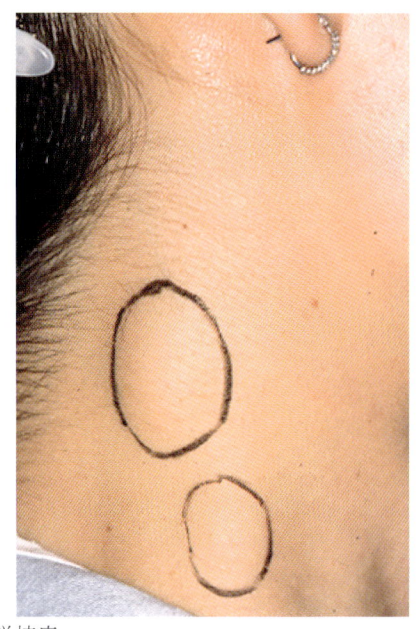

図11-14 伝染性単核症．

11-14）．

主な感染経路はEBVを含む唾液を介した感染であり，乳幼児期に初感染を受けた場合は，不顕性感染であることが多いが，思春期以降に感染した場合に発症することが多く，kissing disease とも呼ばれる．

EBVの既感染者の約15～20％は唾液中にウイルスを排泄しており，感染源となりうる．38℃以上の発熱が1～2週間持続する．

化膿性扁桃炎，咽頭痛，イチゴ舌や頸部リンパ節，肝臓および脾臓の腫脹，眼瞼浮腫などがみられる．重症例では発熱が1か月以上続くこともある．

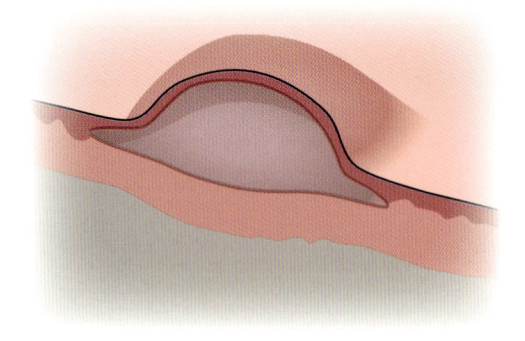

# 第12章 顔面

## 1. 外歯瘻

歯瘻が口腔外の皮膚に開口したものである．すなわち，歯原性の化膿性炎症が皮下軟組織に波及し，皮下膿瘍を形成したのちに，やがて皮膚を破って排膿した場合である(図12-1)．その発生部位によって，頬瘻，オトガイ瘻，顎下瘻などと呼ばれる．自壊した皮膚の類表皮嚢胞(粉瘤)との鑑別が必要である．

## 2. 末梢性顔面神経麻痺(ベル麻痺)

片側性に現われる顔面神経の麻痺で，麻痺性兎眼(眼裂閉鎖不全)，ベル症候(眼裂を閉鎖しようとすると眼球が上転し，白色の莢膜がみえる)，口角下垂，口笛不能，鼻唇溝消失，前額部のしわの消失，健側のつり上がりなどの症状を呈する(図12-2)．

特徴的な症状から診断は容易であるが，麻痺の原因が中枢性か末梢性かを鑑別することが重要である．中枢性では，原因が脳出血や脳腫瘍が多いので，注意が必要である．前額部は両側の大脳皮質に支配されているため，中枢性では前額筋麻痺が起こらず，前額にしわを寄せることができる．末梢性では，神経伝導の中断が顔面神経管内で起こると，その位置に対応して表情筋の麻痺のほかに，味覚障害，唾液分泌障害，聴覚障害，涙の分泌障害などが起こる．

障害部位と症状は以下のとおりである．
①耳下腺のなかで損傷：顔面表情筋麻痺
②茎乳突孔の下で損傷：顔面表情筋麻痺＋発汗
③鼓索神経の上で損傷：顔面表情筋麻痺＋発汗＋唾液分泌障害＋味覚低下

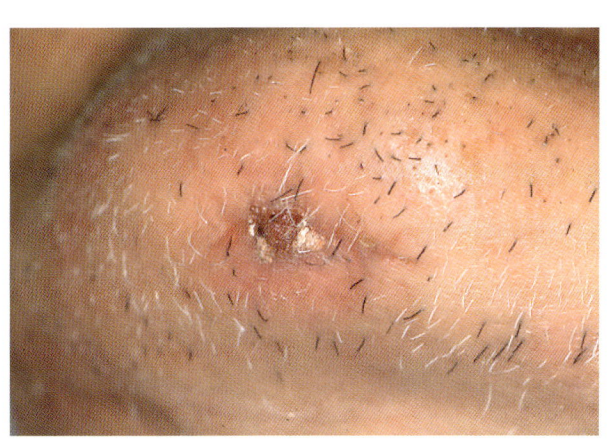

図12-1 外歯瘻．

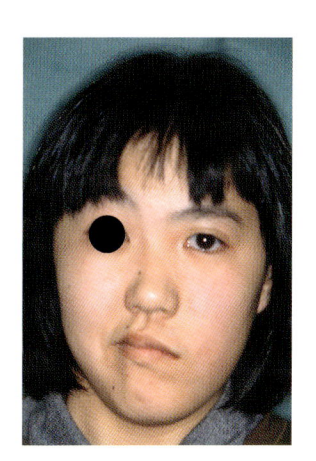

図12-2 末梢性顔面神経麻痺．

第2部　口腔病変の診断

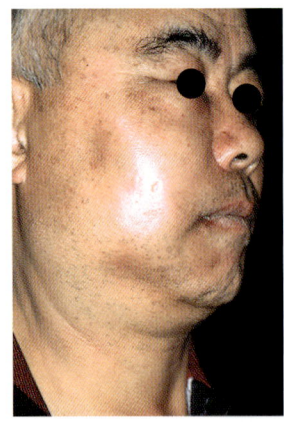

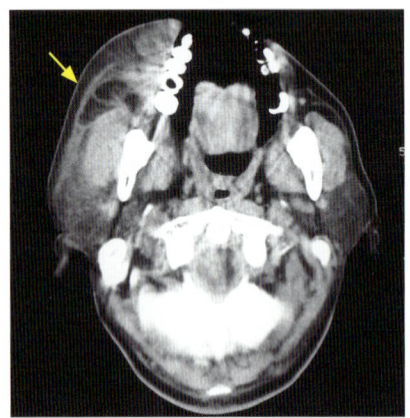

図12-3a〜c　ガス産生菌感染症.

④アブミ骨筋神経の上で損傷：顔面表情筋麻痺＋発汗＋唾液分泌障害＋味覚低下＋聴覚障害
⑤膝神経節の上で損傷：顔面表情筋麻痺＋発汗＋唾液分泌障害＋味覚低下＋聴覚障害＋涙腺分泌障害＋軟口蓋運動神経麻痺
ラムゼイ・ハント症候群と鑑別する.

## 3. ガス産生菌感染症

ガス産生菌によって引き起こされる感染症であり，原因菌による分類としてクロストリジウム性と非クロストリジウム性に分類する.

頭頸部に発症するのは比較的まれである．四肢に発症する原因は外傷が多いが，頭頸部では歯性，扁桃あるいは咽頭疾患に起因するものが多い．このため，頭頸部に発症するのは常在菌からの非クロストリジウム性が大部分である.

最近では，死亡することも多いクロストリジウム性をガス壊疽，重篤な全身症状が急激に進行することはない非クロストリジウム性をガス蜂巣炎と呼ぶ.

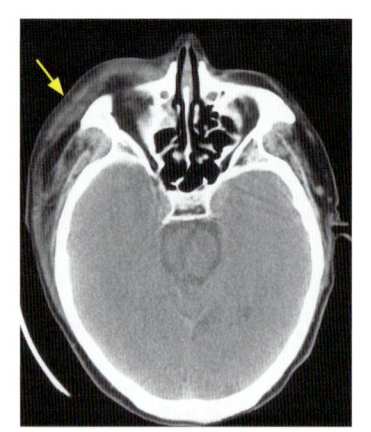

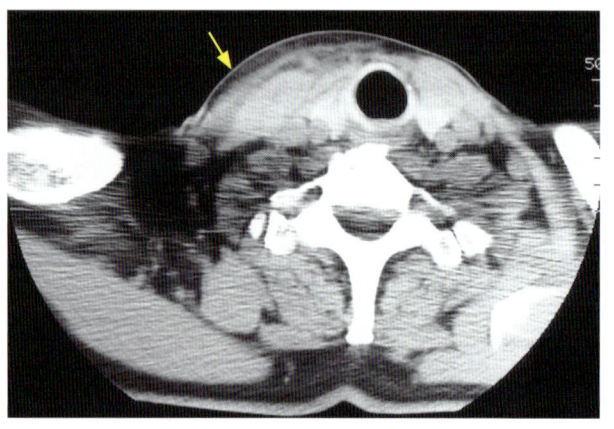

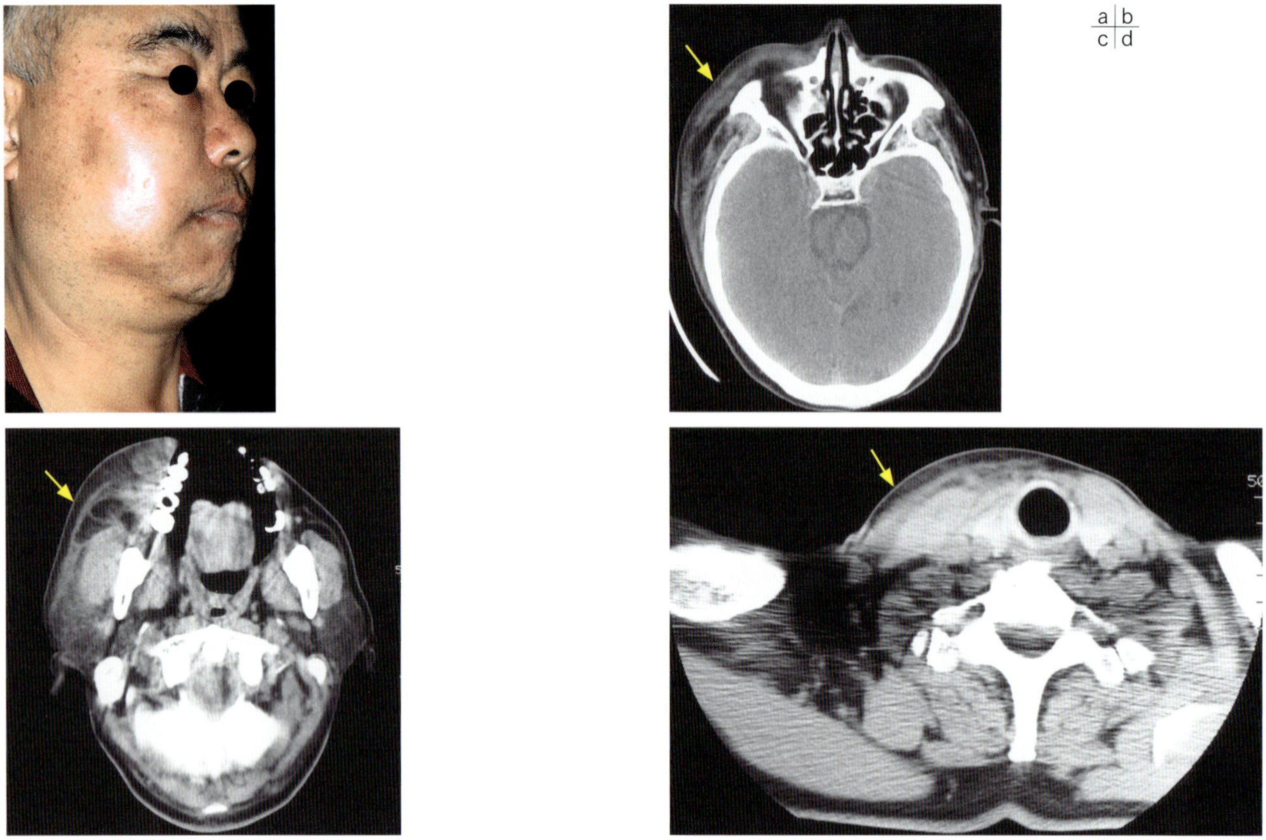

ガス壊疽は，嫌気性グラム陽性有芽胞桿菌である *Clostridium perfringens*（ウェルシュ菌）や *C. novyi*（ノーヴィ菌）などのクロストリジウム属による創の特異的感染症である．局所は組織壊死と悪臭のあるガス発生がみられる．ガスは握雪感や捻髪音をともなう腫脹となり，エックス線写真で筋膜下，筋肉内にチリメン状のガス像が認められる.

受傷後6〜72時間で創部の激痛で発症し，皮膚は暗紫色から黒色となり，血性漿液性の水疱を形成する．濃い膿汁の排出はない．不穏，微熱，発汗に続き頻脈や高熱などの全身症状が出現し，血圧低下，血色素尿，無尿から死亡することも多い．ガス蜂巣炎はガス壊疽と同様のクロストリジウム属の菌のほか，*Bacteroides fragilis*, *B. thetaiotaomicron*, *B. melaninogenicus*, *Peptostreptococcus anaerobius*,

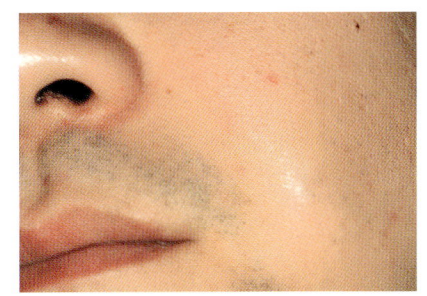

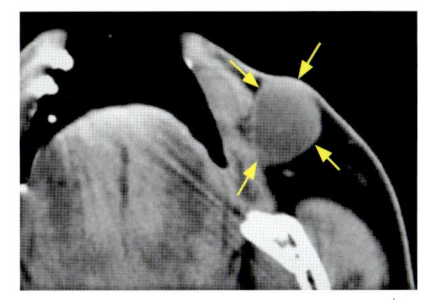

図12-4a, b　類表皮囊胞.

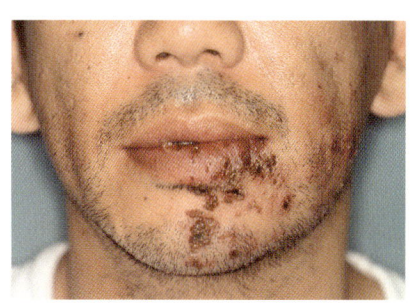

図12-5　帯状疱疹.

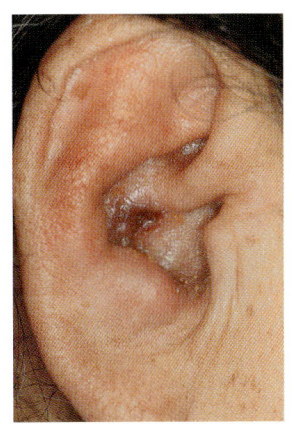

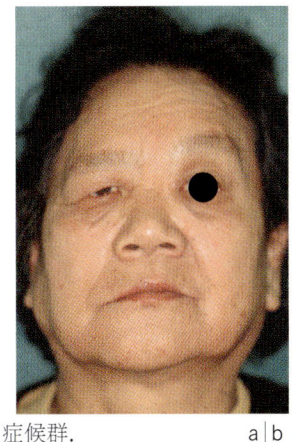

図12-6a, b　ラムゼイ・ハント症候群.

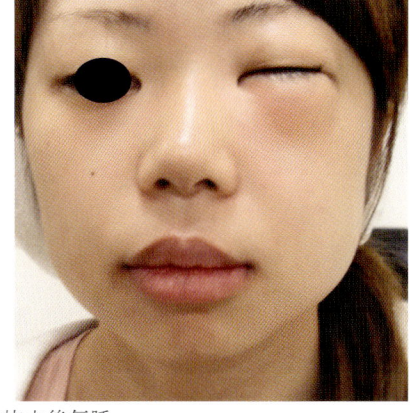

図12-7　下顎智歯抜去後気腫.

P. asaccharolyticus などの嫌気性ガス産生菌による．組織内にガスを認める蜂巣炎で，ガス壊疽のように重篤な全身症状が急激に進行することはないが，組織隙を介して深部へと広がる危険性が高く，慎重かつ迅速な対応が必要である．

皮下組織の発赤，疼痛や腫脹が認められ，圧迫により捻髪音を認める(図12-3a)．エックス線写真では皮下組織中に気泡像をみる(図12-3b〜d)．触診とエックス線写真によるガス産生の確認が重要である．

### 4. 類表皮囊胞

弾性軟の無痛性腫瘤で可動性がある．内容は角化物であり，炎症が加わることによって腫大する(図12-4a, b)．触診で診断は容易であるが，病理組織学的に診断される．

### 5. 帯状疱疹

神経痛様の疼痛が数日から1週間続き，神経の分布領域に一致して浮腫性の紅斑が出現し，そののち数日間に水疱が多発する(図12-5)．水疱は10日程度でびらんとなり，痂皮化して2〜3週で治癒する．

### 6. ラムゼイ・ハント症候群

水痘-帯状疱疹ウイルスによる感染症で，外耳道，耳介に疱疹を生じ，顔面神経麻痺，耳鳴り，難聴やめまいなどをともなう(図12-6a, b)．

### 7. 抜歯後気腫

皮下気腫は，多量の気体が皮下または組織間隙の疎性結合織内に侵入し，貯留することにより生じる(図12-7)．下顎埋伏智歯抜歯時の発生が半数以上を占める．

上顎犬歯，小臼歯などでは，根端から皮質骨骨壁までの距離が短いために，空気が簡単に粘膜下組織にまで進展しまうので，気腫が発生しやすい．局所に気腫が留まっている場合なら安静とし，感染予防のための抗菌薬の投与，鎮痛などの対症療法を行う．広範囲に気腫が拡大している場合は速やかに専門医

第2部　口腔病変の診断

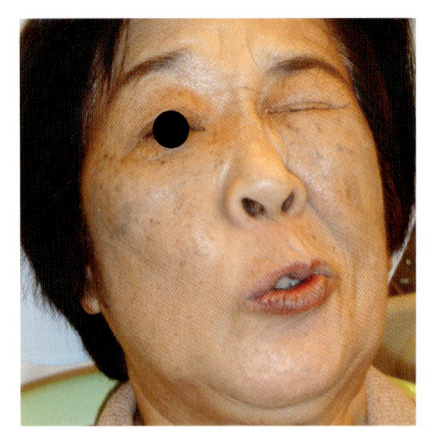

図12-8　顔面痙れん．

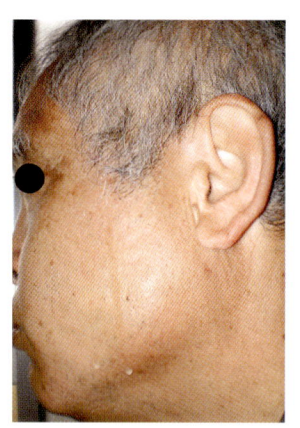

図12-9　フライ症候群．

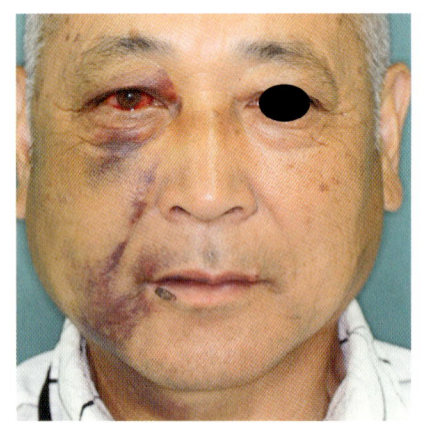

図12-10　頬骨骨折・頬骨弓骨折．

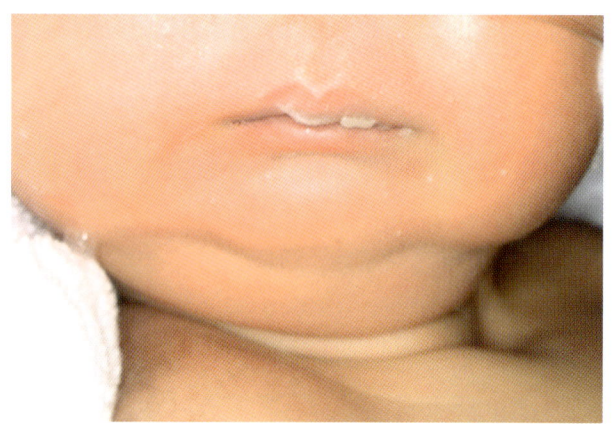

図12-11　ピエール・ロバン症候群．

や救急病院への受診が必要となる．

## 8. 顔面痙れん

　眼の周囲の筋肉がピクピク痙れんし，不随意に眼が閉じてしまう，頬や口周囲の筋肉の痙れんで顔面がゆがんでしまうなどの症状を呈する（図12-8）．

　最初は眼の周囲のみだが，徐々に周囲の筋肉に広がり，最後は片側顔面筋全体に痙れんが生じる．ほとんどは片側性．最初はときどき生じる程度だが，ひどくなると1日中続く．緊張すると悪化する．

　原因は，ベル麻痺の後遺症，脳腫瘍，椎骨脳底動脈系の動脈瘤や血管奇形，特発性などである．従来特発性として原因が明らかでない場合では，動脈による顔面神経の圧迫が原因となっていることが多いと報告されている．

## 9. フライ症候群

　耳下腺腫瘍や顎関節部の手術後に唾液の分泌神経である耳介側頭神経が再生の際に耳前部皮膚（汗腺）に迷入したために，食事の際に耳前部が赤くなったり汗をかいたりする現象である（図12-9）．

## 10. 頬骨骨折・頬骨弓骨折

　頬骨体部骨折（図12-10）は，多くの場合では，体部全体がそのままの形で転位する．通常は，体部が内方に落ち込むので，頬は突出感がなくなって平坦になる．眼球の動きが障害されたり，頬を中心とした皮膚の感覚障害を起こす．

　初期には眼窩内の出血によって，眼球が突出する場合がある．また，腫れや出血による複視は，一時的で自然に回復することがある．眼窩下神経が損傷

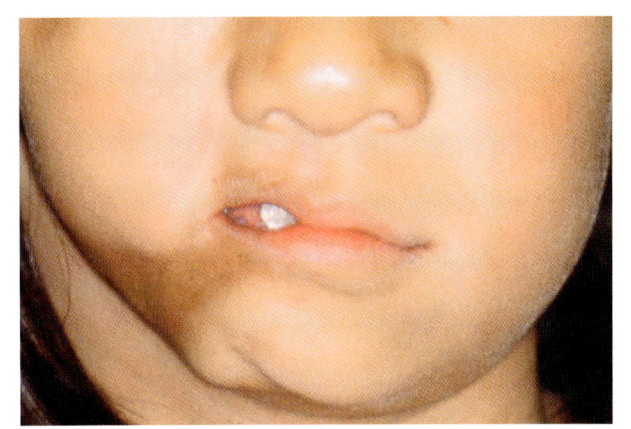

図12-12　進行性顔面半側萎縮症（ロンベルグ病）．

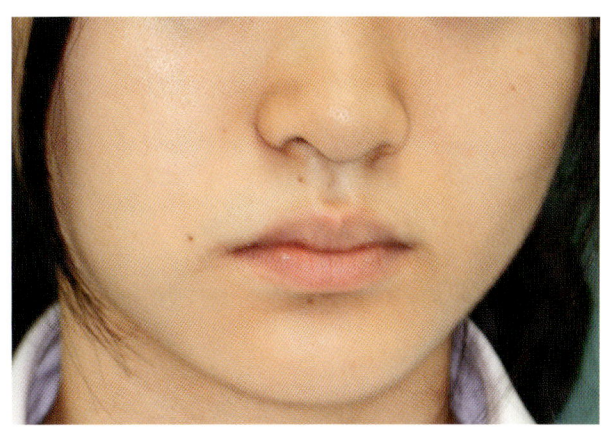

図12-13　右側大頬症（リンパ管腫）．

されることによって，頬部，鼻の側面，上口唇，歯肉に感覚障害が及ぶ．歯肉の感覚が低下すると，実際には異常がないのに歯がかみ合わないと訴えることがある．

頬骨弓部骨折は，直接外力によって起こり，体部には骨折はない．

したがって，眼の症状や感覚障害は起こらない．頬骨弓の下を通っている側頭筋に食い込むと，開口障害を起こす．側貌の変形を起こす．

## 11. ピエール・ロバン症候群

新生児にまれに起こる先天性かつ複合的な疾患で，小下顎症または下顎後退症（鳥貌），舌根沈下，気道狭窄がそろってみられる（図12-11）．その結果，呼吸困難が出生時から最大の問題となる．

付随的な症状としては軟口蓋裂，近視，緑内症，摂食障害，チアノーゼ，不眠症，心房（心室）中隔欠損症，心臓肥大，肺動脈高血圧症，動脈管開存症，脳障害，言語障害，運動機能障害などをともなうこともある．

発生率は約3万人に1人といわれ，性差はない．

多くの場合，発育にともなって下顎が上顎に追いつくような発達がみられ，顔貌も大きく改善する．

## 12. 進行性顔面半側萎縮症（ロンベルグ病）

三叉神経の支配領域を中心として，顔面片側の軟部および骨組織が進行性に萎縮していく疾患である（図12-12）．

原因は不明で，顔面の感覚や運動障害はみられない．若年で本症状が出現した場合，顔面骨の成長障害が生じる可能性が高く，眼球が陥凹したり，鼻や口角部が偏位したり，不適切なかみ合わせなどが生じる．

## 13. 大頬症（リンパ管腫）

大頬症（図12-13）と呼ばれる頬部の大きな腫脹の本態は，リンパ管腫であることが多い．リンパ管腫はリンパ管の過誤腫的な先天異常，リンパ液の持続的うっ滞，腫瘍性の増殖などによって生じる疾患，またはリンパ管の腫瘍的増殖ではなく先天的なリンパ管の奇形ととらえられている．

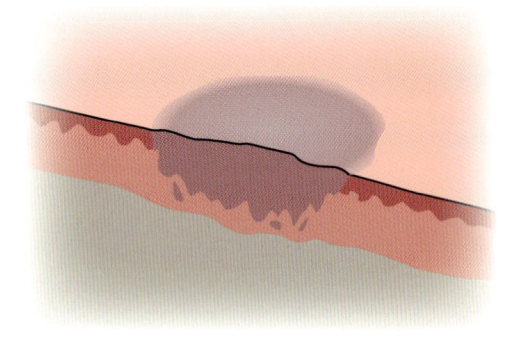

# 第3部

# 口腔領域における癌と口腔診断のための基礎知識

第13章　口腔癌の多重, 同時・異時性と転移性

第14章　病理学的検査(細胞診と組織診)

# 第13章

## 口腔癌の多重，同時・異時性と転移性

### 1. 油断のならない口腔癌

口腔領域においても多発癌や口腔癌と他臓器癌との重複癌症例はしばしば経験される．

口腔癌が発見された場合には，同時性および異時性癌が生じる可能性を踏まえ，初診時や経過観察時の全身検索も必要に応じて行っておくことが肝要である．

### a. 多重癌（多発癌・重複癌）

口腔に原発性の癌腫が2個以上発生したものを多発口腔癌といい，ほかの臓器にも原発性の悪性腫瘍を認める場合は重複癌と称する．

また口腔の多発癌と重複癌がともに発生した例は多発・重複癌とする．なお多発癌と重複癌を包括する用語として多重癌が使われる（図13-1）．

### b. 異時性口腔多発癌

同時性と異時性の定義はつぎのとおりである．口腔癌の発生が他臓器癌の発生時期より1年未満を同時性，1年以上を異時性，ともにある場合は同時・異時性とする（図13-1）．

たとえば，同じ時期（1年未満）に口腔癌と他臓器

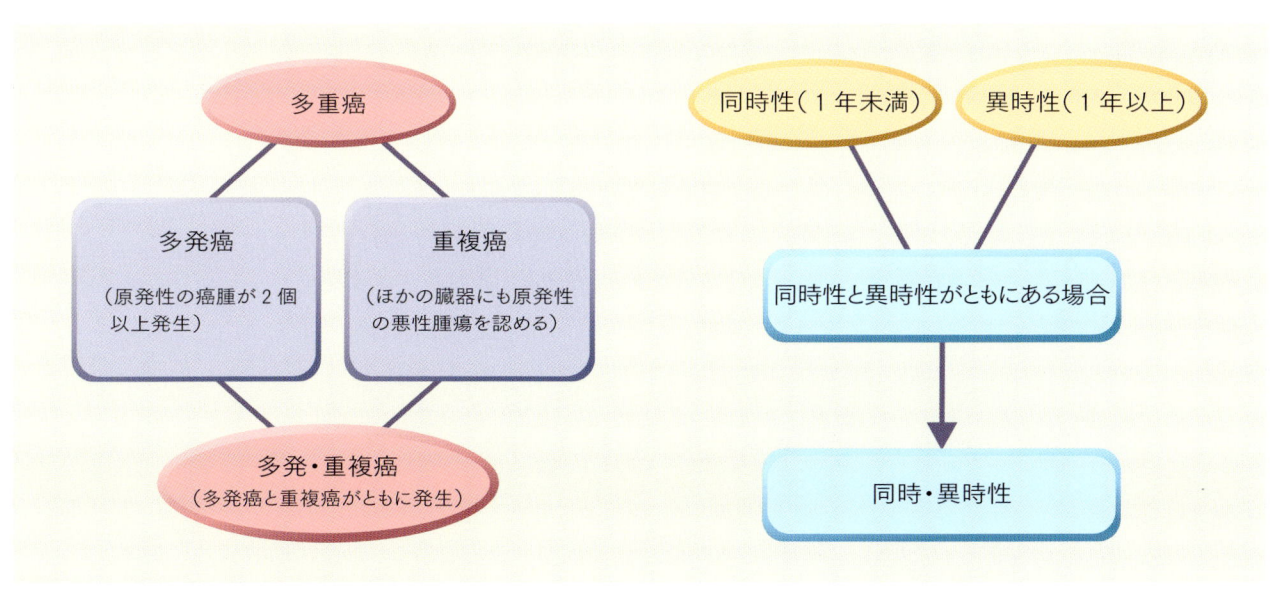

図13-1 多重癌（多発癌・多重癌）と同時・異時性．

## 第3部　口腔領域における癌と口腔診断のための基礎知識

図13-2　甲状腺癌の頸部リンパ節転移．

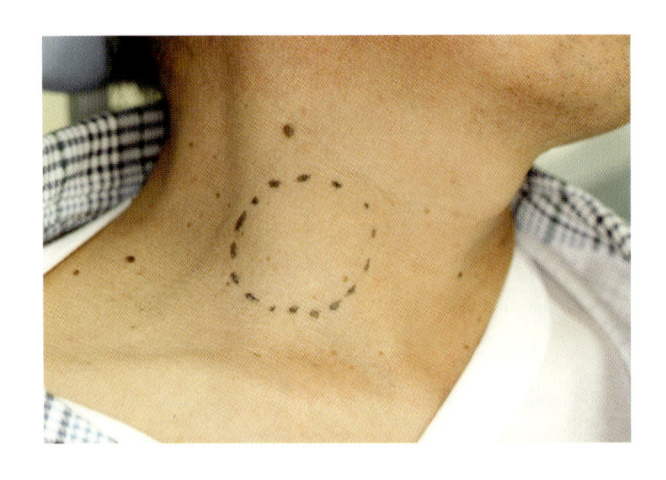

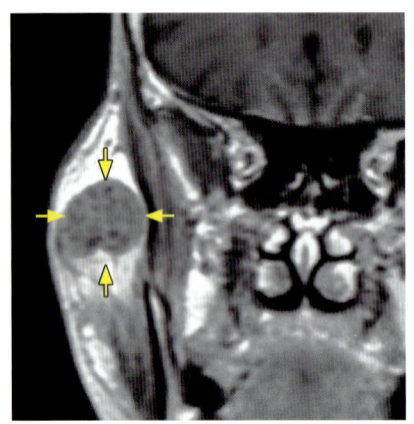

図13-3a　胃腺癌の転移．

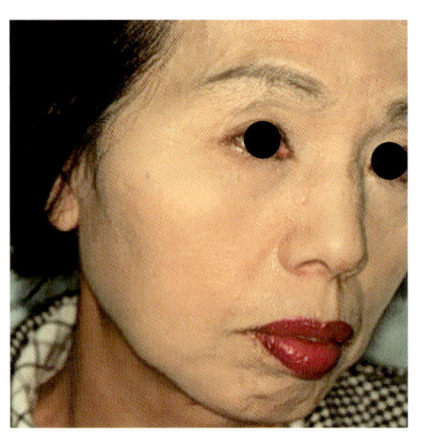

図13-3b　胃腺癌の頬骨弓転移．

の癌がみつかる場合を同時性重複癌といい，口腔癌を治療したのち（1年以上）に他臓器に癌がみつかる場合を異時性重複癌という．

　一般に異時性口腔多発癌とは，口腔の原発性の癌腫を手術したのちに，1年以上の間隔をおいて同じ組織型の癌腫が口腔に発生した場合をいう．

### 2．転移性癌

#### a．頸部リンパ節転移（甲状腺癌）

　頸部リンパ節には，口腔癌のみならず，近傍臓器・組織に由来する癌の転移がしばしば認められる．

　初期には無痛性の可動性リンパ節腫脹としてみられるが，癌の増大にともない硬さが増し，非可動性となり，リンパ節外へ癌が浸潤した場合には皮膚の発赤や疼痛などの症状をともない，皮膚潰瘍を呈することもある（図13-2）．

　問診で癌の既往があり，咽頭や口腔内に感染・炎症巣がみられず，無痛性の硬いリンパ節腫脹が生じた場合には癌の転移を念頭におくことが肝要である．

　原発臓器の確定には病理組織診断および免疫組織学的診断を行う．そのほかに結核や悪性リンパ腫などが鑑別に挙げられる．

#### b．頬骨弓転移（胃癌）

　頬骨弓の胃癌の転移を含め，他臓器からの癌が口腔領域に発見されることがある．口腔癌のうち，転移性癌の占める割合は1～2％で，乳癌，肺癌および腎癌が多い（図13-3a）．

　転移部位は顎骨，歯肉に多くみられる．血行を介して顎骨内に転移した癌が，抜歯を機に抜歯窩から易出血性の顆粒状肉芽様に増殖し，治癒不全という形で発見されることもある．

第13章　口腔癌の多重，同時・異時性と転移性

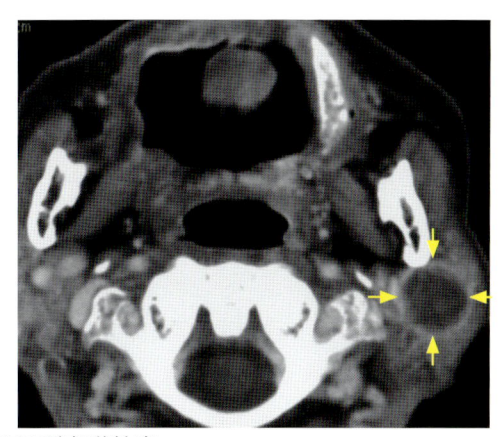

図13-4a　耳下腺転移性癌．

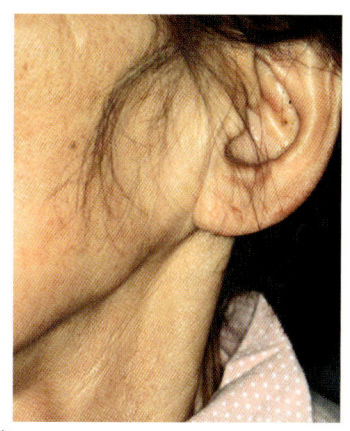

図13-4b　耳下腺転移性癌．

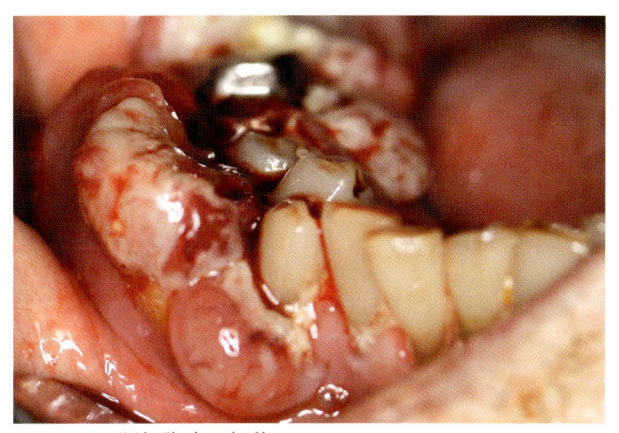

図13-5a　肝細胞癌の転移．

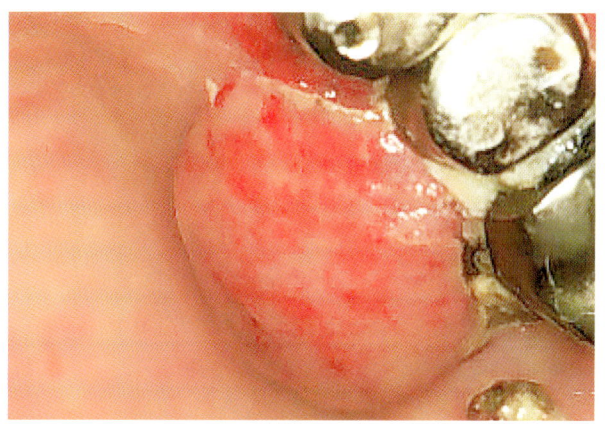

図13-5b　大腸腺癌の転移．

　頬骨弓に転移した癌が大きく増殖した場合には，開口障害を訴えることがあり，診断において重要な所見となる（図13-3b）．
　顎骨や頬骨転移では癌の増殖にともない病的骨折を生じることもあり，外傷の既往がなく，表面粘膜も正常で，エックス線写真で不整な骨吸収像がみられた場合には，顎骨原発腫瘍以外に転移性癌の可能性を念頭におくべきである．鑑別には病理組織診断がなされる．

c.　耳下腺内リンパ節転移（上顎歯肉癌）

　耳下腺内リンパ節への癌の転移としてもっとも考えられるのは，耳下腺原発の唾液腺悪性腫瘍の転移であるが，他臓器からの転移も起こりうる（図13-4a）．
　まれに耳下腺内リンパ節から悪性リンパ腫が生じ

ることがあり，大きく腫大した場合には，耳前部皮膚の腫脹により顔貌の左右非対称が現れ，口腔内側に腫大した場合には誤咬や開口障害が現れることもある（図13-4b）．
　悪性リンパ腫に比べて，癌のリンパ節転移のほうが触診上，やや硬く感じられる場合が多い．鑑別には穿刺吸引細胞診および組織診断がなされる．

d.　歯肉・歯槽部（肝臓癌・大腸癌）

　総胆管癌，肝臓癌，腎細胞癌，肺扁平上皮癌などが歯肉・歯槽部に転移することがある（図13-5a）．血流を介して顎骨歯槽部に転移巣を形成し，増殖により歯肉腫脹および歯肉を破壊して易出血性の潰瘍を形成する（図13-5b）．
　さらに増大すれば潰瘍をともなう顆粒状および疣状の腫瘤としてみられる．

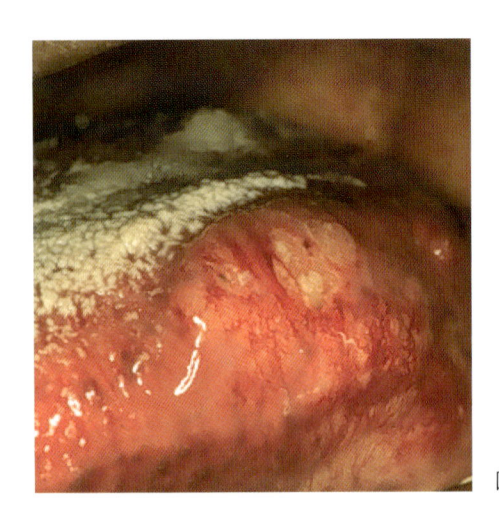

図13-6 肺腺癌の舌転移.

歯槽部歯肉に腫瘤としてみられた場合には，エプーリスとの鑑別を要する．組織型や原発臓器の確定には病理組織ならびに免疫組織学的診断を行う．

### e．舌（肺腺癌）

肺腺癌が舌に転移することがある．転移の初期には正常粘膜色の腫瘤としてみられるが，大きく増殖した場合には潰瘍を形成し，舌原発の扁平上皮癌や唾液腺悪性腫瘍との鑑別(肉眼上)は困難となる(図13-6)．

また，転移の初期で粘膜下の腫瘤としてみられる時期には，神経鞘腫や脂肪腫などの良性腫瘍との鑑別が難しいが，良性腫瘍の場合は，より限局的な結節状を呈し可動性を示す．

# 第14章
# 病理学的検査（細胞診と組織診）

## 1. 正確な病理診断依頼書の作成

正しい病理組織・細胞診断を行うためには，診断に必要な的確な標本をいかにして提出するか，また適切な病理組織・細胞診断依頼書の書き方が重要であり，この点がおろそかになると正確な病理組織・細胞診断は困難である．

このことは最終的には患者の治療，管理に重篤な影響を及ぼす可能性も否定できない．優秀な臨床医の病理診断依頼書に記載された臨床所見と臨床診断名は，実際の顕微鏡下における病理組織像や病理診断名とよく一致する．

これは病変を目で観察したときの肉眼像を含め，臨床医が各種病変における病因・病態を十分に理解しているということである．病理診断報告書に関しても内容を的確に解釈し判断する能力が必要である．

しかし病理検査にも限界があり，診断がつかないことがある．その場合，臨床医は臨床病態をつかみ，対応していく必要があることも書き添えておく．

## 2. 細胞診と組織診

病理学的検査には主に細胞診断と組織診断がある．細胞診は細胞個々の形態を把握するのに適して

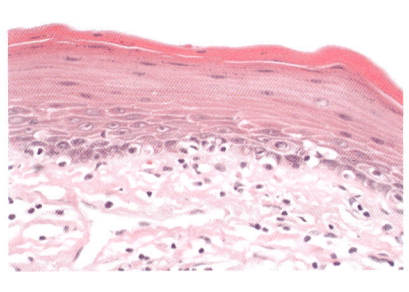

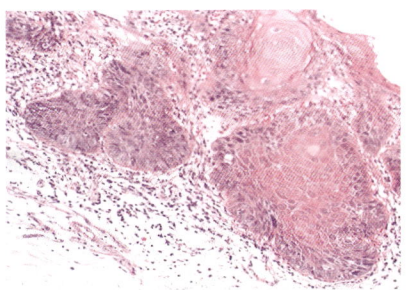

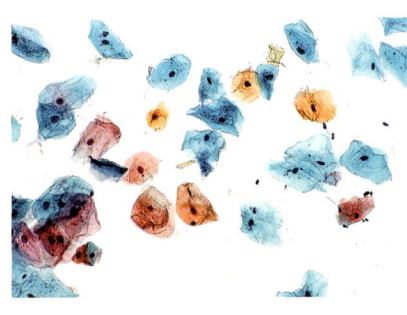

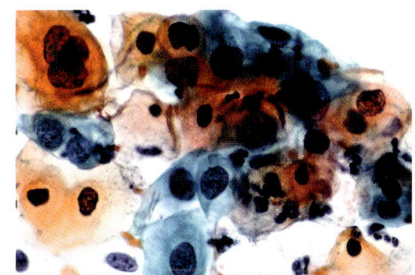

図14-1a, b　正常な口腔粘膜．a：組織診（HE染色）．b：細胞診（Papanicolaou染色）．

図14-1c, d　扁平上皮癌．c：組織診（HE染色）．d：細胞診（Papanicolaou染色）．

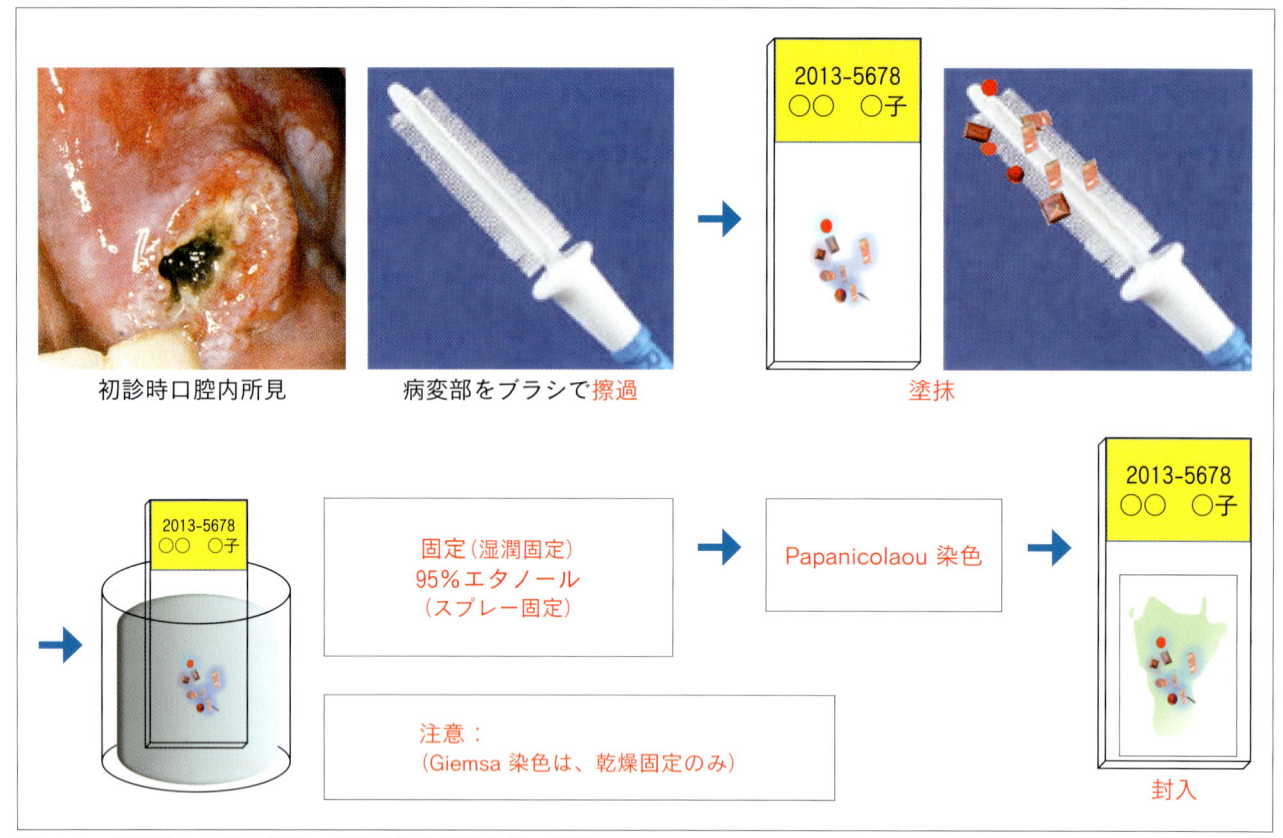

図14-2 細胞診における細胞の採取方法と標本作製の過程.

いるが，癌の浸潤像など組織構造の把握には適さない．したがって，細胞診は確定診断を得る目的で施行されるものではなく，病変が良性なのか悪性なのか，あるいは非腫瘍性病変なのかの判断に通常用いられる．

　一方，良悪性の鑑別を含め治療方針を決定する目的で病理検査を行うのであれば，確定診断にいたる確率の高い組織診が必須となる．

### a．細胞診と組織診の利点

　細胞診は患者に与える侵襲は少ないが，情報量も少なく確定診断にいたる確率は低いので，癌の浸潤程度や脈管侵襲像など組織構造の把握ができない．

　組織診は患者に与える侵襲は大きいが，情報量が多く確定診断にいたる確率が高く，癌の分化度，浸潤程度，脈管侵襲像など組織構造の把握が可能である．

実際の細胞診と組織診の顕微鏡写真を図14-1a～dに示す．

### b．細胞・組織の採取方法と標本作製の過程

　細胞診では，擦過法，穿刺吸引法などで細胞を採取するが，不適切検体とならないように，病変部から確実に適切な細胞量を採取する必要がある（図14-2）．

　組織診では，肉眼で正常にみえる部分を含めた病変部の組織採取が必要である（図14-3）．

　癌性潰瘍の場合は主に境界部において，正常上皮から移行するように癌の間質浸潤像がみられるので，潰瘍底部を一部含めて境界部の組織を採取することが重要である．

### c．細胞・組織の固定法

　一般的に細胞診（Papanicolaou 染色用）の固定法は

第14章 病理学的検査（細胞診と組織診）

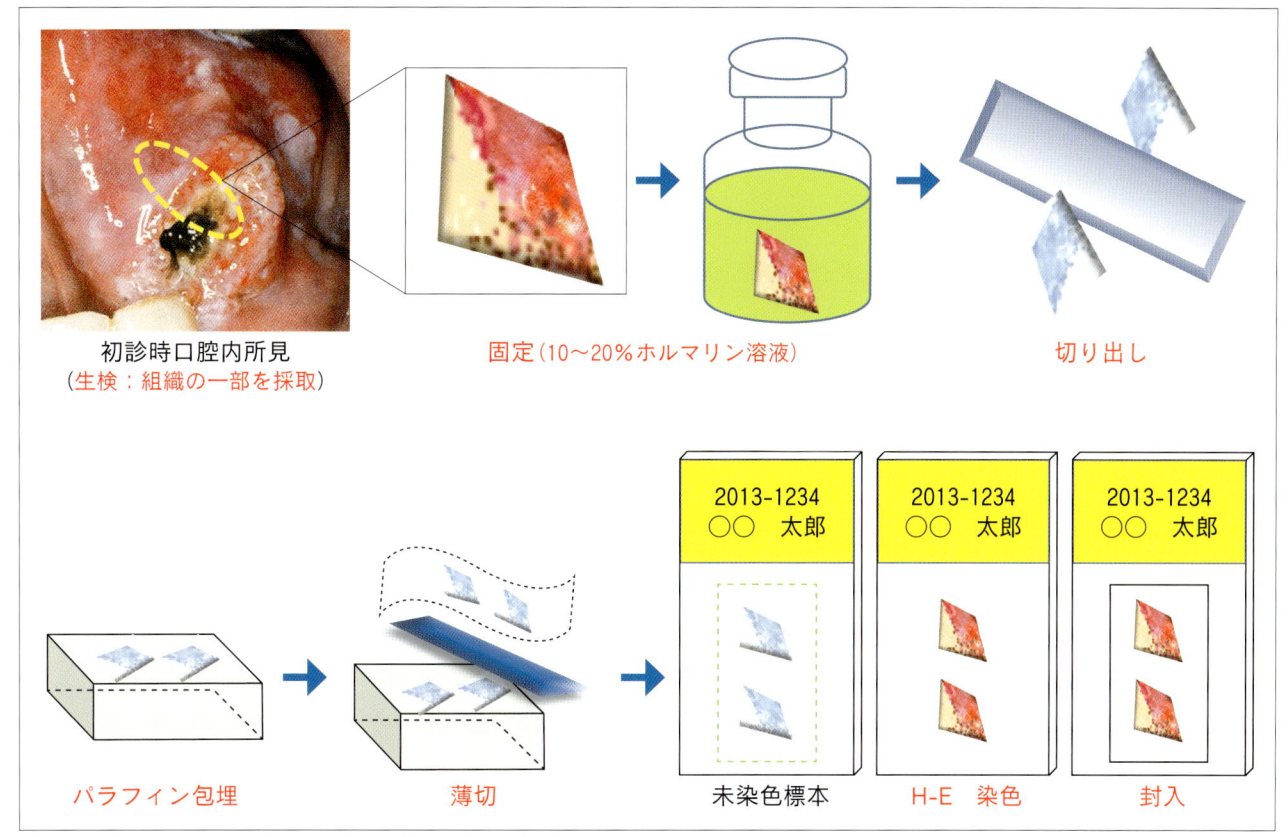

図14-3 組織診における組織の採取方法と標本作製の過程．

95％エタノールに浸漬固定するか，固定スプレーを用いて固定する．Giemsa染色用の場合には乾燥固定とする．

組織診の場合には，採取した組織片の約10倍量の10〜20％ホルマリン溶液（ホルマリン原液の5〜10倍希釈）に浸漬して固定を行う．一般的に1時間で1mm程度の速度でホルマリンが組織に浸透する．

組織診の一般染色はヘマトキシリン・エオジン（Hematoxylin-Eosin：HE）染色が用いられる．

## 3. 病理組織依頼書の記入方法

依頼者情報（医師名，病院名，住所，電話番号），患者氏名，年齢，性別，検体採取部位，現症（病変の大きさ，色調，形状，硬度など），エックス線所見，既往歴，家族歴，現病歴などに加えて，必ず臨床診断の記載をすることが肝要である．

## 4. 検体提出から病理組織診断が報告されるまでの過程

検体の種類や施設の設備状況にもよるが，通常，比較的小さい軟組織検体の場合は提出されてから報告されるまでに約1週間から2週間を要する（図14-4）．

大きい検体や硬組織検体では固定や脱灰操作に時間を要し，4週間程度かかる場合もある．

また，通常のHE染色で確定診断が得られない肉腫や悪性リンパ腫などの特殊な腫瘍の場合には，免疫組織染色などの検査を追加し組織型を確定する必要性があるので同様に時間がかかる．

## 5. 診断が困難な場合

日常業務においては，診断困難な腫瘍や病変が実際に存在する．その原因としては以下の点が挙げられる．

135

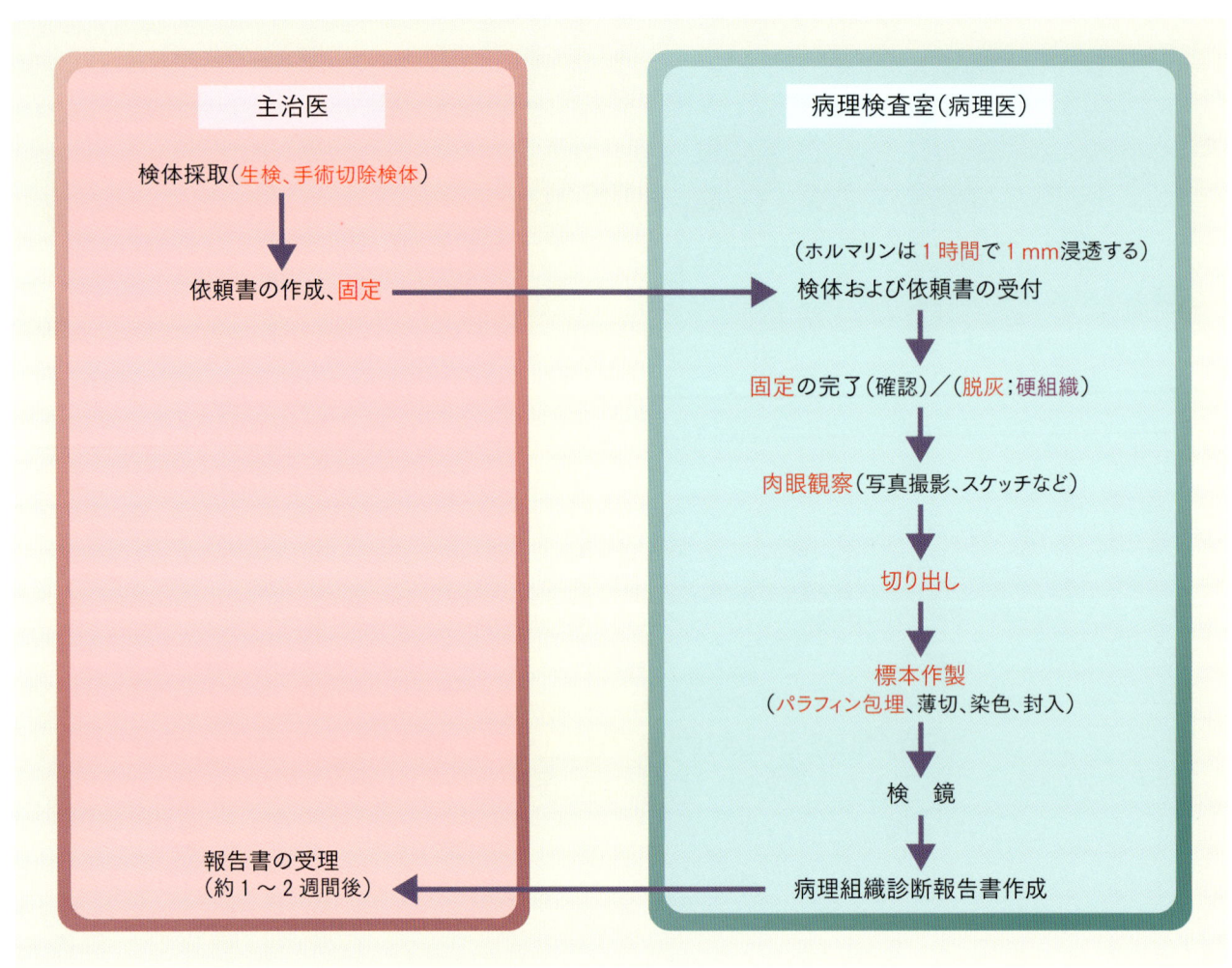

## 第3部　口腔領域における癌と口腔診断のための基礎知識

図14-4　採取された組織検体の取扱い過程（参考文献66より引用改変）[66].

① 病変が十分に採取されていない
② 組織に挫滅などのアーチファクトや壊死が加わっている
③ 組織像が典型的ではない
④ まれな病変である
⑤ 専門家の間でも見解が分かれている
⑥ 特殊検索が必要だが，諸事情により施行できない

　また，診断名を補足する重要な説明を病理所見欄に記載した場合には，「コメント参照（see comment, または see description, see report など）」と診断名の最後に記載することがある．必ず所見の全文に目を通すように注意しなければならない．

# 参考文献

1. 石井俊文，吉田　茂(監訳)，花田信弘，宮崎秀夫，尾崎哲則(訳)．口腔診査法4　WHOによるグローバルスタンダード．第1版．東京：口腔保健協会，1998．
2. 伊藤秀夫(監修)，藤林孝司(訳)．口腔粘膜疾患―WHOによる診断と疫学へのガイド―．第1版．東京：口腔保健協会．1982．
3. 下里常弘，藍　稔，長坂信夫，船越正也ほか(監修)．口腔診断学．第1版．東京：デンタルダイヤモンド社，1992．
4. Chisholm D M, Ferguson M M, Jones J H, Mason D K(著)，川島　康，片桐重雄，吉澤信夫，小林　博(監訳)．オーラルメディシン入門．第1版．東京：書林，1982．
5. 柴原孝彦，片倉　朗(編)．口腔がん検診どうするの，どう診るの．早期発見・早期治療を目指して．第1版．東京：クインテッセンス出版，2007．
6. 布施貞夫．デンタル・アルバム2　口腔粘膜疾患図譜．第1版．京都：永末書店，1959．
7. 布施貞夫．デンタル・アルバム3　口腔粘膜疾患図譜2．第1版．京都：永末書店，1959．
8. 布施貞夫．顎・口腔病図譜．第1版．京都：永末書店，1961．
9. 布施貞夫．口腔病図集上巻．舌・歯肉．第1版．京都：永末書店，1963．
10. Robinson H B G and Thoma K H(著)，河野庸雄(訳)．口腔病の診断と処置方針．第1版．東京：医歯薬出版，1964．
11. 布施貞夫．口腔病図集下巻．口唇・口蓋．第1版．京都：永末書店，1965．
12. Pindborg J J and Hansen E H. Atlas of Disease of the Oral Mucosa. 1st ed. Copenhagen：Munksgaard, 1968.
13. 西山茂夫．口腔粘膜疾患診療図説．第1版．東京：金原書店，1970．
14. 布施貞夫．口腔病カラー図集Ⅰ(上巻　舌・歯肉)．第1版．京都：永末書店，1970．
15. 成田令博．口腔病の全身的な診かた．第1版．東京：医歯薬出版，1971．
16. 布施貞夫．口腔病カラー図集Ⅱ(下巻　口唇・口蓋)．第1版．京都：永末書店，1972．
17. McCarthy P(著)，前田　栄(訳)．口腔粘膜疾患の診断と治療．第1版．東京：医歯薬出版，1973．
18. Strassburg M and Knolle G(著)，渡辺義男(訳)．口腔粘膜疾患図譜．第1版．東京：医歯薬出版，1974．
19. 西山茂夫．図説口腔粘膜のみかた．第1版．東京：医事出版社，1974．
20. Pindborg JJ(著)，西村恒一，加藤譲治(訳)．口腔粘膜疾患―カラーアトラス．第1版．東京：医学書院，1974．
21. Pindborg J J and Hansen E H. Atlas of Disease of the Jaws. 1st ed. Copenhagen：Munksgaard, 1974.
22. 西山茂夫．図説　口腔粘膜のみかた．第2版．東京：医事出版社，1976．
23. Goaz P W(著)，増田　屯，内海順夫，和田卓郎ほか(訳)．口腔病変の鑑別診断．第1版．東京：書林，1977．
24. Tyldesley W R(著)，渡辺義男(訳)．カラーアトラス口腔粘膜疾患．第1版．東京：医歯薬出版，1978．
25. Pindborg J J(著)，東京医科歯科大学歯学部口腔病理教室(訳)．顎の疾患図譜．第1版．東京：医学書院，1975．
26. Mitchell D F(著)，赤松英一，川島　康，徳植　進ほか(訳)．口腔診断学　オーラルメディシン．第1版．東京：書林，1980．
27. 伊藤秀夫，塩田重利，高橋庄二郎ほか(編)．口腔病変診断アトラス．第1版．東京：医歯薬出版，1980．
28. Lynch M A(編)，渡辺義男，園山　昇，赤松英一(校閲)．バーケット　オーラルメディシン―口腔病の診断と処置―．第1版．東京：医歯薬出版，1981．
29. Eversole L R(著)，小守　昭，亀山洋一郎，鷲津邦雄(訳)．口腔病変の診断と治療．第1版．東京：書林，1982．
30. 酒泉和夫，永井哲夫，富田汪助．口腔疾患カラーアトラス．第1版．東京：クインテッセンス出版，1987．
31. Wood K and Goaz P W(著)，増田　屯，黒田洋生，吉木周作(訳)．ウッド・ゴーズの口腔病鑑別診断学．第1版．東京：クインテッセンス出版，1988．
32. Beaven D W and Brooks S E(著)，高須　淳，毛利　学(監訳)．カラーでみる舌の診かた．第1版．東京：南江堂，1990．
33. 榎本昭二，作田正義，南雲正男．カラーアトラス口腔粘膜の病変．第1版．東京：医歯薬出版，1990．
34. 内田安信，河合　幹，瀬戸皖一(編)．顎口腔外科診断治療大系．第1版．東京：講談社，1991．

# References

35. 大越基弘，W. Bengel．口腔粘膜疾患．第1版．東京：クインテッセンス出版，1993．
36. 藤林孝司，池田憲照(編著)．日本歯科評論　臨時増刊 1994．目前の患者さんにすぐ対応できる口腔粘膜疾患の診かた．東京：ヒョーロン・パブリッシャーズ，1994．
37. 増田　屯(編)．総合口腔診断学．第1版．東京：砂書房，1996．
38. 堀越　勝，木村義孝．日常歯科診療における口腔病変の診断と治療．第1版．東京：学建書院，1998．
39. 伊藤公一，小野芳明，斉藤　力ほか(編)．歯と口の健康百科．第1版．東京：医歯薬出版，1998．
40. 茂木健司，坪田一男，宮地良樹ほか．皮膚科診療プラクティス2粘膜病変を診る．第1版．東京：文光堂，1998．
41. 山本美朗(編)．これからの口腔粘膜病変．第1版．東京：学建書院，1998．
42. 毛利　勝，清金公裕，島原政司．カラーでみる口腔粘膜疾患の診かた．第1版．東京：南江堂，1999．
43. 高野伸夫，井上　勝．口腔病変イラストレイテッド．第1版．東京：医歯薬出版，1999．
44. 山本美朗，島原政司(編)．MRI ―顎口腔領域の診断―第1版．東京：学建書院，2000．
45. 道　健一(監修)．口腔顎顔面疾患　カラーアトラス．第1版．京都：永末書店，2000．
46. 荒牧　元．口腔咽頭粘膜病変アトラス．第1版．東京：医学書院，2001．
47. 厚生労働省大臣官房統計情報部(編)．国際疾病分類歯科学及び口腔科学への適用．第3版．東京：財団法人厚生統計協会，2001．
48. 栢　豪洋，内村　登，近藤　武ほか(編)．歯科衛生士のための歯科用語小辞典 臨床編．第2版．東京：クインテッセンス出版，2002．
49. 坂下英明，草間　薫．迷ったときに見る口腔病変の診断ガイド．第1版．東京：クインテッセンス出版，2003．
50. 野間弘康，瀬戸晥一(編)．標準口腔外科学．第3版．東京：医学書院，2004．
51. 道　健一(監修)．医療従事者のためのカラーアトラス口腔外科疾患．第1版．京都：永末書店，2005．
52. 中川洋一．チェアサイド・介護で役立つ口腔粘膜疾患アトラス．第1版．東京：クインテッセンス出版，2006．
53. 内山健志，大石　悟，近藤壽郎，坂下英明(編著)．コンサイス口腔外科学．第1版．東京：学建書院，2007．
54. 天笠光雄，岡田憲彦，作田正義ほか(編)．口腔癌の早期診断アトラス．第1版．東京：医歯薬出版，2008．
55. 泉　廣次，工藤逸郎(編)．口腔外科学．第4版．東京：学建書院，2009．
56. 内山健志，大石　悟，近藤壽郎，坂下英明(編著)．サクシンクト口腔外科学．第2版．東京：学建書院，2009．
57. 鎌田　仁．困ったときに役立つ口腔外科症例集．第1版．東京：クインテッセンス出版，2010．
58. 全国歯科衛生士教育協議会(監修)．最新歯科衛生士教本　顎・口腔粘膜疾患 口腔外科・歯科麻酔．第1版．東京：医歯薬出版，2011．
59. 大内知之．Wide & Focus 現場とつながる口腔病理診断の基礎．第1版．東京：学建書院，2011．
60. 内山健志，大石　悟，近藤壽郎，坂下英明(編著)．サクシンクト口腔外科学．第3版．東京：学建書院，2011．
61. 白砂兼光．歯科医院でみる口腔がん早期発見ガイドブック．第1版．東京：医歯薬出版，2012．
62. 伊藤公一，小野芳明．斉藤　力ほか(編)．新版歯と口の健康百科．第1版．東京：医歯薬出版，2013．
63. 清水正嗣．口腔粘膜と顎にみられる病変の臨床診断―その視診・触診による症状からみた診断と鑑別―．第1版．東京：クインテッセンス出版，1982．
64. Pindborg J J(著)，西村恒一，加藤譲治(訳)．口腔粘膜疾患―カラーアトラス口腔粘膜疾患―カラーアトラス．第2版．東京：医学書院，1983．
65. 西山茂夫．口腔粘膜疾患アトラス．第1版．東京：文光堂，1983．
66. 笹野公伸，真鍋俊明，森谷卓也(編集)．臨床医・初期研修医のための病理検査室利用ガイド―病理検査の依頼からCPCレポートの作成―．第1版．東京：文光堂，2004．

# 索引

## あ

悪性血管内皮腫 …………………… 67
悪性黒色腫 ………………………… 64
悪性リンパ腫 ………… 52, 64, 73, 96, 115, 131
アスペルギルス症 ………………… 94
アフタ ……………………………… 27
アレルギー性口内炎 ……………… 65

## い

イーグル症候群 …………………… 118
胃癌 ………………………………… 130
萎縮舌 ……………………………… 35
遺伝性出血性末梢血管拡張症 …… 43
インプラント …………………… 45, 91

## え

壊死性唾液腺化生 ………………… 61
壊死性リンパ節炎 ………………… 117
エナメル上皮腫 …………………… 82
エナメル上皮線維肉腫 …………… 77
エプーリス ………………………… 49
エプスタイン真珠 ……………… 47, 65

## お

オスラー病 ………………………… 43
オトガイしびれ症候群 …………… 84

## か

ガードナー症候群 ………………… 76
外骨症 ……………………………… 76
外傷性骨嚢胞 ……………………… 82
外歯瘻 ……………………………… 121
潰瘍性口内炎 ……………………… 44
外来性色素沈着 …………………… 48
下顎歯肉癌 ………………………… 46
下顎頭肥大 ………………………… 113
化学熱傷 …………………………… 44
下顎隆起 …………………………… 76
顎関節強直症 ……………………… 112
顎関節脱臼 ………………………… 111
顎関節リウマチ …………………… 113
ガス壊疽 …………………………… 122
ガス産生菌感染症 ………………… 122
ガス蜂巣炎 ………………………… 122
顎骨壊死 …………………………… 87
顎骨骨髄炎 ………………………… 85
顎骨骨折 …………………………… 86
顎骨中心性血管腫 ………………… 78
顎骨中心性転移性癌 ……………… 84
顎裂 ………………………………… 87
顎下型ラヌーラ …………………… 117
顎下腺原発扁平上皮癌 …………… 106
顎下腺唾石症 ……………………… 97
顎下部異所性甲状腺 ……………… 117
化骨性線維腫 ……………………… 84
角化嚢胞性歯原性腫瘍 …………… 74
化膿性舌炎 ………………………… 41
ガマ腫 …………………………… 69, 117
顆粒細胞腫 ………………………… 39

## か

ガレの骨髄炎 ……………………… 85
含歯性嚢胞 ………………………… 74
含歯性嚢胞由来扁平上皮癌 ……… 79
関節突起骨折 ……………………… 113
肝臓癌 ……………………………… 131
顔面痙れん ………………………… 124

## き

基底細胞腺腫 ……………………… 102
基底細胞母斑症候群 ……………… 75
急性化膿性下顎骨骨髄炎 ………… 85
急性化膿性骨髄炎 ………………… 113
急性化膿性唾液腺炎 ……………… 99
急性偽膜性（粘膜表在性）カンジダ症
    ……………………………… 36, 63
キュットナー腫瘍 ………………… 100
頬骨弓骨折 ………………………… 124
頬骨骨折 …………………………… 124
頬小帯付着異常 …………………… 58
頬粘膜圧痕 ………………………… 58
巨細胞修復性肉芽腫 …………… 78, 88
巨舌症 …………………………… 39, 43
筋上皮腫 ………………… 101, 104, 107

## く

クインケ浮腫 ……………………… 29
グロムス腫瘍 ……………………… 103

# Index

## け

|  |  |
|---|---|
| 茎状突起過長症 | 118 |
| 頸部リンパ節転移 | 130 |
| 結核 | 49 |
| 結核性頸部リンパ節炎 | 115 |
| 血管腫 | 28, 38 |
| 血管神経性浮腫 | 29, 65 |
| 血管内皮腫 | 66 |
| 血管肉腫 | 105 |
| 血管平滑筋腫 | 31 |
| 血腫 | 43, 59, 62 |
| 血友病A | 33 |
| 血瘤腫 | 95 |
| 原発性骨内癌腫 | 79 |

## こ

|  |  |
|---|---|
| ゴーリン・ゴルツ症候群 | 75 |
| 紅暈 | 27, 62 |
| 口蓋隆起 | 76 |
| 口蓋裂 | 66 |
| 口角炎 | 32 |
| 口腔上顎洞瘻 | 91 |
| 口腔内甲状舌管嚢胞 | 41 |
| 口腔鼻腔瘻 | 87 |
| 口腔扁平苔癬 | 53 |
| 口腔リンパ上皮性嚢胞 | 72 |
| 好酸球肉芽腫 | 78 |
| 咬傷 | 33 |
| 溝状舌 | 34 |
| 甲状舌管嚢胞 | 116 |
| 甲状腺癌 | 130 |
| 紅色肥厚症 | 48 |
| 口唇炎 | 32 |
| 口唇癌 | 30 |
| 口唇チアノーゼ | 31 |
| 口唇ヘルペス | 32 |
| 口唇裂 | 31 |
| 口底癌 | 71 |
| 口底蜂窩織炎 | 72 |
| 紅板症 | 48, 54 |
| 紅斑性(慢性萎縮性)カンジダ症 | 36 |
| 黒毛舌 | 43 |
| 骨形成線維腫 | 84 |
| 骨好酸球肉芽腫 | 57 |
| 骨腫 | 76 |
| 骨性分離腫 | 40 |
| 骨肉腫 | 80 |
| 骨の好酸球肉芽腫 | 77 |

## さ

|  |  |
|---|---|
| 再発性アフタ | 27 |
| 再発性多形腺腫 | 104 |
| 細胞診 | 133 |
| 鎖骨頭蓋異骨症 | 89 |
| サブクリニカル感染 | 61 |
| 残留嚢胞 | 74 |

## し

|  |  |
|---|---|
| シェーグレン症候群 | 101 |
| 耳下腺唾石症 | 98 |
| 耳下腺転移性癌 | 131 |
| 耳下腺リンパ上皮性嚢胞 | 101 |
| 歯牙腫 | 83 |
| 色素性母斑 | 32, 54 |
| 歯原性線維腫 | 73 |
| 歯原性粘液腫 | 76 |
| 歯原性粘液線維腫 | 76 |
| 歯痕舌 | 41 |
| 歯根嚢胞 | 73 |
| 歯性上顎洞炎 | 93 |
| 歯性扁桃周囲膿瘍 | 67, 115 |
| 歯肉癌 | 47 |
| 歯肉膿瘍 | 52 |
| 脂肪腫 | 30, 71, 102 |
| 集合性歯牙腫 | 83 |
| 重複癌 | 129 |
| 周辺性エナメル上皮腫 | 51 |
| 術後性頬部嚢胞 | 88 |
| 術後性上顎嚢胞 | 88 |
| シュワン細胞腫 | 39 |
| シュワン腫 | 39 |
| 上顎体 | 66 |
| 上顎洞炎 | 89, 91, 93 |
| 上顎洞癌 | 95 |
| 上顎洞内異物 | 91 |
| 上顎洞内結石症 | 92 |
| 上顎洞内粘液嚢胞 | 94 |
| 上顎洞内迷入歯 | 91 |
| 上唇小帯付着異常 | 32 |
| 小唾液腺肥大 | 49 |
| 静脈性血管腫 | 116 |
| 静脈石 | 38 |
| 触診法 | 20 |

褥瘡性(外傷性)潰瘍 …………… 34, 46
神経鞘腫 ………………………… 39
神経線維腫症 ………………… 39, 66
進行性顔面半側萎縮症 ………… 125
尋常性天疱瘡 …………………… 58

## す
水疱性血腫 ……………………… 62

## せ
正角化性歯原性嚢胞 …………… 75
静止性骨空洞 …………………… 81
成人の歯肉嚢胞 ………………… 51
正中頸嚢胞 ……………………… 116
正中菱形舌炎 …………………… 35
生理的色素沈着 ………………… 48
節外性悪性リンパ腫 …… 64, 73, 96
舌下神経麻痺 …………………… 41
舌甲状腺 ………………………… 40
舌小帯付着異常 ………………… 42
接触性口唇炎 ………………… 32, 65
舌膿瘍 …………………………… 41
舌扁桃 …………………………… 34
セメント芽細胞腫 ……………… 83
セレスの上皮真珠 ……………… 47
線維脂肪腫 ……………………… 58
線維腫 ……………………… 27, 40, 58
線維性異形成症 ………………… 85
線維性過形成 …………………… 27
前癌病変 ………………… 39, 48, 49, 54

腺性口唇炎 ……………………… 28
前舌腺嚢胞 ……………………… 33
先天性エプーリス ……………… 50
潜伏感染 ………………………… 61
腺扁平上皮癌 …………………… 71
腺房細胞癌 ……………………… 109
腺様嚢胞癌 ……… 104, 105, 107, 108

## そ
組織診 …………………………… 133

## た
大頬症 …………………………… 125
帯状疱疹 …………………… 61, 123
大腸腺癌 ………………………… 131
唾石症 ……………………… 29, 97
多形性低悪性度腺癌 …………… 107
多形腺腫 ……………… 101, 103, 107
多形腺腫由来癌 ………………… 109
多重癌 …………………………… 129
多発癌 …………………………… 129
単純性骨空洞 …………………… 82
単純性骨嚢胞 …………………… 82
単胞性エナメル上皮腫 ………… 83

## ち
チアノーゼ ……………………… 31
智歯周囲炎 ……………………… 52
地図状舌 ………………………… 35

## て
手足口病 ………………………… 37
低酸素血症 ……………………… 31
鉄欠乏性貧血 …………………… 36
転移性癌 …………………… 84, 130
電撃傷 …………………………… 43
伝染性単核症 …………………… 119

## と
導管内唾石 ……………………… 118
特発性血小板減少性紫斑病 …… 59

## な
内骨症 …………………………… 84
軟部好酸球肉芽腫 ……………… 59

## に
ニコチン性口内炎 ……………… 65
ニコチン性白色角化症 ………… 65
ニコルスキー現象 ……………… 59
肉芽腫性口唇炎 ………………… 29
乳頭腫 …………………………… 37
乳頭状嚢胞腺腫 ………………… 107
乳頭状扁平上皮癌 ……………… 56
乳幼児の歯肉嚢胞 ……………… 47
妊娠性エプーリス ……………… 50

# Index

**ね**

ネコひっかき病 119
粘液腺癌 108
粘液嚢胞 27
粘表皮癌 105, 108
粘膜下口蓋裂 66
粘膜関連リンパ組織リンパ腫 105

**の**

膿栓 68
嚢胞性リンパ管腫 116

**は**

肺腺癌 132
梅毒 30
白色水腫 57
白色浮腫 57
白板症 39, 49, 63
白毛舌 43
白血病 44
抜歯後気腫 123
ハンド・シュラー・クリスチャン病 57, 78

**ひ**

ピエール・ロバン症候群 125
皮下気腫 123
鼻口蓋管嚢胞 81
肥厚性カンジダ症 53

鼻歯槽嚢胞 57
ビスフォスフォネート関連顎骨壊死 87
非ホジキンリンパ腫 96
日和見感染 94

**ふ**

フォーダイス斑 53
フォン・レックリングハウゼン病 39, 66
複雑性歯牙腫 83
副鼻腔炎 93
フライ症候群 124
ブランディン・ヌーン腺嚢胞 33

**へ**

平滑舌 35, 36
ヘルペス性口内炎 62
ベル麻痺 121
扁桃腺炎 68
扁平上皮癌 30, 47, 55, 64, 71, 95
扁平苔癬 53

**ほ**

ポイツ・ジェガース症候群 37
萌出期血腫 47
萌出期嚢胞 47
ホジキン病 96
ホフラート嚢胞 87

**ま**

末梢性顔面神経麻痺 121
慢性化膿性骨髄炎 86
慢性硬化性骨髄炎 86
慢性硬化性唾液腺炎 100
慢性肥厚性カンジダ症 36

**み**

ミクリッツ病 101
脈瘤性骨嚢胞 75

**む**

ムンプス 100

**め**

メラニン沈着症 32
メルカーソン・ローゼンタール症候群 29, 35

**も**

毛舌 43

**ゆ**

疣贅状黄色腫 66
疣贅性(状)癌 56
遊走性膿瘍 52

## ら

ラヌーラ ……………………………… 69
ラムゼイ・ハント症候群 …… 61, 123
ランゲルハンス細胞型組織球腫症
　………………………………… 57, 77

## り

リガ・フェーデ病 ……………………… 34
流行性耳下腺炎 ……………………… 100
リンパ管腫 …………………… 38, 125

## る

類天疱瘡 ……………………………… 62
類皮嚢胞 ………………………… 71, 119
類表皮嚢胞 ………………… 54, 71, 123

## れ

レーザー治療 ………………………… 45
レッテラー・ジーベ病 ………… 57, 78

## ろ

ロンベルグ病 ………………………… 125

## わ

ワルチン腫瘍 ………………………… 102

## 英字

### B
BRONJ ………………………………… 87

### H
HIV 関連疾患 ………………………… 36

### K
Kissing disease …………………… 119

### M
MALT リンパ腫 ………………… 64, 105
MTX 関連リンパ増殖性疾患 ……… 51

### O
ONJ …………………………………… 87

増補改訂版　迷ったときに見る口腔病変の診断ガイド

2003年3月10日　第1版第1刷発行
2005年1月18日　第1版第2刷発行
2013年10月10日　第2版第1刷発行

監 著 者　坂下英明／草間　薫
　　　　　（さかしたひであき）（くさま　かおる）

発 行 人　佐々木　一高

発 行 所　クインテッセンス出版株式会社
　　　　　東京都文京区本郷3丁目2番6号　〒113-0033
　　　　　クイントハウスビル　電話(03)5842-2270(代表)
　　　　　　　　　　　　　　　 (03)5842-2272(営業部)
　　　　　　　　　　　　　　　 (03)5842-2279(書籍編集部)
　　　　　web page address　http://www.quint-j.co.jp/

印刷・製本　サン美術印刷株式会社

©2013　クインテッセンス出版株式会社　　　　　禁無断転載・複写
Printed in Japan　　　　　　　　　　落丁本・乱丁本はお取り替えします
　　　　　　　　　　　　　　　　　　ISBN978-4-7812-0334-8　C3047

定価は表紙に表示してあります